WELTKUNST
Antiquitäten-Führer

Erotica

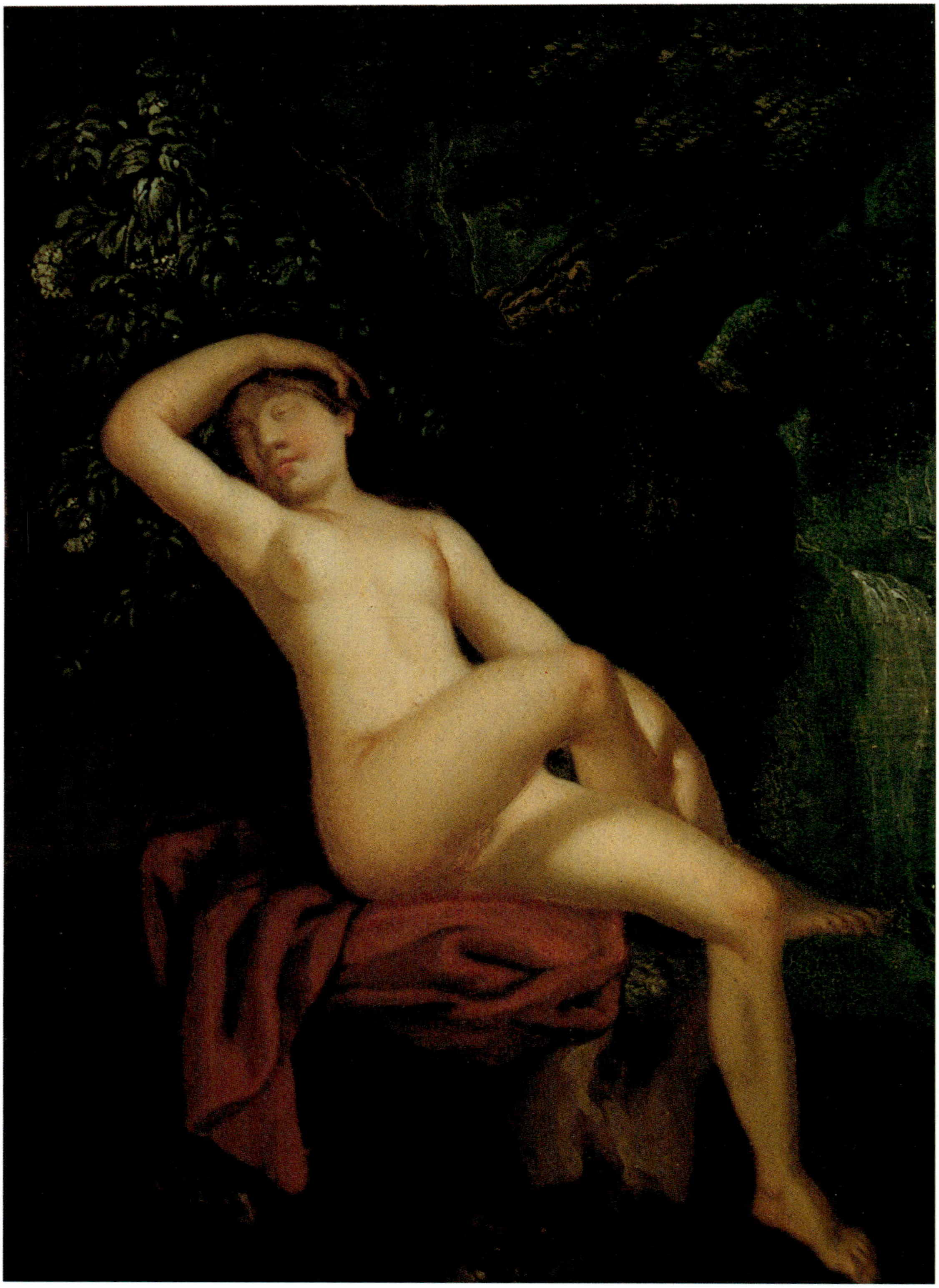

WELTKUNST
Antiquitäten-Führer

Renate Möller
Dieter Weidmann

Erotica

Deutscher Kunstverlag

WELTKUNST
Antiquitäten-Führer

Herausgeberin: Dr. Renate Möller

Titelbild: Marcel René Herrfeldt (1890–1965), Südliche Straßenszene
(Foto: Kastern, Hannover)

Frontispiz: Christian Wilhelm Dietrich, gen. Dietricy (1712–1772), Nymphe
(Foto: Ursula Wittmann, Landsberg am Lech)

Umschlagrückseite: Taschenuhr, Genf, wohl Henry Capt, um 1810 (siehe Abb. Nr. 165)
(Foto: Antiquorum, Genf)

Die Deutsche Bibliothek – CIP-Einheitsaufnahme
Erotica / Renate Möller; Dieter Weidmann.–
München; Berlin: Deutscher Kunstverlag, 1998
(Weltkunst-Antiquitäten-Führer)
ISBN 3-422-06201-7

Konzeption: Dr. Renate Möller
Grafik: Atelier Höpfner-Thoma, München
Umschlaggestaltung: Gabriela Pohl
Layout: Teresa French
Lektorat: Elisabeth Motz
Herstellung: Rudolf Winterstein
Anzeigen: Inge Müller
Lithos: Repro-Center Färber, München
Druck: Hofmann-Druck, Augsburg
Bindung: Großbuchbinderei Monheim, Monheim

ISBN 3-422-06201-7

Inhalt

Vorwort

Am Ende des zweiten Jahrtausends n. Chr. sind wir an einem Punkt unserer Kulturentwicklung angelangt, der von einer gewissen Lockerheit im Umgang mit erotischen Darstellungen geprägt ist. Daher »wagt« es selbst ein so seriöser Verlag wie der Deutsche Kunstverlag, den hier vorliegenden Band über das Sammelgebiet »Erotica« in seiner Reihe der Weltkunst Antiquitäten-Führer zu publizieren.

Das Buch richtet sich dabei an den engagierten Sammler ebenso wie an den interessierten Laien, der sich über das breite Feld des erotisch Künstlerischen und Sammelwürdigen informieren will. Darüber hinaus versteht es sich durchaus auch als Bilderbuch, das Appetit machen und Augenlust bereiten, zu Entdeckungsreisen und zum Amusement einladen möchte. Einführung und Bildbeschreibungen sind daher bei aller Informationsdichte möglichst allgemeinverständlich gehalten und sollen neben dem Sehvergnügen auch Lesespaß bieten.

Der Antiquitäten-Führer gliedert sich in eine allgemeine Übersicht über die kunst- und kulturgeschichtlichen Hintergründe von Erotica, Sammler- und Marktinformationen sowie einen umfangreichen Katalogteil, in dem Bild und erläuternde Information unmittelbar aufeinander bezogen sind.

Das Spektrum der Auswahl reicht von hochkarätigen Skulpturen, Gemälden und Uhren über erotische Graphik und Pin-up-Magazine bis hin zu einfachen Postkarten und Werbegeschenken; von eher dezent erotischen Aktdarstellungen bis hin zu deftigen pornographischen Szenen.

Gerade auf letztere sind wir besonders stolz, da es eine wahrhaft detektivische und ausdauernde Sucharbeit erforderte, das passende Bildmaterial aufzuspüren.

Für die Kapitel über Taschenuhren und erotische Kunst Ostasiens sowie Teile der praktischen Hinweise im Einleitungsteil war Renate Möller zuständig, für den Rest Dieter Weidmann.

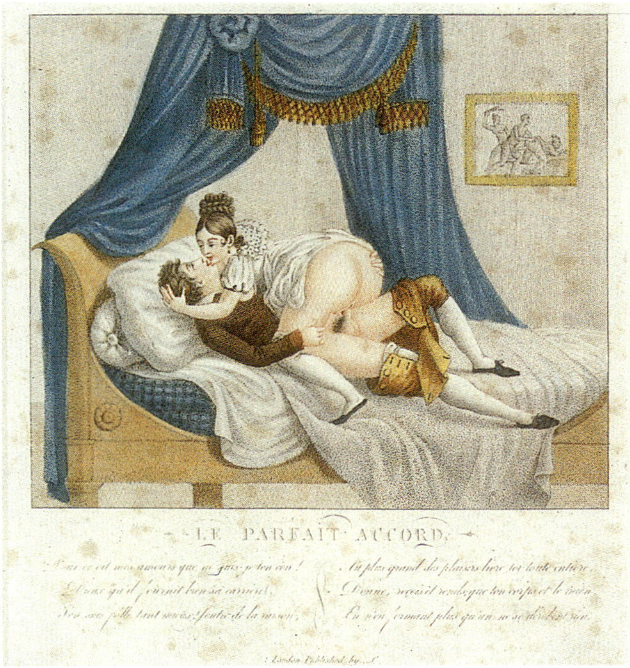

»Le parfait accord«. Aus einer Folge von vier Farbstichen aus der Zeit der Französischen Revolution (siehe auch Abb. Nr. 48). Auf dieser Graphik sehen wir auf einem weiteren pornographischen Bild an der Wand eine »Spezialbehandlung«, die eindeutig außerhalb bürgerlicher Konventionen steht.

Da erotische Kunst und Erotica ein stark dezimiertes Sammelgebiet darstellen bzw. selten farbig abgebildet werden, wäre die vorliegende Übersicht – neben der Unterstützung durch Kunst- und Auktionshandel – ohne die Hilfe von Sammlern bzw. Sammlungen nicht möglich gewesen. Wir danken deshalb besonders dem engagierten Sammler Hans-Jürgen Döpp, der uns überaus großzügig Bildmaterial aus seiner umfangreichen und qualitätvollen Graphiksammlung zur Verfügung gestellt hat, die bereits unter anderem im Frankfurter Kunstverein unter dem Titel »Der Kalte Blick« ausgestellt wurde.

Alexander Grossegeese ließ uns aus seinem reichen Fundus an Pin-up-Magazinen, Postkarten und Filmen eine Auswahl treffen, und das Erotikmuseum der Beate Uhse in Berlin steuerte weiteres, wertvolles Bildmaterial bei. Darüber hinaus stellten uns all die Genannten ihr reiches Wissen und ihre Erfahrung zur Verfügung.

Dank auch wieder an das Team des Deutschen Kunstverlags, vor allem an die Verlagsleiter Elisabeth Motz und Rudolf Winterstein sowie die Grafikerinnen Teresa French und Gabriela Pohl, die mit großem Engagement diese Buchreihe betreuen.

München, im Herbst 1997
Dr. Renate Möller
Dr. Dieter Weidmann

Einführung

Erotik und Erotica

Obwohl es heute eine blühende Branche gibt, die von der Veröffentlichung erotischer Bilder – seien sie statisch oder bewegt – lebt, handelt es sich dabei überwiegend um billig produzierte »Wegwerfartikel«. Dagegen hält sich die akademische Welt in Fragen der erotischen Kunst dezent zurück. So sind seriöse Publikationen über erotische Kunst Mangelware, und es existiert kein aktuelles Standardwerk. Das war im übrigen nicht immer so: In den 20er Jahren gab es einen regelrechten Boom kulturhistorischer Werke zu diesem Thema, die zum Teil sehr opulent bebildert waren.

Eine Ursache für diesen offensichtlichen Mißstand liegt sicherlich darin, daß die erotische Kunst ein heikles, komplexes und sehr heterogenes Gebiet darstellt. Wir aber leben in einem Zeitalter zunehmender Spezialisierung. Ist es oft schon schwierig genug, die »normale« Kunst zu verstehen, so wird das Verständnis und die angemessene Würdigung der erotischen Kunst durch mehrere Gründe noch zusätzlich erschwert.

Zunächst ist der Begriff der erotischen Kunst bzw. der Erotica ein Sammelbegriff, unter dessen Dach sich höchst Unterschiedliches tummelt. Das Spektrum reicht von Gemälden Cranachs oder Bouchers über gebrauchsgraphische oder gar amateurhafte Darstellungen, von elitären Kulturleistungen bis hin zu kommerziellen Massenprodukten, von musealen Meisterwerken bis zu den kleinen Basteleien von Obsession getriebener Amateure.

Zwar sind wir über die hochklassigen Kunstwerke und Kunstgattungen

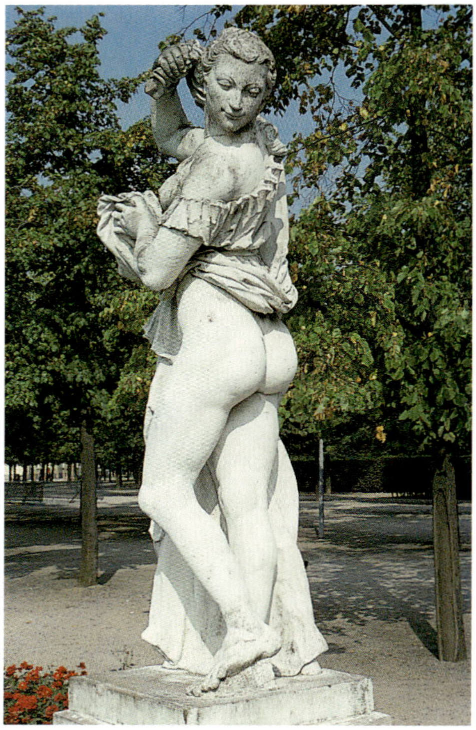

Rokokostatue im Schloßgarten von Karlsruhe. Es handelt sich um die stilistische Umformung eines antiken Vorbildes, der berühmten Aphrodite Kallipygos, die ihr wohlgeformtes Hinterteil in einem imaginären Spiegel bewundert.

meist relativ gut unterrichtet, doch wird die Erforschung der Volkskunst bzw. der »Niederungen« der Kultur immer noch vernachlässigt. Generell genießt die angewandte Kunst kein sehr hohes Ansehen. Die lange versprochene Auseinandersetzung mit der Kunst des Alltags kommt nur sehr zögerlich ins Rollen. Welcher Kunstgeschichtestudent käme auch nur im Traum auf die Idee, seine Doktorarbeit über die Umschlagbilder von Pornomagazinen der 60er Jahre zu schreiben? Und das, obwohl diese wahrscheinlich weit mehr Auskunft über die soziokulturellen Zusammenhänge ihrer Zeit geben würden als ein weiterer ambitionierter Interpretationsversuch von Dürers »Melancholia«.

Eine weitere Erschwernis bei der Erforschung erotischer Kunst stellt die enorme Verlustrate dar, die dazu führt, daß das vorhandene Material relativ rar und lückenhaft ist. So sind wir heute beispielsweise gerade bei den damals berühmtesten und einflußreichsten Graphikserien auf Kopien angewiesen, weil die Originalblätter nicht mehr nachzuweisen sind.

Noch immer umgibt die erotische Darstellung der Ruch des Verbotenen, Unmoralischen, kulturell Minderwertigen, seit neuestem auch des politisch Unkorrekten und Frauenfeindlichen und entzieht sich damit der unvoreingenommenen Behandlung. Gerade aber weil erotische Kunst und Darstellung immer schon so sehr im Fadenkreuz gesellschaftlicher Diskussion stand, ist sie so aussagekräftig und interessant. Das ganze Lebensgefühl einer Epoche spiegelt sich in ihr wie in einem Brennspiegel, mit all ihrem Raffinement, ihren menschlichen Schwächen und inneren Widersprüchen.

In der Postmoderne rückten die rein abstrakten und esoterischen Bemühungen der modernen Kunst in den Hintergrund, und die Kunst wurde wieder in den Dienst des Menschen gestellt. Dabei kommt der Auseinandersetzung mit der Erotik ein zentraler Stellenwert zu. Avantgardistische Künstler wie Jeff Koons zitieren nicht nur erotische oder pornographische Darstellungen, sondern stellen sie selbst her. Koons ging dabei so weit, daß er die berühmte Pornodarstellerin Cicciolina heira-

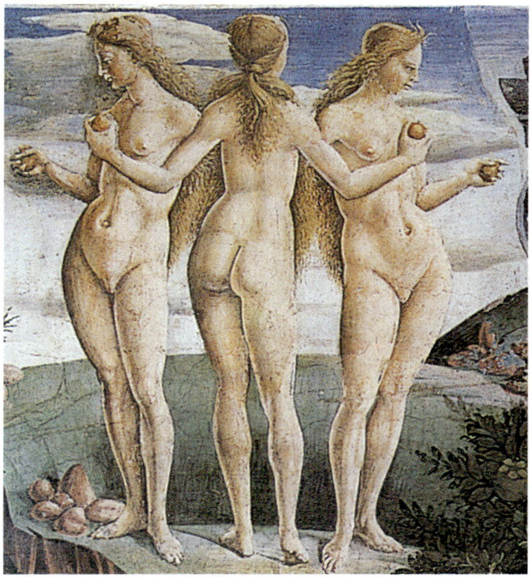

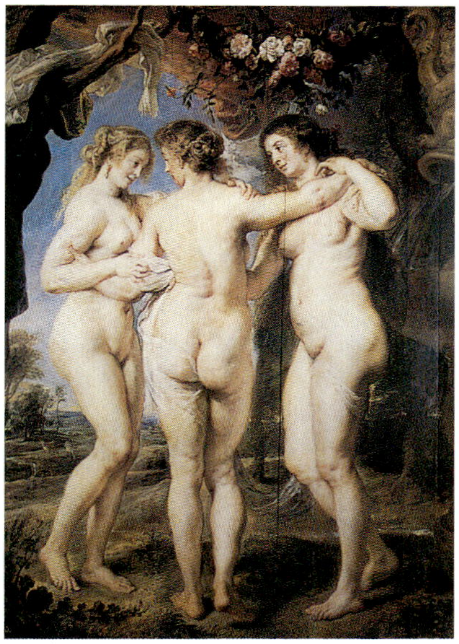

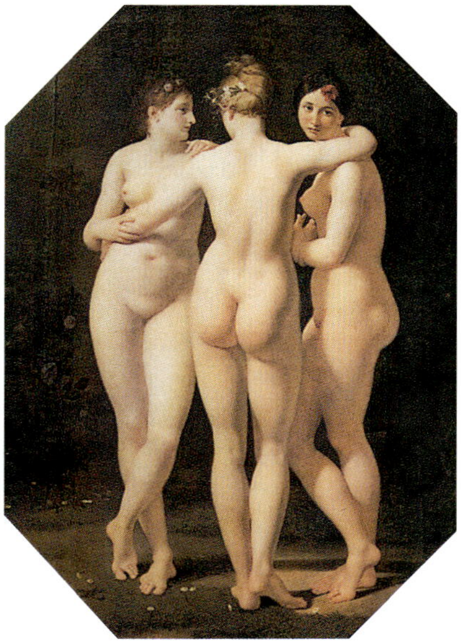

»Die Grazien«, 1469/70, Ausschnitt aus dem Fresko von Francesco del Cossa (1436 – um 1477/78) im Palazzo Schifanoia in Ferrara. Die »sexy« aufgefaßten Körper zeichnen sich durch starke Segmentierung und einzelteiligen Aufbau aus.

Die »Drei Grazien« von Peter-Paul Rubens (1577–1640) und Jean-Baptiste Regnault (1754 –1829). Im Vergleich wird der Gegensatz von barockem Realismus und klassizistischem Idealismus deutlich. Wo Rubens (links) das pralle Leben wiedergibt, sehen wir bei Regnault (rechts) eine elegante, geglättete und faltenlose »Statuen«gruppe.

tete und den intimen Teil dieser Ehe auf riesigen Fotodrucken in Ausstellungen und Museen der staunenden Öffentlichkeit darbot.

Mit Filmen wie »9 1/2 Wochen« wurde der erotische Film gesellschaftsfähig. Und Künstler wie Madonna übernehmen in ihren Videoclips und mit Kostümen, wie beispielsweise dem berühmten Bustier des Pariser Modeschöpfers Jean-Paul Gaultier, Elemente der vordem in streng isolierten Gettos beheimateten Sadomaso-Kultur.

Die weibliche Sicht auf Erotik und Pornographie

Von einem lange gehegten und gepflegten Mythos gilt es derzeit Abschied zu nehmen: bildnerische Erotik und Pornographie sei ausschließlich eine Sache für Männer und interessiere die gänzlich anders konstruierten Frauen kaum oder stoße sie sogar grundsätzlich ab.

Dagegen erleben wir gegenwärtig in der Werbung die Invasion knackiger, nackter Männerkörper, die helfen, Produkte an die Frau zu bringen. Und statt die Männer für ihr erotisches Interesse zu verdammen, entdecken emanzipierte Frauen selbst Gefallen am geschlechtlichen Unterschied. Sie wollen nicht mehr nur Objekt und Opfer sein, sondern selbstbewußt für die Befriedigung ihrer eigenen Bedürfnisse sorgen.

Nicht Unterdrückung der Sexualität, sondern deren Kultivierung ist das Gebot der Zukunft. Und in diesem Sinne ist auch das Sammeln und Erforschen von Erotica Teil einer Kultivierung des Eros. In kaum einem anderen Bereich ist das geschichtlich Vergangene für das Gegenwärtige so aussagekräftig und erhellend. Über das rein Spekulative und Sensationslüsterne hinaus eröffnet sich hier eine Dimension des Authentischen und Unmittelbaren, deren Bedeutung zunehmend ins Bewußtsein dringt.

Kurze Stilgeschichte der Aktdarstellung

Die erotische Darstellung steht und fällt mit der Fähigkeit des Künstlers, Körper dreidimensional und überzeugend wiederzugeben. Diese Fähigkeit erlebte zur Zeit der griechisch-römischen Antike von 500 v. Chr. bis 400 n. Chr. eine klassische Phase, in der – ausgehend vom Sportkult der Griechen – teilweise recht freie erotische Darstellungen entstanden. Sie besaßen auch im christlichen Abendland noch Vorbildcharakter (Abb. Nr. 79, 80).

Mittelalter

In der Spätantike ging diese Fähigkeit schrittweise wieder verloren, so daß im Mittelalter die Künstler in einem zeichenhaften, ornamental sehr eindrucksvollen, aber eben für erotische Darstellung kaum geeigneten Stil arbeiteten. Im Lauf der Gotik wurden die stilistischen Möglichkeiten geschmeidiger und organischer. Doch der wirkliche Durchbruch zur erneuten körperhaften und räumlich-illusionistischen Darstellung ereignete sich erst in der Renaissance (15.und 16. Jahrhundert), was nichts anderes als Wiedergeburt heißt, nämlich Wiedergeburt der antiken Kunst und Kultur.

Renaissance

Die Künstler der italienischen Renaissance (15. Jahrhundert) erfanden die Perspektivkonstruktion, erforschten die menschliche Anatomie und lernten, geometrische Körper verkürzt wiederzugeben. Die Frührenaissance zeichnet sich dabei durch eine Kleinteiligkeit und lineare Härte der Form aus, die in der Hochrenaissance monumentalisiert und eingeebnet wurde (Abb. Nr. 13). Die großen Meister Leonardo, Raffael, Tizian und Michelangelo entwickelten die Körperformen und Darstellungstypen, die für die gesamte weitere Entwicklung richtungsweisend werden sollten. Michelangelo lieferte dabei für den muskulösen Mann, Raffael für das liebliche junge Mädchen und Tizian für die reifere, üppige Frau die vielkopierten und immer wieder neu variierten Vorbilder (Abb. Nr. 9).

Manierismus

Der Manierismus (Spätrenaissance, 16. Jahrhundert) griff diese auf und verkomplizierte sie, etwa indem er die Figuren zur »Figura serpentinata« verdrehte (Abb. Nr. 15, 77) oder in gewagten Verkürzungen wiedergab. Insgesamt wird dieser Zeit ein Hang zur gezierten Erotik und zur Absonderlichkeit nachgesagt.

Barock

Der folgende Barock (17. Jahrhundert) sprengte den artifiziellen Formenkanon des Manierismus und gestaltete realistischer (Abb. Nr. 2, 69), wobei in der Malerei die Wiedergabe von Licht und Schatten und die Stofflichkeit der Dinge eine besondere Bedeutung erlangten. Dabei schreckten Maler wie Rubens auch vor Derbheit und Häßlichkeit nicht zurück.

Rokoko

Das Rokoko (18. Jahrhundert) stellt eine Verfeinerung des Barock dar. Die kraftvollen Gestalten wurden zierlicher, die Dynamik der Bewegungen graziöser, die Kontraste der Farben durch Weißmischung abgedämpft. Das Ganze erhielt den Charakter des Neckischen und Spielerischen (Abb. Nr. 19).

Hauptmeister der Zeit sind Boucher und Fragonard, die sich überwiegend erotischen Themen widmeten. Ihre Aktfiguren sind lieblich und mädchenhaft, oft geradezu kindlich aufgefaßt.

Klassizismus

Einen Kontrapunkt zum Rokoko setzte der Klassizismus am Ende des 18. Jahrhunderts. Den Luxus und das Getändel der Erotik war man gründlich leid und stellte ihm die harte Manneszucht der römischen Republik gegenüber. Heroische Männer wurden energisch und voller Pathos dargestellt (Abb. Nr. 18). Führender Meister dieser Zeit war Jacques-Louis David, der als Direktor der französischen Kunstakademie die Weichen für das 19. Jahrhunderts stellte.

19. Jahrhundert

Nach den Wirren der Französischen Revolution und den Napoleonischen Kriegen erlahmte die heldische Begeisterung allerdings rasch und machte in der Romantik einer elegischen Grundstimmung Platz. In ihr schuf Ingres zwar plastisch-kernige, linear-gestraffte, aber zugleich anmutig-weiche weibliche Akte.

Der linear-strenge Stil wurde um die Mitte des 19. Jahrhunderts von realistischen und naturalistischen Tendenzen abgelöst, die schließlich zum Impressionismus führten (Abb. Nr. 16).

Dieser stand in Opposition zur sog. Salonmalerei, die sich den klassischen Vorbildern und der akademischen Tradition verpflichtet fühlte (Historismus) und zunehmend geschmäcklerische, ja kitschige Nuditäten und Erotica schuf. Diese bedienten einen überwiegend bürgerlichen Markt und verkauften sich auch in der Neuen Welt hervorragend (Abb. Nr. 24, 29, 30).

Fin de siècle und Jugendstil

Als Vorläufer des Surrealismus entwickelte der Symbolismus – vor allem auch in der Erotik – eine schwüle, den Gegensatz von Eros und Tod umkreisende Bilderwelt.

Einen antihistoristischen Impuls wies der Jugendstil auf, der nach der Zeitschrift »Jugend« (gegr. 1895) benannt ist. Er zeichnet sich durch eine Dominanz geschmeidiger Linien und ein naturverbundenes, unkonventionelles Frauenbild aus.

Klassische Moderne

Ausgehend von Impressionismus und Postimpressionismus wandte sich die avantgardistische Kunst zunehmend vom Naturvorbild ab und abstrakten Gestaltungstendenzen wie Kubismus, Futurismus, Expressionismus und Dadaismus zu, die für erotische Darstellungen nur noch bedingt geeignet waren. Eine gewisse Ausnahme bilden die Neue Sachlichkeit in den 20er Jahren (Abb. Nr. 27, 63) und der Surrealismus, der auch gegenständliche Strömungen besaß (Abb. Nr. 34).

Wichtiger für die erotische Darstellung aber war die vor allem im gebrauchsgraphischen Bereich vorherrschende Stilströmung des Art déco, die die 20er und 30er Jahre beherrschte, und der ein gegenüber dem Jugendstil geometrisch gestrafftes, zugleich aber hochvirtuoses Formrepertoire zur Verfügung stand (Abb. Nr. 60 bis 62). Statt naturverbundener Mystik dominierte nun großstädtische Dekadenz und ein emanzipierter, mädchenhafter Frauentypus mit Bubikopf.

Pin-up und Gegenwart

In den USA entwickelte sich, ausgehend vom Art déco, eine eigene erotische Darstellungsform, das Pin-up-Girl. Aus eher zeichnerischen Anfängen wurde es nach dem Krieg zunehmend malerischer, mußte aber schließlich der Fotografie weichen.

Eine Rückkehr zur Erotik finden wir in der Hochkunst erst wieder in den 60er und 70er Jahren mit der Pop-art (Abb. Nr. 68), die die Pin-up-Malerei reflektiert, dem Fotorealismus, der seinen Bildern Fotos zugrundelegt, und in den 80er Jahren mit den neuen Realisten, die es wieder wagten, mit Gemälden Geschichten zu erzählen und modernes Lebensgefühl zu transportieren (Abb. Nr. 28). In neuerer, postmoderner Zeit gilt der Slogan »Anything goes«, und zwar sowohl für die Kunst als auch für die Erotik.

Kulturgeschichtliche Aspekte der erotischen Kunst

Ein Grundproblem der kulturgeschichtlichen Diskussion, in der so bekannte Denker wie Karl Marx, Sigmund Freud oder Norbert Elias eine zentrale Rolle spielen, kreist um die Frage, ob die kulturelle Entwicklung zu einem besseren Menschen führt.

Genau wie in der Stilentwicklung ist in der Kultur jedoch das entwicklungsgeschichtlich Spätere nicht unbedingt »besser«.

Grundsätzlich ist es im Bereich der Erotik schwierig zu verallgemeinern. Freizügige Kunstwerke sind nicht notwendigerweise Ausdruck einer liberalen Moral in der Gesellschaft. Aufgrund besonderer – manchmal auch juristischer – Konstellationen kann es ausgesprochene Nischen der Toleranz geben, die einer gesellschaftlichen Gesamttendenz zuwiderlaufen. So ist Amerika nicht unbedingt sexuell freizügig, weil es dort den »Hustler« am Kiosk zu kaufen gibt (in den USA hat es der Verleger Harry Flint durch hartnäckige Prozesse und das Einklagen der Meinungs- und Pressefreiheit durchgesetzt, daß in dem an sich prüden Land Sexmagazine mit einer hierzulande unvorstellbaren Freizügigkeit an regulären Zeitungskiosken feilgeboten werden dürfen).

»Paris Nights«, amerikanisches Pulp-Magazin, um 1930.

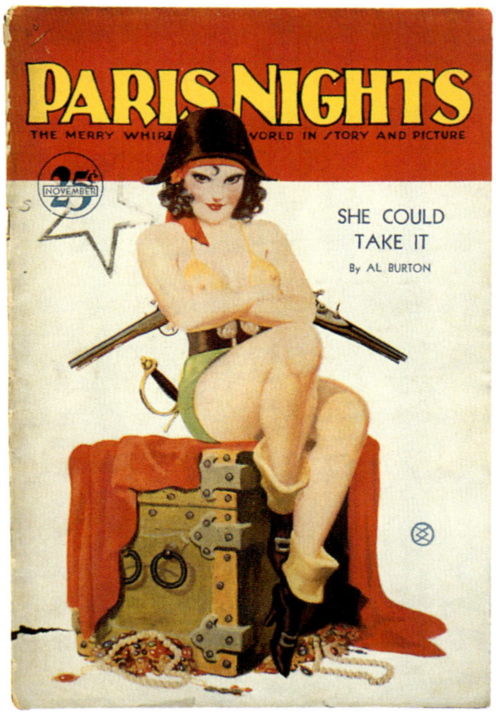

Generalisierende Aussagen sind allein schon deshalb schwierig, weil sich in unserer dynamischen Kultur die Koordinaten praktisch aller Komponenten ständig verschieben, sich permanent neue Konstellationen ergeben, sich das Neue mit dem Alten mischt, Sprünge und Brüche, Widersprüche und Gegensätze auftreten, die sich nicht in Allgemeinaussagen auflösen lassen.

Desweiteren sind Gesellschaften ja nicht homogen, und gerade in der Sexualmoral spielen die Schichtenunterschiede eine gravierende Rolle. Was beim »einfachen Volk« durchaus üblich ist, kann die Bürger schockieren und den Adel amüsieren oder umgekehrt. Ein nicht unwesentlicher Teil der im 19. und 20. Jahrhundert geschriebenen Kulturgeschichten lebt von der moralischen Empörung des Kleinbürgertums über die angebliche Sittenlosigkeit des Adels im 18. Jahrhundert.

Zeitgeist und Erotik

Einen weiteren Faktor, der viel zur allgemeinen Verwirrung beiträgt, stellen die oft abrupten Schwankungen des Zeitgeistes dar, die leider bis heute noch viel zu wenig historisch erforscht sind. Auffällig ist ein fast turnusmäßig rhythmisches Schwanken von überbordender Prüderie zu sexuellem Eskapismus, das seine eigene Dialektik zu besitzen scheint.

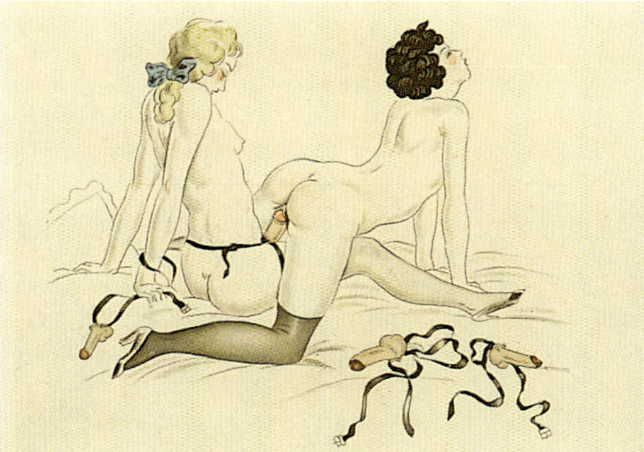

André Collot, »Jeunesse« 1933. Aus einer Folge von zwölf farbigen Aquatintaradierungen (siehe auch Abb. Nr. 62). Damals hat sich die Rolle der Frau auch in der Erotik radikal verändert.

Eine radikale Zeitgeiständerung erlebten wir etwa in den 60er Jahren, als die Jugend gegen den stark konservativen, spießbürgerlichen Mief der 50er Jahre rebellierte und mehr Freiheit und sexuellen Erfahrungs- und Experimentierfreiraum forderte. Was hierbei als regelrechte Revolte und abenteuerlicher Aufruhr begann, wurde in den 70er und 80er Jahren zunehmend Allgemeingut, zur Sexwelle kommerzialisiert und schließlich derart übersteigert, daß in den 90ern eine gewisse Experimentiermüdigkeit festzustellen ist und das Bedürfnis, sich wieder in konventionellere Bahnen zu begeben.

Ein vergleichbares Aufbegehren der Jugend erlebte man bereits am Anfang des 20. Jahrhunderts, und der Jugendstil trägt seinen Namen nicht zufällig. Er war ebenfalls Ausdruck eines Widerstands gegen die Konventionalität und historistische Biederkeit der Gründerzeit, der man nun experimentelle Kunst, Naturmystik, Wandervogelbewegung, Freikörperkultur und die Forderung nach »gesunder«, unverkrampfter Sexualität entgegenstellte (Abb. Nr. 88). Dieses Lebensgefühl gipfelte in den 20er Jahren, dem Zeitalter des Art déco, des Charleston und eines extravaganten, am besten drogenabhängigen Lebensstils.

Vor allem die Frauen ignorierten überkommene Rollenklischees, lehnten das Korsett ab, schnitten sich die Haare zum Bubikopf und trugen kurze Hängerkleider. Die Veränderungen waren gewaltig und provozierten eine heftige Reaktion ins Konservative.

Die Rückkehr der Frau zu Heim und Herd, ihre mythisch überhöhte Rolle als Gebärerin usw. wurde so weltweit Motto der 30er und 40er Jahre.

Es ist bereits ein fast dogmatisches Klischee, daß Zeitgeist und Kultur von ökonomischen Faktoren bestimmt würden. Daß der Zweite Weltkrieg für das Spießertum der 50er Jahre verantwortlich sei, gilt als unumstößliche Wahrheit, obwohl sich die entsprechenden Tendenzen etwa in Kunst und Film schon lange davor abzeichneten, und zwar nicht nur in Deutschland, sondern ebenso in den USA, in Frankreich oder Italien.

Es scheint vielmehr so, daß der Zeitgeist eine heftige Wirkung auf die Ökonomie ausübte, und der große Börsenkrach von 1929 ohne den vorherigen allgemeinen Übermut nicht denkbar gewesen wäre.

Dies gilt auch für die Französische Revolution, die im Grunde von einer Zeitgeistmode des Adels selbst ins Laufen gebracht worden war. Was als Begeisterung für die römische Republik begann, endete für viele unter der Guillotine. Das heroische, rebellische Lebensgefühl dieser Zeit erschöpfte sich ebenfalls während einer Generation und machte in der nächsten einem geradezu legendären Biedersinn Platz, dem Biedermeier, in dem Ruhe die erste Bürgerpflicht war. Selbst in der Erotik war hier der Mann vor allem fleißig (Abb. Nr. 50, 51).

Natürlich ist nicht jeder abhängig vom Zeitgeist. Es gibt Außenseiter, in der Provinz mahlen die Mühlen sowieso anders – langsamer vor allem –, und wenn eine bestimmte Mode bei den einen schon längst wieder out ist, dann fangen die anderen erst an, sie für sich zu entdecken.

So finden wir, bei aller kulturellen und stilgeschichtlichen Folgerichtigkeit, einen regelrecht dialektischen Zickzacklauf, in dem der Zeitgeist wie ein Betrunkener von einem Extrem zum anderen torkelt und dabei auch in Fragen der Erotik dafür sorgt, daß keine Langeweile aufkommt.

»To scrape one's plate – Ne rien laisser dans son assiette«, Kartenspiel, Frankreich, 50er Jahre. Statt des knabenhaft-androgynen Frauentypus der 20er und 60er Jahre bevorzugten die Art-Direktoren in den 50er Jahren Frauen mit weiblichen Rundungen. Viele Männer und Sammler trauern diesen Zeiten nach.

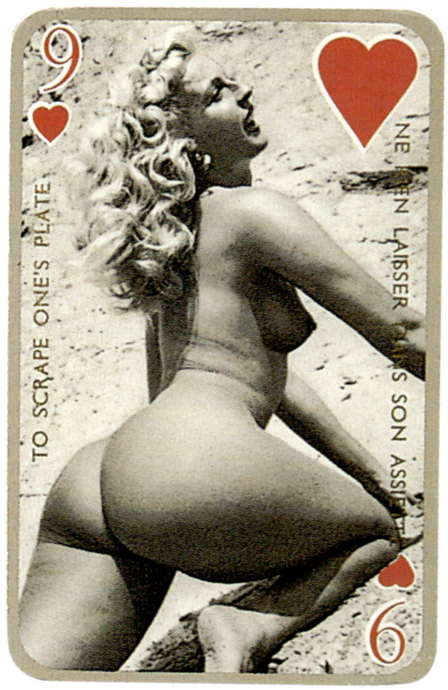

Wichtige Titel der erotischen Weltliteratur

Heilige Schrift, *Das hohe Lied; Susanna im Bade; Bathseba.*

Homer, *Illias; Odyssee; Die Liebesgeschichten des Zeus.*

Petronius (gest. 67 n. Chr.), *Satiricon liber.* Sittenschilderung aus der Zeit Neros.

Apuleius (2. Jh. n. Chr.), *Der goldene Esel.* Die erotischen Abenteuer eines in einen Esel verwandelten Mannes, der wegen seiner Potenz von den Damen sehr geschätzt wird.

Ovid (43 v. Chr. – 17 n. Chr.), *Ars amandi.* Unterteilt in: Die Kunst zu lieben, Heilmittel der Liebe, Schönheitsmittel. Das klassische Werk der antiken Liebeskunst. Wurde häufig, besonders im 18. Jh., illustriert. Für die Kunstgeschichte bedeutsamer aber sind Ovids *Metamorphosen.* Sie sind nicht eigentlich erotisch, aber weisen berühmte Liebespaare auf.

Mallanaga Vatsyayana, *Kama Sutra* (2./5. Jh. n. Chr.). Grundlegendes, in aller Welt gelesenes indisches Werk über die Liebeskunst.

Lukian (120 – 180 n. Chr.), *Hetärengespräche.*

Geoffrey Chaucer (1328 oder 1340 – 1400), *Canterbury Tales.* 24 derbe Schwänke, die auf einer Wallfahrt nach Canterbury erzählt werden.

Tausendundeine Nacht. Erotische Geschichten, in der uns geläufigen Form aus dem Ägypten des 15. Jh., wurden Anfang des 18. Jh. in Europa bekannt.

Giovanni Boccaccio (1313 – 1375), *Decamerone.* 100 mitunter recht deftige Schwänke, erzählt von zehn jungen Leuten, die sich im Pestjahr 1348 aufs Land zurückzogen.

Pietro Aretino (1492 – 1557), *Kurtisanengespräche (Ragionamenti),* 1534. Hurengespräche in drei Teilen; *Sedici sonetti lussuriosi,* 1556. Sonette zu den »Positiones« des Giulio Romano.

Marguérite von Navarra (1492 bis 1549), *Heptameron.* 72 an Boccaccio angelehnte Novellen der Schwester Franz I. von Frankreich.

Seigneur de Brantôme (um 1540 bis 1614), *Das Leben der galanten Damen.* Geistreich-amoralische Anekdoten.

Jean de Lafontaine (1621 – 1695), *Contes,* 1665. Die schlüpfrigen Geschichten des »unnachahmlichen« Dichters wurden vor allem im 18. Jh. häufig illustriert, darunter die berühmte »Generalpächterausgabe« mit 80 Stichen von Charles Eisen.

Das klassische Werk der abendländischen Pornographie ist Giulio Romanos »Liebe der Götter« aus dem 16. Jahrhundert, das von Pietro Aretino mit Sonetten versehen wurde. Seither galt ein »Aretino« als Umschreibung für Porno.

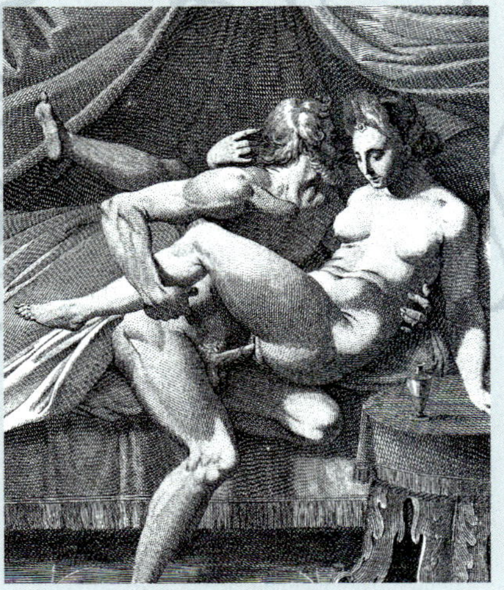

Nicolas Chorier (1622 – 1692), *L'Académie des Dames,* 1680. Pornographischer Roman.

J.-B. D'Argens (1704 – 1771) zugeschrieben, *Thérèse Philosophe,* 1748. Der Roman wurde inspiriert durch den Skandal des Jahres 1731, der starke antiklerikale Emotionen auch außerhalb Frankreichs mobilisierte. Der Jesuitenpater Girard soll die junge Cadière, die religiöse Visionen hatte, sexuell mißbraucht und hörig gemacht haben.

Gervaise de Latouche (1715 bis 1782), *Histoire de Dom B.,* 1741. Auch unter dem Titel *Portier des Chartreux* ein Bestseller des pornographischen Untergrundes. Travestie auf die christliche Beichte.

Denis Diderot (1713 – 1784), *Die indiskreten Kleinode,* 1748. Ein erotischer Roman mit gesprächigen Mösen.

John Clelan (1707 – 1789), *Fanny Hill,* 1750. Bedeutendster englischer und mit erfolgreichster erotischer Roman aller Zeiten.

Giacomo Casanova (1725 – 1798), *Memoiren* (erstmals erschienen 1822 – 1828).

Marquis de Sade (1740 – 1810), *Justine oder das Unglück der Tugend,* 1791.

Alfred de Musset (1810 – 1847), *Gamiani oder zwei Nächte der Wollust,* ca. 1833. Illustrationen von Achille Devéria.

Leopold von Sacher-Masoch (1835 – 1895), *Venus im Pelz,* 1870.

Felix Salten (?), *Josephine Mutzenbacher oder Jugendgeschichte einer wienerischen Dirne,* 1906.

Pauline Réage (Pseudonym), *Die Geschichte der »O«,* 1954.

Vorwände für erotische Darstellungen

Das Interesse an erotischen Darstellungen ist groß, doch ihre gesellschaftliche Reputation gering. Ein beliebter Vorwand, um an den begehrten Augenkitzel zu kommen, waren passende biblische Motive. So war die alttestamentarische Geschichte der Susanna im Bade für die meisten Maler allein deswegen interessant, weil Susanna nackt badete und natürlich entsprechend dargestellt werden »mußte«.

Das gleiche gilt für Bathseba, deren nackte Verführungskraft immerhin so außerordentlich war, daß nicht einmal König David ihr widerstehen konnte.

Wollte man ein nacktes Paar darstellen, so empfahl sich der Sündenfall. Bei der Auferstehung des Fleisches bzw. dem Jüngsten Gericht waren die Menschen ebenfalls unbekleidet. Sadisten konnten sich an den einschlägigen Martyriumsszenen delektieren. Mit Pfeilen gespickt, gab es etwa den heiligen Sebastian, und selbst der Gekreuzigte ist nicht ohne erotischen Reiz.

»Leda und der Schwan«. Wie populär das Motiv bis heute ist, beweist diese Spielkarte mit ihrer anzüglichen Symbolik aus einem Set der 60er Jahre.

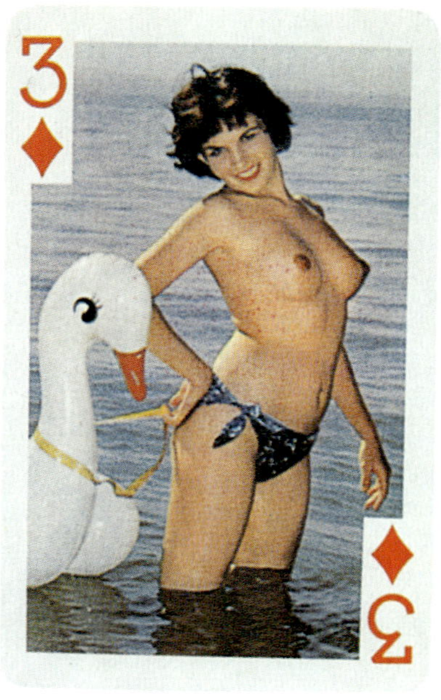

Noch reichhaltiger an erotischen Themen und Vorwänden war der antike Mythos. Wer gefesselte Frauen aufregend fand, kam bei der Darstellung der Andromeda auf seine Kosten. Des Sex mit Tieren befleißigten sich Leda und Europa, mit Goldstücken verkehrte Danae und mit einer Nebelwolke Io.

Für einen verführerischen Frauenakt in allen möglichen Stellungen stand Venus zur Verfügung. Und wen die Ehrpusseligkeit antiker Frauen erregt, für den erdolchte sich nackt Lukretia. Für besondere Feinschmecker ließ sich Kleopatra von einer Schlange in den Busen beißen.

Im Zeitalter der modernen Printmedien mußte man sich neue Schlupflöcher einfallen lassen, um an das begehrte erotische Bild zu gelangen. Da um 1900 die Künstler noch am nackten Modell ausgebildet wurden und seit Delacroix auch fotografische Aktvorlagen im Gebrauch waren, gab es allerlei spezifischen Künstlerbedarf, der das Heer der Künstler deutlich vergrößerte...

Auch der Fachbereich Ethnologie erfreute sich großen Zuspruchs, als sich herumsprach, daß in den einschlägigen Buchpublikationen Nuditäten aus fernen Ländern zu begutachten waren. Daneben beherrschten aber sittenkundliche und kulturgeschichtliche Abhandlungen das Feld, die, wenn sie nur genügend erotisches Abbildungsmaterial boten, einen reißenden Absatz garantierten. Das bestimmt nicht billige mehrbändige Werk des berühmten »Sitten-Fuchs« (siehe Literaturverzeichnis S. 153) erlebte Dutzende von Auflagen und war für den Verlag ein Bombengeschäft.

Eine weitere Nische der Aktdarstellung bot die am Anfang dieses Jahrhunderts aufkommende Freikörperkultur und ihre Vereinspublikationen wie die »Sonnenfreunde«, die bis in die 60er Jahre zu 80 Prozent von Nichtmitgliedern gekauft und konsumiert wurden.

Im Film gab es vergleichbare Entwicklungen. Hier waren es neben der obligatorischen Aufklärung die spezifischen Reports über Schulmädchen, Hausfrauen oder Lederhosenträger, die sich beim »informationshungrigen« Publikum regen Zuspruchs erfreuen konnten.

Sex und Gewalt

Die Darstellung von Gewalt hat in der Kunst eine lange und ehrwürdige Tradition. So finden wir im antiken Mythos und in der antiken Kunst z. B. Apoll, wie er Marsias die Haut abzieht, ein Thema, das auch abendländische Maler wie Tizian herausforderte.

Jean Auguste Dominique Ingres (1780–1867), Studie zu »Rüdiger befreit Angelika«. Die kokett posierende Schöne mit dem pathetisch zurückgeworfenen Kopf und den verdrehten Augen ist es selbst, die Männerherzen fesselt.

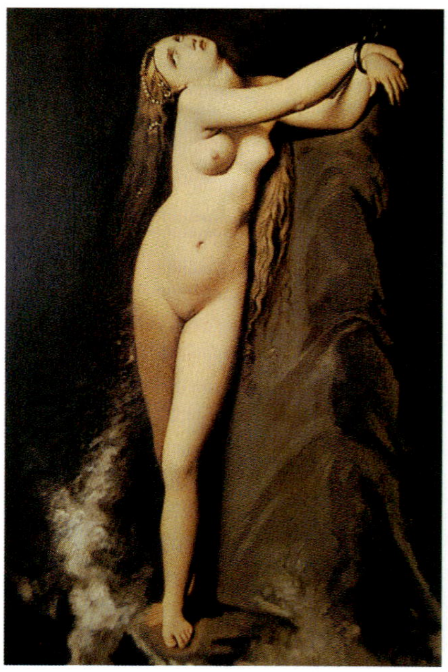

Die Themen der Erotik

Sowohl aus dem alt- und neutestamentarischen Bereich als aus der Antike gibt es Themen und Figuren, die zu erotischen Darstellungen Anlaß bieten. In der Antike finden wir häufig die gleiche Figur mit griechischer und römischer Namensgebung, was die Sache etwas kompliziert.

Adam und Eva: Eva überreicht auf Veranlassung der Schlange Adam den Apfel.

Adonis: Venus verliebt sich in den schönsten Mann der Welt, kann ihn aber nicht daran hindern, einen Eber zu jagen, der ihn töten wird.

Amor (Eros, Cupido): Sohn des Ares (Mars) und der Aphrodite (Venus). Geflügelter Schelm, der mit seinen Pfeilen ins Herz trifft. Wegen der angerichteten Verwirrung wird er oft von seiner Mutter bestraft. Erscheint jünglingshaft als Geliebter der Psyche. Tritt auch in der Vielzahl als Eroten oder Amoretten bzw. Putti auf.

Andromeda: Nackt an einen Felsen geschmiedete Königstochter, wird von Perseus befreit.

Antiope: Eine der vielen Geliebten des Zeus, der sich ihr in Gestalt eines Satyrs nähert.

Aphrodite: Griechischer Name für Venus. Vermählt mit Hephaistos, betrügt ihn u. a. mit Mars und Adonis. Sie ist nackt aus dem Schaum des Meeres geboren. Verkörperung der weiblichen Schönheit und erotischen Attraktivität. Oft zusammen mit ihrem Sohn Eros bzw. Amor dargestellt.

Bacchanten und Bacchantinnen: Orgiastisches Gefolge des Dionysos.

Bathseba: Nachdem König David sie im Bad erblickt, macht er sie zu seiner Geliebten und schickt ihren Mann Uria in den Tod.

Danae: Die Königstochter von Argos wird von ihrem Vater in einen Turm gesperrt und dort von Zeus in Gestalt eines Goldregens geschwängert. Mutter von Perseus.

Daphne: Apoll verfolgt vergeblich die Bergnymphe Daphne, die in einen Lorbeerbaum verwandelt wird.

Diana (Artemis): Göttin der Jagd, jungfräuliche Jägerin, zusammen mit den Jagdnymphen. Der Jäger Aktaion wird von ihr in einen Hirsch verwandelt.

Eros: Siehe Amor.

Europa: Königstocher in Phönizien. Wird von Zeus in Gestalt eines Stiers entführt.

Faune: Bockbeinige, lüsterne, trunkene Gesellen, die den Nymphen nachjagen.

Hermaphroditos: Göttliche Zwittergestalt, Verbindung des Sohnes von Hermes und Aphrodite und der Nymphe Salmakis.

Io: Königstochter, die Zeus in einen Nebel gehüllt überwältigt. Wird von der eifersüchtigen Hera in eine Kuh verwandelt.

Leda: Spartanische Königstochter, wird von Zeus in Gestalt eines Schwanes verführt.

Lukretia: Römische Verkörperung der ehrbaren Ehefrau, wird von dem Königssohn Tarquinius vergewaltigt. Ihr Selbstmord wird Anlaß zur Abschaffung des Königtums in Rom.

Maria Magdalena: Sich bekehrende Sünderin (Prostituierte), die oft nackt büßend in der Wüste mit einem Totenkopf dargestellt wird.

Omphale: Lydische Königin, die Herkules so verzaubert, daß er sich Frauenkleider anlegt und spinnt. Omphale wird oft mit dem Löwenfell und der Keule des Herkules posierend dargestellt.

Parisurteil: Der Hirte Paris soll entscheiden, ob Hera, Athene oder Aphrodite (die drei Grazien) die schönste Göttin sei. Letztere verspricht ihm Helena zur Frau und gewinnt. Das Ergebnis ist der Trojanische Krieg.

Psyche: Antikes Märchen (von Apuleius erzählt) um die verwickelte Liebe von Amor und Psyche.

Pygmalion: Kunstfertiger Bildhauer, der sich in die von ihm geschaffene Statue verliebt, die durch die Gnade der Venus lebendig wird.

Raub der Sabinerinnen: Die unbeweibten Römer rauben auf einem Fest die Töchter der Sabiner, was beinahe zum Krieg, aber schließlich zur Versöhnung führt.

Salome: Für ihren Tanz vor Herodes gewinnt sie das Haupt des Johannes.

Satyrn: Antike Naturdämonen mit Bockbeinen im Gefolge des Dionysos, ständig auf der Jagd nach Nymphen.

Susanna im Bade: Die keusche Susanna wird von zwei alten Richtern beim Bade beobachtet und vergeblich zum Ehebruch angestiftet. Die verleumderischen Alten verstricken sich vor Gericht in Widersprüche und werden gesteinigt.

Venus: Siehe Aphrodite.

Zeus: Schwängert Europa, Danae, Leda, Kallisto, Io und viele andere, was seine Ehefrau Hera zu verhindern trachtet.

Erotische Symbole

Sigmund Freud hat die sexuellen Symbole in die Welt der Wissenschaft eingeführt und sie sozusagen hoffähig gemacht. Aber natürlich ist es Unsinn zu glauben, Freud habe sie »entdeckt«, nachdem sie vorher »unbewußt« gewesen seien.

Symbole sind Anspielungen, bildliche Übersetzungen, Assoziationen, die mehr oder weniger direkt, eindeutig und lesbar sind. Außerdem sind sie in ihrer Bedeutung meist vielschichtig und häufig sogar ambivalent, weshalb sie sich einer eindeutigen Übersetzung sperren. Mit anderen Worten: Symbole sind wie geschaffen für die komplexe Welt der Sexualität.

In der alten Kunst werden generell Darstellungen über Symbole, Mythen und formale und erlebnishafte Analogien organisiert. Daher sind Sexualität und Erotik eingebunden in den Gesamtbereich einer symbolischen Welt, wie sie etwa in der Alchimie oder dem symbolischen Weltbild des Mittelalters geläufig war. Erst seit der Aufklärung versucht man diese Bereiche zu trennen.

Dabei steht das Weibliche für das Feuchte, die Fruchtbarkeit und die Friedlichkeit, das Männliche für Aggression, das Erobern fremder Welten und Erklimmen von Gipfeln; das Weibliche für das Gemüthafte und Vegetative, das Männliche für den rationalen Geist und bohrenden Verstand.

Sexuelle Symbole funktionieren in der Regel nach simplen Mechanismen. Grundsätzlich gilt: Fast alles, was länglich ist, kann als Symbol für das männliche, alles was hohl ist und eine Öffnung besitzt, für das weibliche Geschlechtsteil fungieren.

Männlich: Rohr, Stock, Riemen, Stange, Latte, Pfahl, Stamm, Flinte, Flöte, Kanone, Harpune, Trompete, Fisch, Mast, Ladestock, Schwengel, Spritze Rüssel, usw.

Weiblich: Dose, Vase, Ofenrohr, Büchse, Grotte, Höhle, Scheide usw.

Libido: Glühende Kohlen, Kaminfeuer, brennende Kerze, die Kirschen in Nachbars Garten, die Rose mit ihren Dornen, die Honigwabe mit den stechenden Bienen, eine schnurrende Katze.

Geschlechtsverkehr: Ein Zug fährt in einen Tunnel, ein Kolben bewegt sich, das mechanische Hin und Her eines Uhrwerks usw.

Fellatio: Ein Flötenstück blasen.

Ejakulation: Das Korkenknallen und Überschäumen einer Sektflasche, das Emporsteigen von Feuerwerksraketen und ihre Explosion usw.

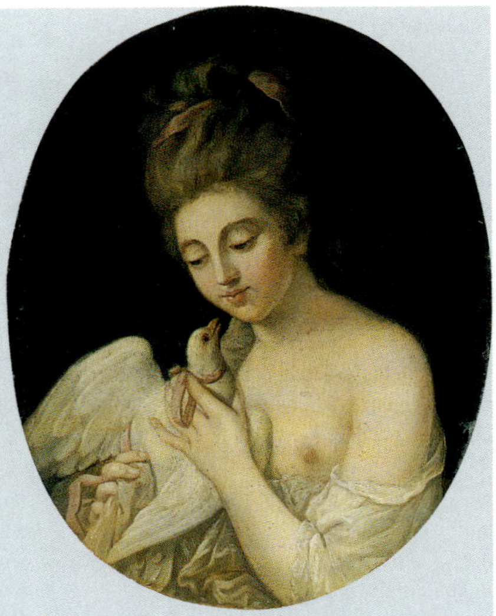

Jean Baptiste Greuze (1725–1805), Umkreis, »Mädchen mit Taube«. Zur Symbolik dieses Bildes siehe Abb. Nr. 99.

Dabei gibt es Symbole, die eher auf einer verbalen, und andere, die eher in der bildlichen Darstellung funktionieren. Die Symbolsprache ist ein beliebter Sport bei pubertierenden Jugendlichen und kann überhaupt als Poesie des kleinen Mannes verstanden werden.

In der bildlichen Darstellung sind der Erfindungskraft und Kreativität des Künstlers keine Grenzen gesetzt. Letztendlich gilt nur ein Gebot: Das Symbol muß auch als solches erkennbar sein. So stecken viele holländische Bilder des Manierismus und des Barock voller, auch sexueller, Symbolik, die uns aber heute nicht mehr geläufig ist.

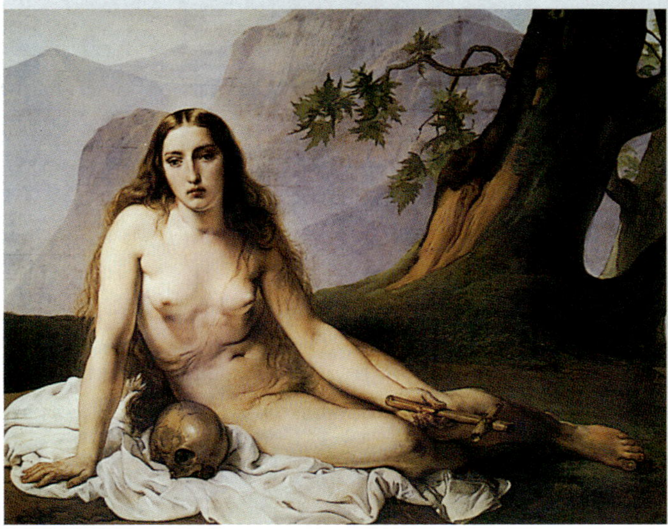

Francesco Hayez (1791–1881), »Hl. Magdalena«. Die Heilige als schöne Büßerin in der Wüste.

Die Ikonographie des christlichen Abendlandes ist eine Orgie der Gewalt. Der gekreuzigte Jesus steht neben Darstellungen seiner Geißelung. Beliebt war auch der von Pfeilen durchbohrte Sebastian. Überhaupt wurde die lange Reihe christlicher Märtyrer meist in schaurigster Brutalität dargestellt. Geradezu Exzesse des Sadismus bot das Thema des Jüngsten Gerichts und der Hölle, das etwa Hieronymus Bosch ausführlich und in allen nur denkbaren Varianten durchspielte. Profanere Gewaltmotive fanden sich in Schlachtenszenen, wie sie etwa Uccello in seinen berühmten Tafeln darbot.

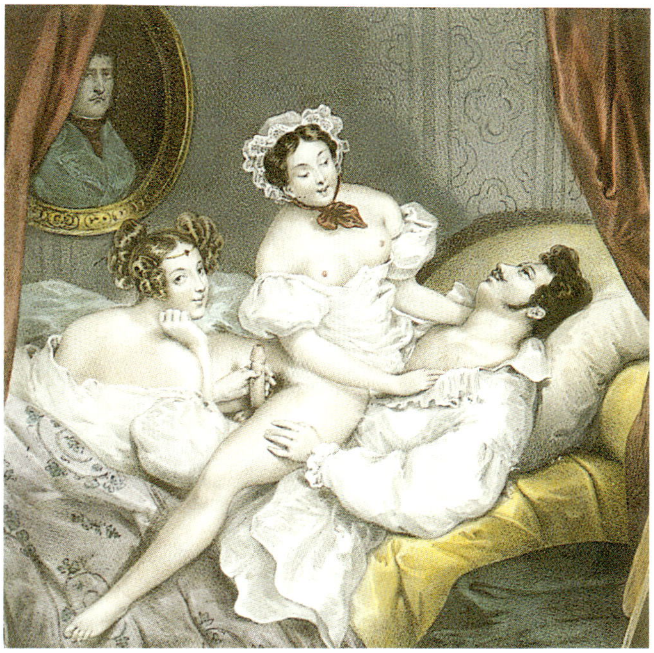

»Liaison à trois« aus den »Interieurdarstellungen«, wohl von Achille Devéria, um 1840 (siehe auch Abb. Nr. 51). Bemerkenswert ist die kokette Eleganz der sich zum Betrachter wendenden Schönen. Der Blick aus dem Bild ist in der Pornographie ein vielgeübtes Stilmittel, um den Betrachter als Komplizen zu vereinnahmen (siehe auch Abb. Nr. 108).

Die Verbindung von Gewalt und Sexualität schien diese erträglicher zu machen, wie etwa in der Szene der sich erdolchenden Lukretia. Noch im Film finden wir in den 50er Jahren das schwer erklärbare Phänomen, daß in den sog. Splatter-Filmen Sexszenen die Zensur nur in Zusammenhang mit Gewalt passieren konnten, dagegen Andeutungen von Sexualität allein auf massiven Widerstand stießen.

Während also niemand ernsthaft in Zweifel zieht, daß Gewalt ein würdiges und sinnvolles Thema der Kunst darstellt, und Gewalt weder in der bildenden Kunst noch im Film der künstlerischen Qualität Abbruch tut, sieht das bei Darstellungen der Sexualität offensichtlich ganz anders aus.

Den Gegensatz von Erotik und Gewalt verkörpert im Mythos die Liebesgöttin Venus, die den Kriegsgott Mars besänftigt und zum Einschlafen bringt: Solange Mars schläft, herrscht Frieden im Land. Verbarg sich also hinter dem auffälligen Pin-up-Kult der amerikanischen Soldaten im Zweiten Weltkrieg im Grunde ein Friedenswunsch? Jedenfalls hat diese uralte Emblematik der besänftigenden Kraft der Erotik in der Jugendbewegung der 60er Jahre einen neuen Slogan erfahren: »Make love not war!«

Erotik, Pornographie und Zensur

Erotik ist mittelbare, Pornographie unmittelbare sexuelle Darstellung. Etymologisch bedeutet Pornographie »Hurenschreibe«, also das Aufschreiben der Hurensprache. Pornographie ist eine sexuelle Spezialisierung, die sich vorzugsweise auf das Körperliche bezieht.

Die immer wieder in verblüffender Naivität geäußerte Ansicht, Sexualität sei die natürlichste Sache der Welt, ist im Grunde eine pornographische Sicht der Dinge. Denn wer das behauptet, macht Sexualität zu einem rein körperlichen Akt, der sämtliche kulturellen und gesellschaftlichen Einbindungen außer acht läßt. Vielmehr ist es doch aber so, daß wohl nirgends die Ansprüche von Natur und Kultur so hart und oft unversöhnlich aufeinanderprallen wie gerade im Bereich des Eros. Sexualität schafft weitreichende Fakten: Sie verbindet ansonsten wildfremde Menschen zu Familien, regelt Erbansprüche und greift in das Leben der Menschen in so entscheidender Weise ein wie sonst kaum etwas. Besondere Probleme hatte immer die Kirche mit der Sexualität, war sie doch in ihren Augen ein Werk des Teufels und zugleich – wer wollte es verneinen? – ein Werk Gottes.

Für die Kunst bedeutete die »offizielle« Ächtung alles Geschlechtlichen, daß ein Werk, das Sexualität miteinbezog, sogleich als pornographisch diffamiert wurde. Daher blendete man bis vor kurzem im Film nach dem Kuß ab, schliefen Ehepartner in getrennten Betten und erweckten Frauen den Eindruck, als ob sie im Badeanzug in die Badewanne stiegen. Ingmar Bergmanns Meisterwerk »Das Schweigen« wurde wegen Sekundenbruchteilen einer sexuellen Darstellung als pornographisch beschimpft (zugleich aber auch gerade deshalb ein Erfolg). Und Hildegard Knef übersiedelte nach eigenen Aussagen unter anderem deshalb in die USA, da sie nach dem Skandalerfolg »Die Sünderin« (1950), in dem sie einen winzigen Augenblick lang als nackt zu erahnen ist, in Deutschland kein Restaurant mehr betreten konnte, ohne daß bei ihrem Anblick empörte Frauen demonstrativ ihre Gatten zum Verlassen des Lokals aufgefordert hätten.

Die ominöse Grenze

Es gibt eine Grenze zwischen dem Erlaubten und dem Verbotenen, dem Schicklichen und dem Unmöglichen. Allerdings ist diese Grenze fließend und uneindeutig, ja widersprüchlich und ambivalent. Da die Trennlinie zwischen dem verläuft, was höchste Attraktion und Aversion zugleich bedingt, steht sie selbst im Mittelpunkt der Aufmerksamkeit. Es gilt als gesellschaftliche Stilübung, an der Grenze zwischen dem Erlaubten und dem Verbotenen entlangzuwandeln, ohne diese Grenze zu überschreiten.

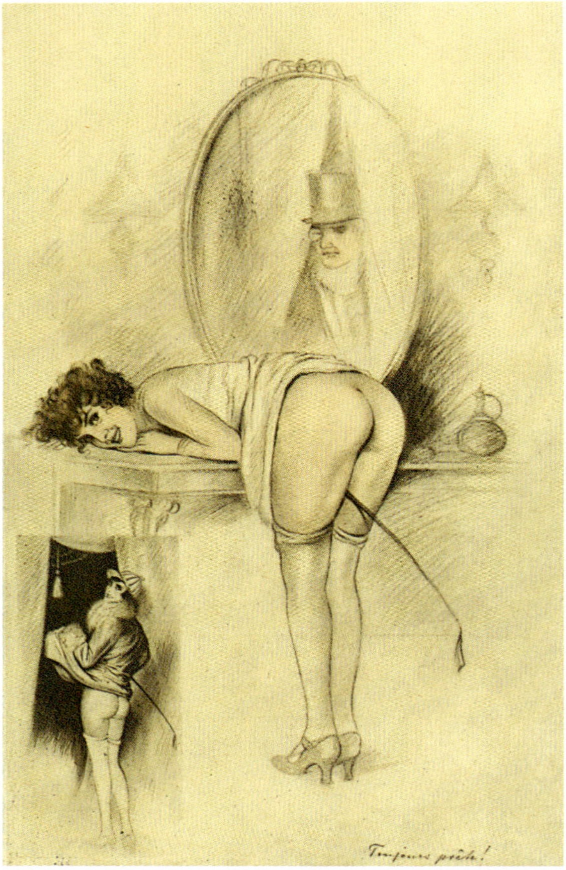

»Toujours prête« (Allzeit bereit), Heliogravüre von Eugène Reunier, 1925 (siehe auch Abb. Nr. 60). Kesse sadomasochistische Anspielungen waren in den wilden 20er Jahren ebenso en vogue wie etwa später in Musikvideos der 80er Jahre.

In gewissem Sinn ist die Grenze des Erlaubten das Thema vieler Veranstaltungen. Die Mode findet ständig neue Formen, diese Grenze zu betonen oder zu überspielen, sei es, daß sie die Säume der Röcke hebt oder senkt, das Dekolleté akzentuiert oder verschleiert, die Formen des Körpers herausmodelliert oder verhüllt. Eine Dame möchte attraktiv, aber nicht ordinär erscheinen, ein Liebhaber geistreich und dezent anzüglich, aber nicht zotig. Die Publizistik umkreist in ihren Geschichten unentwegt die Grenze des Erlaubten, um das Interesse der Leser zu fesseln, ohne sie abzustoßen.

Die Werbung ist ständig bemüht, die Aufmerksamkeit der Öffentlichkeit auf sich zu ziehen, ohne die möglichen Kunden vor den Kopf zu stoßen. Der Film ist ein unentwegter Eiertanz um die Grenze des Erlaubten, ja viele Filme werden in ihrer konkreten Form überhaupt wegen dieser ominösen Grenze produziert. So ist in jeder Kultur und zu jeder Zeit die Grenze zum Verbotenen allgegenwärtig, wobei sie mehr oder weniger geistreich, inspiriert und kreativ in Szene gesetzt wird.

Wir sind umzingelt von Myriaden kichernd-glucksender Nettigkeiten und harmlosen Anspielungen, einem Heer konventioneller Anzüglichkeiten – etwa in Form der allgegenwärtigen anzüglich-debil grinsenden jungen Frauen in der Werbung –, den immer gleichen »erschröcklichen« Skandalgeschichten der Presse und der regelmäßigen Empörung selbsternannter Kultur- und Sittenwächter aus allen weltanschaulichen Lagern.

Durch ihre Mittenlage wird die Grenze zwischen Erlaubtem und Verbotenem zum Konventionellen und zum Allgegenwärtigen schlechthin, wo sich schließlich vor allem die Spießer wohlig zuhause fühlen.

Dabei scheint es direkt eine Regel zu sein, daß Gesellschaften, in denen die direkte Darstellung der Sexualität geächtet wird, wie etwa in der viktorianischen, geradezu pansexualisiert sind. Eben wegen der allgegenwärtigen Verbote ist das Verbotene allgegenwärtig.

Dabei steht eine eindeutige und verblümte pornographische Darstellung der Kunst, wie beispielsweise Edouard Manet sie verstand, in vielem näher als das meiste, was sonst an erotisierten Nettigkeiten und Galanterien umhergeistert. Es gibt nämlich elementare Kunstgebote, die unverhüllt pornographische Darstellungen durchaus erfüllen: die Ökonomie der Mittel und die Ignorierung gesellschaftlicher Konventionen.

Was ist normal, was pervers?

Wir glauben heute nicht mehr, daß die Sexualität ein Werk des Teufels sei, um uns in Versuchung zu führen und unsere Seele zu ewigen Höllenqualen zu verdammen. Vielmehr ist es Grundlage des aufgeklärten Rechtsverständnisses, daß die Freiheit des einzelnen dort endet, wo die Freiheit des anderen beginnt. Pornographie mag in diesem Sinne mehr oder weniger zu Recht als unkünstlerisch und geschmacklos abqualifiziert werden, doch bieten diese Geschmacksurteile keine Handhabe für Verbote oder Vertriebsbeschränkungen.

In der Sexualität hat sich das Handeln des Einzelnen nicht nach dem Geschmack der Mehrheit oder nach intoleranten Vorschriften zu richten. Die entsprechende Verfolgung Homosexueller ist aus heutiger Sicht ein unentschuldbares Unrecht. Desgleichen haben auch andere Minderheiten wie Masochisten oder Fußfetischisten das Recht, auf ihre Façon glücklich zu werden.

Natürlich dürfen dabei nicht die Rechte anderer – und hier vor allem der besonders schützenswerten, weil wehrlosen Kinder – verletzt werden. Der Mißbrauch von Kindern zur Herstellung von Pornographie ist ein schweres Verbrechen und muß mit allen zur Verfügung stehenden Mitteln unterbunden werden.

Bei der zeichnerischen Darstellung von Sexualität werden nur der Bleistift bzw. das Papier »verletzt«, nicht aber Personen. Dabei gilt in der Regel, daß diejenigen, die dergleichen nicht sehen wollen, es auch nicht zu sehen bekommen.

Der Normalfall sollte heute die Tolerierung Andersartiger sein, während das Wort »pervers« in der politischen Diskussion ebenso wenig zu suchen hat wie »rassisch minderwertig« oder ähnliche Begriffe.

Kann Pornographie Kunst sein?

Dies ist eine der Fragen, die immer wieder gestellt werden. Dabei ist die Frage durch die entsprechenden Beispiele aus der Antike, der indischen Kunst oder aus dem Manierismus und Rokoko längst hinreichend beantwortet. Die wirkliche Frage muß daher lauten: Kann hervorragende pornographische Kunst die Zeit überdauern, ohne von ignoranten Sittenaposteln vernichtet zu werden?

Was die Künstler der Renaissance und des Barock malten, hing nicht von ihrem Belieben ab. Sie malten, was ihnen ihre Auftraggeber zu malen befahlen. Eine von Botticelli gestaltete pornographische Szene wäre künstlerisch mit Sicherheit mindestens genauso interessant wie die fünfunddreißigste Variation einer Mutter Gottes mit den üblichen Heiligen. Das Genie Velázquez war dazu verdammt, wenig attraktive Habsburger-Köpfe zu verewigen. Seine nackte Venus ist ein wirklicher Höhepunkt in seinem Œuvre. Und Goyas nackte Maya macht Lust auf mehr.

Es geht nicht darum, ob Kunst Pornographisches gestalten kann, sondern ob die Gesellschaft in der Lage ist, es zu erlauben und zu ertragen. Im Zweifelsfall aber ist Pornographie ein ebenso geeignetes Thema für Kunst wie religiöse Erbauung.

Pornographie als Gesellschaftskritik

Interessanterweise ist die Geschichte der Publizistik voll von Beziehungen zwischen sexueller Freizügigkeit und Gesellschaftskritik. Dabei gilt die Darstellung obszöner Szenen bereits als Akt des Aufbegehrens. Oft äußert sich dies in der Verquickung pornographischer Darstellungen mit einem expliziten Angriff auf die Machthaber.

Die Kirche tritt als Wächter der Moral auf und verordnet ihren Repräsentanten den Zölibat. Damit steht ihr eigenes Benehmen im Blickpunkt des öffentlichen Interesses. Für den Publizisten verbotener Ausschweifungen liegt es daher nahe, den Spieß umzudrehen und die Vertreter der Kirche selbst zum Gegenstand seiner Darstellungen zu machen, wodurch deren Autorität natürlich untergraben wird. Ähnlich erging es der Oberschicht und dem Adel. Damit verstärkte sich der Druck der Zensur auf derartige Veröffentlichungen.

Die Entwicklung des pornographischen Romans im 18. Jahrhundert steht im Zeichen der Aufklärung und ist von antiklerikalen und freigeistigen Tendenzen geprägt. Mitunter wurden vor allem Schmähschriften vom Ausland sogar begünstigt.

Oft war die Zensur weniger an der Tilgung der erotischen Szenen als vielmehr an solchen mit »staatsfeindlichem« oder antiklerikalem Inhalt

Pornographische Zeichnung von Johann Heinrich Füßli (1741–1825).

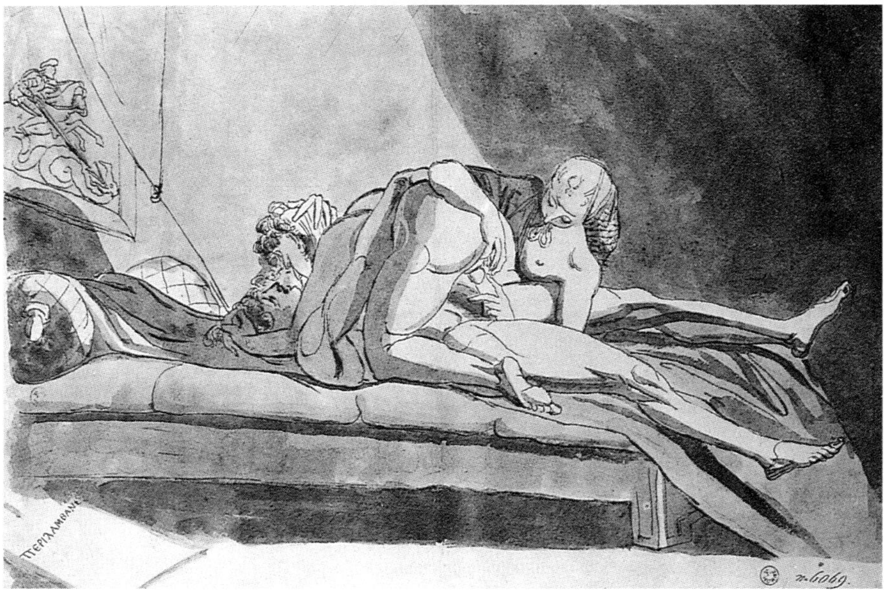

interessiert. Deswegen wurden in frühen Ausgaben des »Decamerone« Priester und Mönche durch Bürger und Zauberer ersetzt, wodurch allerdings manche Geschichten ziemlich unverständlich wurden.

Sexuelle Darstellungen als Gesellschaftskritik finden wir aber auch im 20. Jahrhundert, etwa bei George Grosz, Otto Dix oder den Surrealisten in den 20er und 30er Jahren. In den 60er Jahren wurde die provokante Wirkung »nackter Tatsachen« genüßlich als Waffe gegen die ältere Generation eingesetzt.

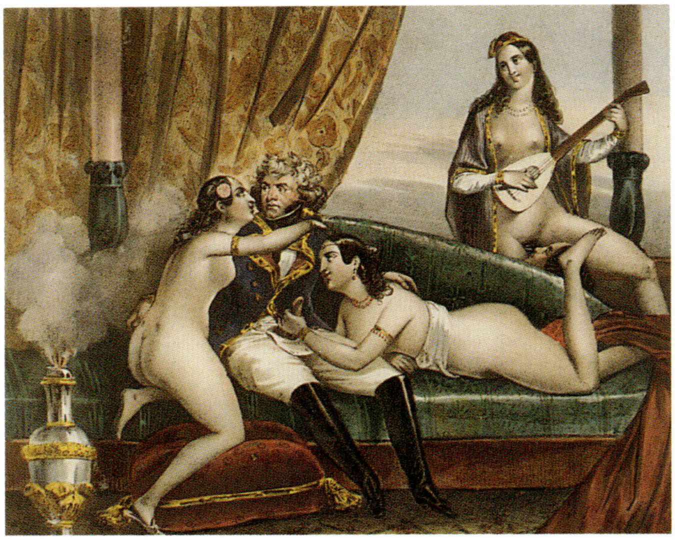

Célestin Nanteuil (1813–1873) zugeschr., »Illustrations lubriques«, um 1840 (siehe auch Abb. Nr. 52). Wie sich der napoleonische General Kléber die Zeit in Ägypten vertrieben haben soll, wird hier im Paparazzi-Stil dargestellt. Ob eine solche Graphik aus reinem Voyeurismus oder aus staatsfeindlichen Bestrebungen heraus entstand, ist schwer zu entscheiden. Jedenfalls gingen die »Medien« auch im 19. Jahrhundert nicht gerade zimperlich mit den Prominenten um.

Zensur der Literatur

Die staatliche bzw. kirchliche Zensur spielte lange Zeit in der bildenden Kunst eine weit geringere Rolle als etwa in der Literatur. Später hat sich dieses Verhältnis umgekehrt. Solange es sich in der bildenden Kunst um Einzelwerke handelte, die der Auftraggeber praktisch außerhalb der Öffentlichkeit bestellen, erwerben und besitzen konnte, fühlten sich öffentliche Organe kaum bemüßigt, einzugreifen.

Im Gegensatz zu den Einzelwerken der bildenden Kunst handelte es sich bei der Literatur – seit Erfindung der Buchdruckerkunst im 15. Jahrhundert – um ein vervielfältigtes Medium, das zu relativ geringem Preis eine große Verbreitung finden konnte. Daher war es in den Augen der Obrigkeit in der Lage, den Glauben, die öffentliche Ordnung und die Moral der Untertanen in Gefahr zu bringen. Selbst die Bibel war nach Meinung der katholischen Kirche nicht für die Hände einfacher Gläubiger bestimmt. Ursprünglich waren jedoch weniger sittengefährende Schriften oberstes Angriffsziel der Zensurbehörden, sondern vielmehr ketzerische und systemkritische Schriften, wie oben bereits angesprochen.

Um genau solche handelte es sich auch in der Frühzeit pornographischer Romane im 18. Jahrhundert, die oft im klerikalen Milieu angesiedelt waren und deshalb für die Zensurbehörden gleich doppelten Grund zum Eingreifen boten. Der anonyme Roman der »Thérèse Philosophe«, in dem ein Beichtkind seinem Beichtvater sexuellen Mißbrauch vorwirft, erlangte hier besondere Berühmtheit. Der u. a. in den in bezug auf die Zensurbestimmungen liberalen Niederlanden gedruckte Roman wurde in Frankreich mit äußerster Strenge von den Polizeibehörden verfolgt. Ihr Chef hatte es sich zum Ziel gesetzt, jedes einzelne Exemplar der vielen verschiedenen Auflagen zu vernichten. Dennoch sind einige Ausgaben auf uns gekommen und zählen heute zu bibliophilen Kostbarkeiten.

Zensur der Buchillustrationen

Da die literarischen Werke oftmals mit Kupferstichen bzw. Radierungen, später dann auch mit Lithographien ausgestattet waren, betraf die Zensur hier nicht nur die Literatur, sondern auch die bildende Kunst. Seit Erfindung der Lithographie kurz vor 1800 erlebte der Bereich der billig herzustellenden Erotik eine starke Expansion.

Waren im 18. Jahrhundert noch viele erotische Publikationen in Holland oder England gedruckt und von dort nach Frankreich geschmuggelt worden, erwarb sich dieses im 19. und 20. Jahrhundert einen geradezu legendären Ruf der erotischen Freizügigkeit. Zeitweise war »französisch« beinahe ein Synonym für »freizügig«.

Postkarten und Zensur

Demgegenüber sahen sich die Deutschen einer mehr als kleinkarierten Obrigkeit gegenüber. Das neue Bildmedium der Postkarte führte hierzulande zu den berüchtigten Postkartenprozessen, in denen die Gerichte die moralisch bedenkliche Wirkung erotisch gefärbter Werke der bildenden Kunst entdeckten. Diese konnte zwar jeder im Museum betrachten, auf Bildpostkarten wurde ihnen jedoch ein sittengefährdender Einfluß unterstellt.

Die Zensurbehörden sorgten sich um die Wirkung bei unterschied-

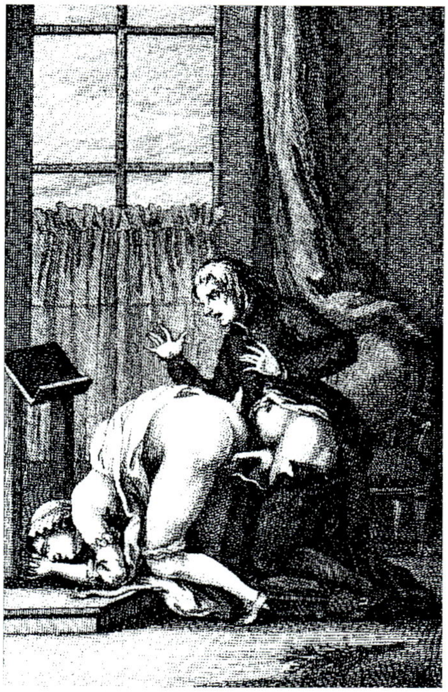

Illustration zu einer Ausgabe des berühmt-berüchtigten Romans »Thérèse Philosophe« von 1785, die François Rolland Elluin nach den Entwürfen von Antoine Borel radierte.

lichen Bevölkerungsgruppen. Dabei wurde einem gebildeten Sammler- und Kennerkreis eine wesentlich größere Freizügigkeit zugebilligt als dem einfachen Volk, das man als nicht gefestigt genug für den Anblick von Tizian-, Giorgione- oder Rubens-Postkarten hielt (siehe das Postkarten-Buch von Dieter Weidmann).

Inzwischen hat sich der Kampfplatz der Zensur weitgehend auf die Bereiche Film und Fernsehen verlagert, deren Erregungspotential die Printmedien vielfach als geradezu lächerlich harmlos erscheinen läßt.

Fazit: Auch früher konnte man sich erotische Darstellungen bzw. Darbietungen verschaffen. Allerdings nur, wenn man der entsprechenden Gesellschaftsschicht angehörte und über die nötigen finanziellen Mittel verfügte. Heute ist all dies auch für den Normalbürger erschwinglich.

Feigenblätter und »Höschen«

Den berühmtesten Fall einer nachträglichen Veränderung eines Kunstwerks aus Gründen der Schicklichkeit bietet Michelangelos monumentales Fresko des Jüngsten Gerichts an der Stirnwand der Sixtinischen Kapelle. Es kam in diesem Zusammenhang zu größeren Turbulenzen und Aufregungen, in die sich auch Pietro Aretino – selbst Schriftsteller gewagter Sonette und eine Art damaliger Skandalreporter – heuchlerisch einschaltete.

Schließlich wurde der tüchtige Maler und ehemalige Schüler Michelangelos, Daniele da Volterra, beauftragt, die ursprünglich völlig nackt gemalten Figuren des Meisters mittels Lendentüchern zu entschärfen. Daniele da Volterra hatte damit bei den spottlustigen Römern seinen Spitznamen weg und ist noch heute als »Höschenmaler« bekannt. (Bei der jüngsten Reinigung der Fresken in der Sixtinischen Kapelle wurden die Lendentücher übrigens belassen.)

Diese Art der moralischen Nachbesserung eines Kunstwerks war durchaus allgemeiner Brauch. So verbreiterte man an Dürers vielleicht erotischstem Gemälde, der »Lukretia« in der Alten Pinakothek in München, hundert Jahre später das ursprünglich sehr schmale Lendentuch. Da die in Ölfarbe ausgeführte Retusche vergilbte, ist heute die Anstückung für den aufmerksamen Betrachter deutlich zu erkennen.

Eine eigene Methode bürgerte sich in der Graphik ein. Für ausgewählte Sammler wurde bei erotischen Darstellungen ein Zustand »vor der Bedeckung« in wenigen Exemplaren gedruckt und zu hohen Preisen verkauft, bevor für den breiten Markt entsprechende Draperien usw. hinzugefügt wurden.

In der Skulptur war es lange Zeit üblich, Aktfiguren Feigenblätter aus Gips zu verpassen. Im Vatikanischen

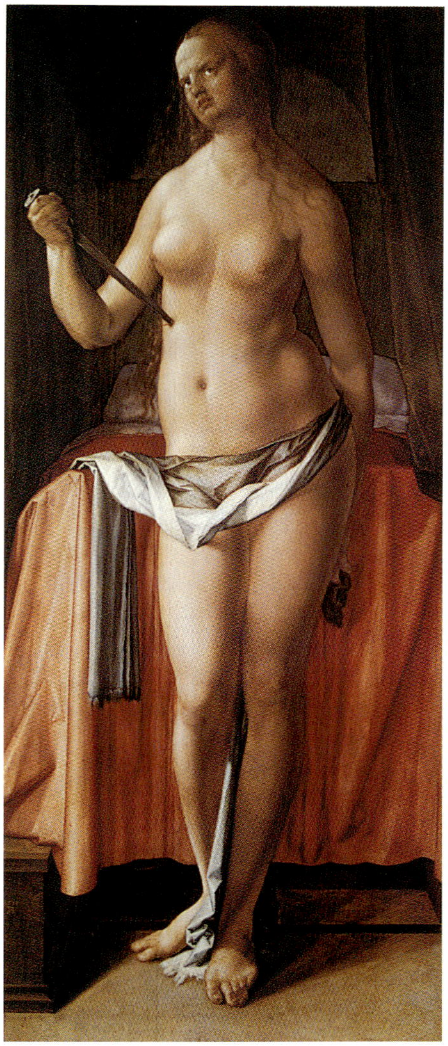

Albrecht Dürer (1471–1528), »Der Selbstmord der Lukretia«, 1518. Deutlich ist beim Lendentuch die später vergilbte Verbreiterung nach oben zu sehen, die die erotische Wirkung des Bildes wesentlich entschärft.

Museum ist dies noch immer Usus, und ein Raum mit besonders freizügigen Darstellungen bleibt überhaupt für das breite Publikum unzugänglich.

Als Zensurbalken werden im Druckgewerbe meist schwarze Rechtecke über die beanstandeten Bereiche gelegt. Noch heutzutage sind beispielsweise in Japan ganze Heerscharen von »Retuscheuren« damit be-

Das delikate Haar-Problem

Kopfhaare als Bestandteil des modischen Äußeren werden gestutzt, gestylt, gelockt und gefärbt. Dafür gibt es eigene Berufs- und ganze Industriezweige. Aber wie steht es mit den Haaren am Körper? Solange sie nicht öffentlich sichtbar sind, bleiben sie sozusagen Privatsache.

Bei Frauen gilt das Problem der Körperbehaarung als ausgesprochen delikat. Als Helmut Newton in den 70er Jahren Fotos der Faßbinder-Schauspielerin Hanna Schygulla in der Redaktion der amerikanischen »Vogue« ablieferte, war man dort schockiert. Der Grund: Auf den Fotos waren deutlich Achselhaare zu sehen. Die Fotos blieben unveröffentlicht, denn in den USA gelten Achselhaare bei Frauen als absolut indiskutabel, genauso wie behaarte Beine oder eine unrasierte »Bikinizone«.

Bei der erotischen Darstellung von Frauen stellt sich nun immer die Frage: Schamhaar ja oder nein? Die Frage ist komplex und wurde und wird immer wieder anders beantwortet. So galt es zeitweise als typisch für Prostituierte, daß sie ihr Schamhaar rasierten, offensichtlich auf Wunsch der Kunden. Auch gibt es Liebhaber von jungen Mädchen noch ohne Schamhaar, das ja ein Zeichen der Geschlechtsreife darstellt.

Umgekehrt gibt es einen Darstellungskanon, nach dem das Schamhaar als häßlich und daher zu vermeiden gilt. Klassische Statuen mit Schamhaar sind nicht üblich.

Demgegenüber sind aber bei rasierten Schamhaaren die Geschlechtsteile deutlicher zu sehen, was wiederum moralische Probleme bereitet.

Durch diese ambivalente Haltung wurde das weibliche Schamhaar ein ausgesprochener »Retuschierartikel«. Manchmal sieht man tatsächlich Abbildungen, bei denen das Schamhaar zuerst wegretuschiert und später wieder hinzugemalt wurde.

Schamhaarlos präsentiert sich Jan Massys' (1509–1575) kesse Flora, die als Vorläuferin des modernen Pin-up-Girls aufzufassen ist.

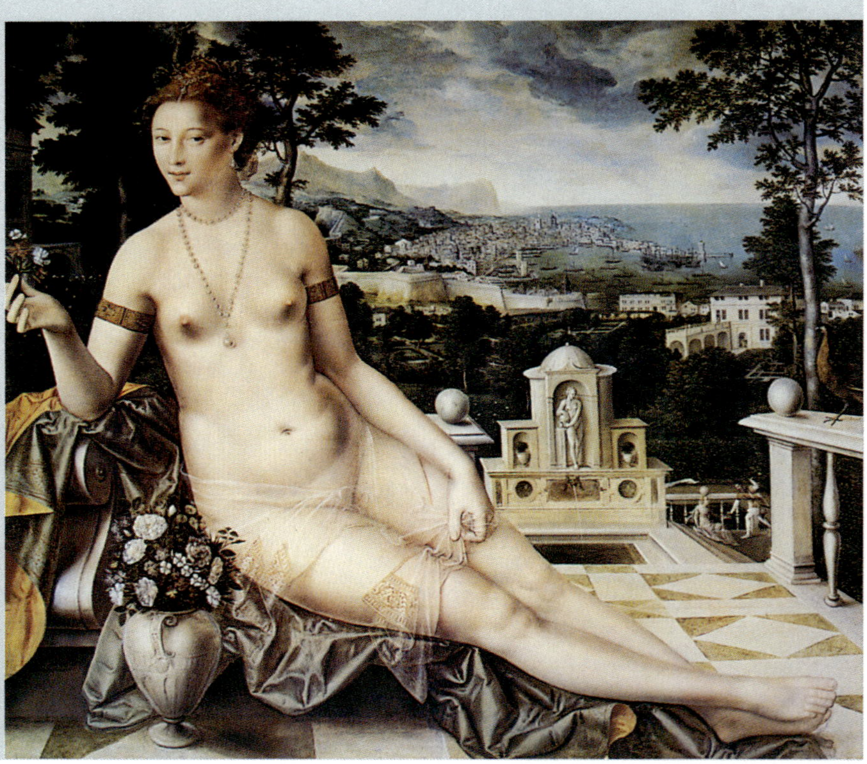

schäftigt, die jeweils neueste Ausgabe des amerikanischen »Playboy« oder ähnlicher Magazine vor der Auslieferung an den Zeitschriftenhandel mit den notwendigen Zensurbalken zu versehen.

Etwas weniger auffällig sind spezifische Retuschen in fotografischen Magazinen. Sie werden in den unterschiedlichen Ländern verschieden gehandhabt. So sind Fotos, die in den USA unretuschiert abgedruckt werden, hierzulande immer noch oft mit »unauffälligen« Pünktchen usw. an den entscheidenden Stellen entschärft. Für die Sammler ist dergleichen natürlich ein Graus und die »bedeckte« Fassung ist nur einen Bruchteil der originalen wert, wenn überhaupt etwas.

Erotik und Kirche

Die katholische Kirche gilt gemeinhin als sex- und erotikfeindlich. Doch stellt diese Ansicht eine nicht ganz zulässige Verallgemeinerung dar. So stand der Zölibat viele Jahrhunderte lang zwar auf dem Papier, wurde aber in der Realität nicht unbedingt praktiziert. Vielmehr galten die Mönche als besonders potent und Kleriker als ideale Geliebte (weil sie schweigen mußten). Die lockeren Sitten des Klerus in Rom und anderswo waren sprichwörtlich und zu einem nicht unerheblichen Teil Anlaß für die Reformation.

Michelangelo dekorierte die Peterskirche – immerhin die Kirche des Papstes! – mit nackten Jünglingsgestalten, die nicht nur Frauen begeistern. Ein von Raffael freskierter Baderaum im Vatikan gilt als so gewagt, daß er seit langem nicht mehr zugänglich ist.

Wenn man sich auch im tridentinischen Konzil (1545–1563) von der Reformation durchaus beeindruckt und beeinflußt zeigte, ging man im Zeitalter des Barock zum Gegenangriff über: Darstellende Kunst und sinnliches Erleben wurden nun als Propagandainstrument eingesetzt.

Mitunter waren die Darstellungen nicht nur freizügig, sondern geradezu frivol. Bernini schuf für die Kirche Santa Susanna in Rom eine berühmte Skulpturengruppe der »Verzückung der hl. Teresa«, bei der ein sinnlich lächelnder Engel der Heiligen einen Pfeil in den orgasmisch zuckenden Leib stößt. Schon damaligen Betrachtern kamen beim Anblick der Heiligen eher irdische als überirdische Freuden in den Sinn.

Rubens geriet die Auferstehung des Fleisches in seinem »Jüngsten Gericht« für die Jesuitenkirche in Neuburg an der Donau so aufreizend, daß es den Gläubigen und Mönchen schließlich zuviel und die Überführung des Bildes in den kurfürstlichen Besitz verfügt wurde. Heute stellt es das formatmäßig größte Prunkstück der Alten Pinakothek in München dar, für deren Bau Leo von Klenze die gigantischen Maße des Bildes zum Ausgangspunkt nahm.

Während norddeutsche Kirchen nach der Reformation zu kahlen Betsälen umfunktioniert wurden, verwandelten sich süddeutsche Wallfahrtskirchen im Rokoko zu panerotischen Prunkräumen, in denen es von nackten Eroten und ekstatischen Jungfrauen nur so wimmelt. J. A. Feichtmayrs berühmter» Honigschlecker« in der Wallfahrtskirche Birnau am Bodensee ist im Grunde – abgesehen von der offiziellen Ikonographie (Bernhard von Clairvaux) – eine Amorfigur, die auf die Symbolwelt der süßen Liebe (die mitunter von Bienenstichen vergällt wird) Bezug nimmt.

Neben dem erotischen Liebreiz der Jungfrau Maria waren es besonders der schöne Jüngling Sebastian und vor allem die büßende Sünderin Maria Magdalena – nicht selten nackt dargestellt –, die es den Malern immer wieder angetan hatten. Der italienische Barockmaler Furini spezialisierte sich regelrecht auf diesen erotischen Leckerbissen (Abb. Nr. 21).

Verluste erotischer Kunst

Kaum eine Gattung der Bildenden Kunst muß einen so hohen Schwund verzeichnen wie gerade die erotische. So sind explizit pornographische Werke aus der Zeit vor 1700 in der abendländischen Kunst ausgesprochen selten. Dabei stellt sich die Frage, ob es sie nie gegeben hat, oder ob sie einfach keine Chance hatten, die Zeiten zu überdauern.

Zu den unzähligen Fällen, bei denen Kunstwerke versehentlich bzw. bei Katastrophen zerstört wurden, wie etwa beim Brand der Tuilerien 1871, als Bouchers pornographischer Bilderzyklus in Flammen aufging, gesellen sich solche, bei denen die erotischen Kunstwerke vorsätzlich und mit Bedacht der Vernichtung anheim gegeben und damit der Nachwelt für immer entzogen wurden.

Ein berühmter Fall der Einäscherung von Kunst fand im Florenz des Jahres 1494 statt, wo der fanatische Dominikanermönch Savonarola von den Bürgern der Stadt einen »Scheiterhaufen der Eitelkeit« errichten ließ, zu dem auch der Maler Botticelli eine ganze Reihe seiner Gemälde besteuerte. Er war zu dieser Zeit durch Darstellungen der unbekleideten Venus, von denen heute eine zu den Hauptattraktionen der Uffizien gehört, berühmt geworden. Im weiteren Verlauf seines Lebens schuf der bekehrte Maler nur noch dogmatisch-religiöse Werke, die nicht zu seinen Spitzenleistungen zählen. Zum Glück für die Kunst landete der eifernde Mönch vier Jahre später selbst dort, wohin er so viele Kunstschätze befördert hatte.

Auch Königin Anna von Frankreich (Regentin 1643 – 1651) ließ jene obszönen Gemälde des 16. Jahrhunderts, welche die Säle von Schloß Fontainebleau geschmückt hatten, verbrennen. Eine berühmte Leda-Darstellung Leonardo da Vincis wurde im 18. Jahrhundert von einem französischen Minister verbrannt. Und mancher Künstler wurde im Angesicht des Todes fromm und ließ seine Jugendsünden vernichten.

Angesichts dieser vielen Verbrennungen und Zerstörungen von erotischer Kunst ist es fast ein Wunder, daß überhaupt das eine oder andere Werk die Zeiten überdauert hat. Auf einen doch beträchtlichen einstmaligen Bestand läßt sich schließen.

Symptomatisch für den Schwund erotischer Kunst ist die Tatsache, daß sich die Inkunabel der abendländischen Pornographie, der manieristische Graphikzyklus »Die Liebe der Götter« von Marcanton Raimondi nach Zeichnungen des Raffaelschülers Giulio Romano, heute nur noch in Kopien und Varianten, aber in keinem einzigen erhaltenen originalen Exemplar mehr nachweisen läßt. Dies ist um so bemerkenswerter, als sich ansonsten von allen Graphiken der Zeit mindestens ein Blatt, wenn nicht gar eine größere Anzahl erhalten hat. Ein Exemplar der »Sonetti« Aretinos mit den Graphiken Raimondis, das sich in der Dresdner Bibliothek befand, wurde noch 1781 offiziell verbrannt.

Andere berühmte Kunstwerke mit erotischem Einschlag entgingen nur durch Glück der drohenden Vernichtung. Im Falle von Michelangelos Jüngstem Gericht verhinderte der rechtzeitige Tod eines frömmelnden Papstes die drohende Katastrophe, da sich sein Nachfolger glücklicherweise mit dem Anbringen von Lendentüchern zufriedengab.

Oft ereilt die erotische Kunst ihr Schicksal nach dem Tod ihres Besitzers. So wollte Helene Fourment nach dem Tod ihres Gatten Rubens das kesse, sie selbst nur notdürftig bekleidet darstellende Gemälde mit dem bezeichnenden Titel »Das Pelzchen« – heute stolzer Besitz des Kunsthistorischen Museums in Wien – verbrennen. Glücklicherweise konnte sie daran gehindert werden. Später gelangte das Werk zusammen mit anderen in den Besitz der spanischen Krone, wo es einflußreiche Beichtväter wiederum vernichten lassen wollten. Nur das beherzte Eintreten des klassizistischen Malers A. R. Mengs verhinderte dies.

Oft aber gelingt den Erben die Vernichtung, sei es aus Vorsatz, sei es auch nur aus Unkenntnis und Gedankenlosigkeit. Und auch heute ist es für viele Sammler ein regelrechtes Trauma, daß sie immer wieder zu spät kommen.

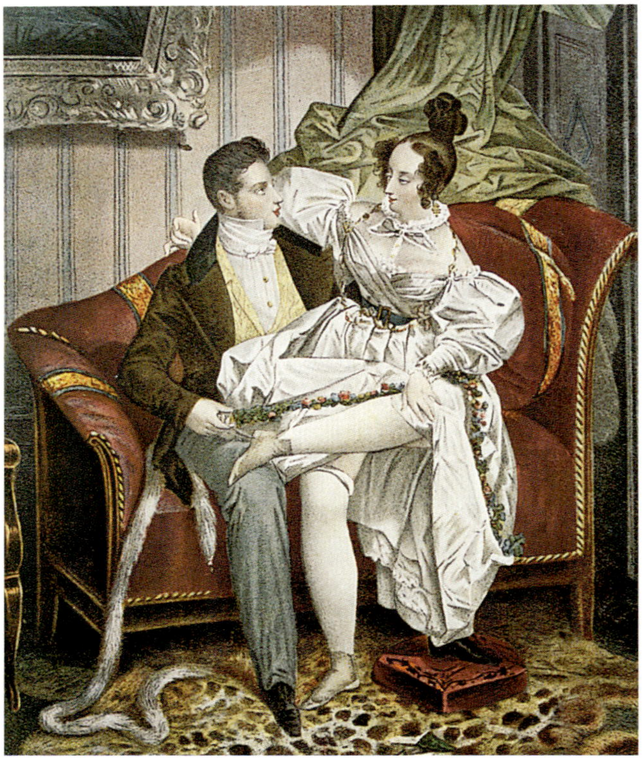

Die prachtvolle Lithographie des souveränen Könners N. Maurin aus dem Jahre 1832 (oben) zeichnet sich durch ihre feine Durcharbeitung aus. Dagegen ist die pornographische Fassung unten stark vereinfacht (siehe auch Abb. Nr. 56).

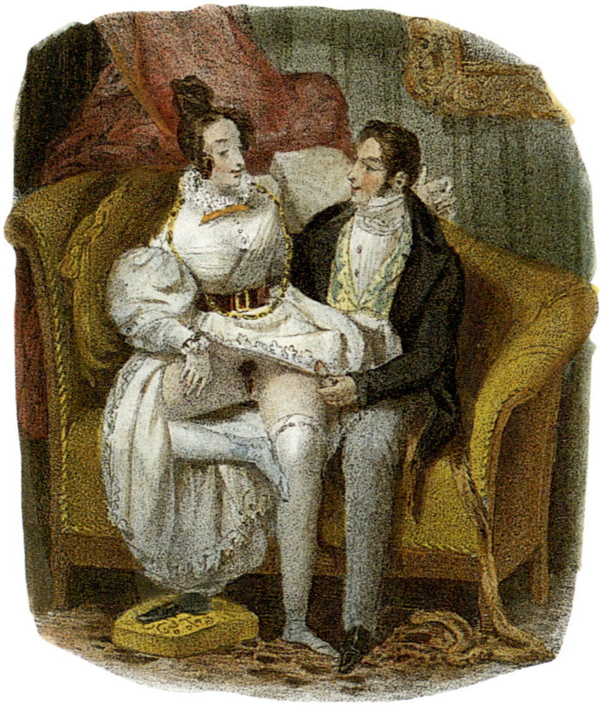

Kopien und Varianten

Von der Gesellschaft als obszön erachtete Kunst steht außerhalb der Gesetze und ist deshalb sozusagen vogelfrei. Verständlicherweise sind die Anträge auf das Privileg, eine Vorform unseres heutigen Copyright, bei freizügigen Darstellungen meist unterblieben.

Da erotische Druckerzeugnisse ein Mangelprodukt darstellten, erhofften sich auch weniger erfolgreiche Künstler ein gutes Geschäft. Wegen der begrenzten künstlerischen Fähigkeiten wurde abgekupfert (der Begriff meint wortwörtlich das Kopieren in Kupferstich) und kopiert, was das Zeug hielt. Die gewagte »Liebe der Götter« des Giulio Romano kennen wir heute lediglich aufgrund solcher Kopien aus verschiedenen Jahrhunderten.

Ein regelrechter Industriezweig waren in der Graphik des 16. bis 19. Jahrhunderts die Reproduktionen nach Gemälden bzw. Zeichnungen, die für führende Künstler wie Spranger oder Boucher eine wichtige Einnahmequelle darstellten. Doch auch umgekehrt funktionierte der Ideentransfer: Maler kopierten Graphiken, wobei sie je nach Umständen den Hintergrund veränderten, Figuren wegließen oder hinzufügten (siehe Abb. Nr. 26).

Das wiederholte Kopieren hat sich vor allem bei pornographischen Postkarten bzw. Fotografien fortgesetzt, die immer wieder abfotografiert wurden, wodurch die Qualität von Mal und Mal schlechter wurde.

Das müssen Sammler wissen

Der Umgang mit Ihrer Sammlung

Angesichts der Vielfalt der Materialien, aus denen Erotica gefertigt wurden, kann hier natürlich nicht auf jedes Einzelstück eingegangen werden. Trotzdem gibt es häufiger vorkommende Werkstoffe und Bildträger, für deren Umgang gewisse Regeln gelten.

Da seit einiger Zeit die Wertschätzung möglichst originaler und authentisch erhaltener Sammelobjekte steigt, sollten Sie bei allem, was Restaurieren und »Verschönern« betrifft, eher zurückhaltend sein. Generell müssen alle Schäden beseitigt werden, die den weiteren Verschleiß des Objektes fördern. Ansonsten ist für den Werterhalt vor allem der sachgemäße und schonende Umgang mit Ihren Sammelobjekten ausschlaggebend.

Zusätzlich zu den folgenden Informationen finden Sie noch Tips in den jeweiligen Einleitungstexten des Katalogteils sowie im Interview S. 29 ff.

Wichtig ist in den meisten Fällen Schutz vor:

- Schmutz
- Sonne (überhaupt zuviel Licht)
- allzugroßer Wärme
- Trockenheit
- Feuchtigkeit und Nässe
- Zerkratzen
- Diebstahl

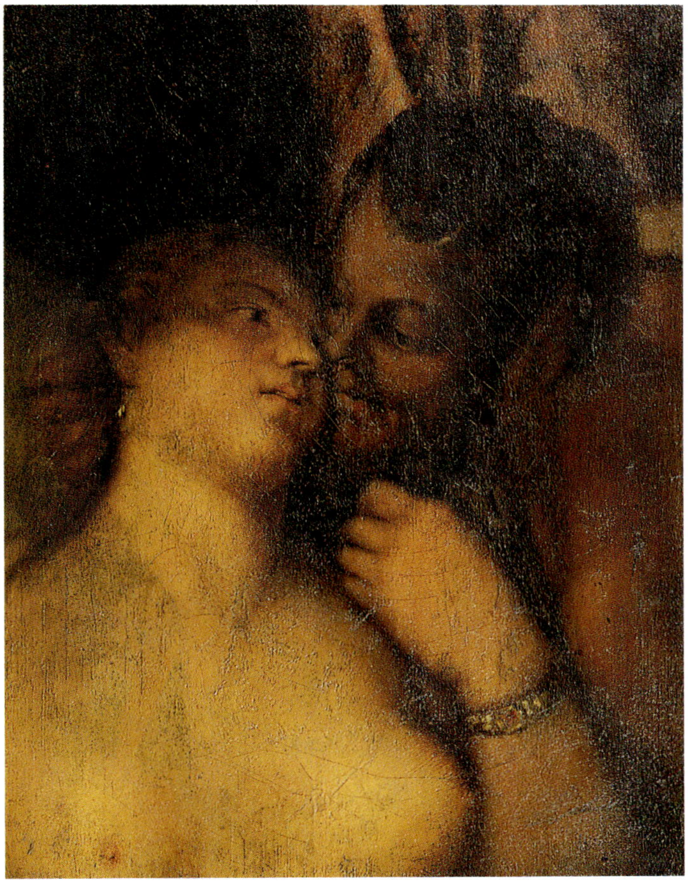

»Venus und Mars«, um 1600, nach Bartholomäus Spranger. Die Maloberfläche des Gemäldes weist neben starken Sprüngen auch sonstige Beschädigungen auf.

Gemälde

Ähnlich wie Graphiken u. a. sollten auch Gemälde möglichst nicht direkter Sonnenbestrahlung ausgesetzt sein, außerdem nicht in zu feuchter, aber auch nicht zu trockener Luft (sehr problematisch ist Heizungsluft) aufbewahrt werden. Wischen Sie Gemälde niemals feucht ab und achten Sie beim Abstauben darauf, die gegebenenfalls rauhe Oberfläche der Malschicht nicht zu beschädigen. Hüten Sie sich vor Reinigungsversuchen mit vermeintlichen alten Hausmitteln wie etwa Zwiebelsaft!

Seitdem Zentralheizungen üblich geworden sind, leiden fast alle Kunstwerke und Antiquitäten unter zu geringer Luftfeuchtigkeit. Abhilfe kann hier ein Luftbefeuchter schaffen. Auch das wechselhafte Klima eines Wohnzimmers, das meist stark geheizt und dann wieder heftig gelüftet wird, ist nicht unbedingt der ideale Aufbewahrungsort für empfindliche Kunstgegenstände. Wesentlich geeigneter wegen meist konstanterer Raumtemperatur ist da eher das Schlafzimmer, das ja überhaupt einen angemessenen Ort für Erotica darstellt...

Objekte aus Papier: Graphiken, Postkarten, Zeitschriften und Bücher

Werden Arbeiten auf Papier hellem Tageslicht oder gar direkter Sonneneinstrahlung ausgesetzt, besteht die Gefahr, daß das Papier vergilbt oder sogar brüchig wird und die Farben verblassen. Wer seine Schätze aufhängen will, sollte daher einen lichtgeschützten Platz wählen und die Exponate in Wechselrahmen ab und zu auswechseln. Inzwischen gibt es auch UV-Strahlen abweisende Verglasungen.

Stockflecken entstehen durch zu hohe Feuchtigkeit. Sie lassen sich mit Chloramin wegbleichen, eine Aufgabe, die Sie jedoch einem erfahrenen Restaurator überlassen sollten. Dieser ist auch dazu in der Lage, stark beschädigte Graphiken wieder »zum Leben zu erwecken«.

Manche Flecken lassen sich mit einem sehr weichen, weißen Radiergummi vorsichtig entfernen.

Wie oben schon erwähnt, stellen zentralgeheizte Räume ein Problem dar. Graphiken, Zeitschriften usw. lassen sie zum Teil so austrocknen, daß das Papier spröde wird. Vor allem holzhaltige Papiersorten sind davon betroffen. Ein Papierrestaurator kann jedoch auch hier Abhilfe schaffen, z.B. indem er einen »feuchtigkeitsspendenden« Zellulosebrei auf der Rückseite der Graphik aufträgt.

Wenn Sie Graphiken auf einen Karton aufziehen oder in ein Passepartout kleben, sollten Sie das Papier nur an den beiden oberen Ecken von hinten mit einem kleinen Stück säurefreiem Klebestreifen befestigen (niemals Tesafilm verwenden, der nach kurzer Zeit häßliche braune Flecken auf dem Papier hinterläßt!). Wird eine Graphik flächig auf eine Unterlage geklebt, kann sich das Papier in seiner Ausdehnung nicht mehr an die wechselnde Luftfeuchtigkeit anpassen und wellig werden oder Falten werfen.

Am besten werden Objekte aus Papier in Mappen aufbewahrt, flach in Schubladen – ideal ist natürlich ein Graphikschrank! – liegend.

Ihre Sammlung sollten Sie regelmäßig »lüften« und darauf achten, daß keine Stockflecken oder Schimmelbildung auftreten.

Aus Zeitschriften sollten sie keine Seiten reißen, wenn Sie sich deren Marktwert erhalten wollen. Das Gleiche gilt natürlich für Bücher. Gerade Erotiksammler sind extrem allergisch gegen fehlende Seiten.

Für Postkarten gibt es spezielle Plastikhüllen. Eine richtige Sammlung kann in eigenen Ordnern mit speziell im Fachhandel bereitgehaltenen Klarsichthüllen in verschiedenen Größen aufbewahrt werden.

Wichtig: Achten Sie grundsätzlich darauf, daß sämtliche Hüllen, Folien usw., die Sie verwenden, weichmacherfrei sind. Andernfalls kann es aufgrund unliebsamer chemischer Reaktionen zum Verkleben oder sogar Auflösen der Oberfläche, Ablösen der Farbe usw. kommen.

Für Passepartouts sollten Sie säurefreie, sogenannte Museumskartons verwenden.

Übrigens bestehen natürlich auch die beliebten Pappmaché-Dosen überwiegend aus Papier.

Daher gelten für sie die gleichen Regeln wie für Papierarbeiten, vor allem bezüglich zu trockener Heizungsluft.

Hier ein Vorschlag für eine Katalogisierung:

Objekt/Titel ____________________

Herstellungsort ____________________

Datierung/zeitliche Einordnung ____________________

Künstler/Werkstatt ____________________

Marke/Signatur ____________________

Material ____________________

Maße ____________________

Beschädigungen/Besonderheiten ____________________

Kaufdatum ____________________

Kaufort ____________________

Kaufpreis ____________________

Etwaige Vorbesitzer ____________________

Historische Bedeutung ____________________

Hinweis auf entsprechende Stücke in Museen ____________________

Literaturhinweise ____________________

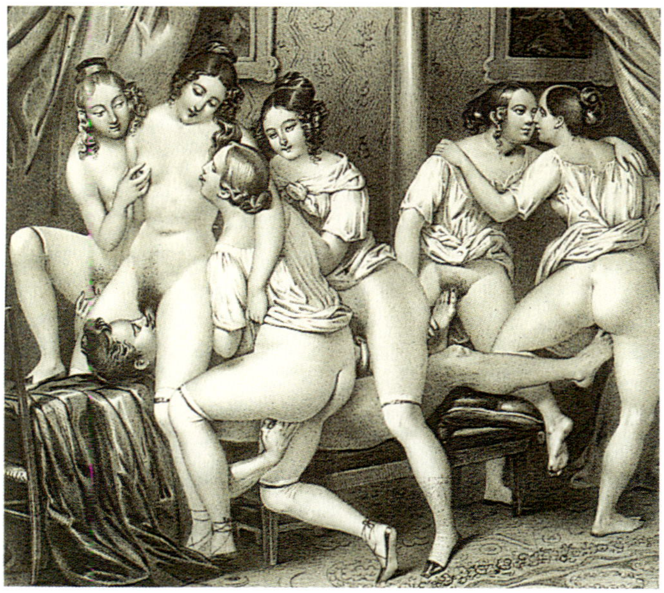

Arbeiten auf Papier sind besonders lichtempfindlich. Ausschnitt aus einer Lithographiefolge von Achille Devéria (1800–1857), um 1830, siehe auch Abb. Nr. 50.

Die katalogisierte Sammlung

Wer eine größere Sammlung zusammenträgt, sollte seine Stücke katalogisieren. Auch im Falle eines Diebstahls ist es nützlich, alle nötigen Daten bei der Hand zu haben.

Legen Sie sich eine Kartei an: entweder traditionell auf Karteikarten, einem Blatt Papier im Ordner oder zeitgemäß mit Hilfe eines Computers.

Die Daten, die Sie aufnehmen sollten, gliedern sich in drei Gruppen: Erstens Daten, die den Erwerb betreffen, zweitens eine Beschreibung des Objekts und drittens historische Daten und Bemerkungen zur Bedeutung Ihres Stückes. Auch Fotografien Ihrer Objekte können sich unter Umständen als nützlich erweisen, auch im Falle eines Diebstahls. Notieren und fotografieren Sie vor allem alle Besonderheiten und charakteristischen Merkmale Ihrer Objekte!

Um eine solche Karteikarte richtig ausfüllen zu können, müssen Sie sich sehr genau mit Ihrem Sammelobjekt befassen. Sie werden erstaunt sein, was Sie dabei alles entdecken und wieviel Wissenswertes Sie noch erfahren können.

Original, Fälschung, Verfälschung und Reproduktion

Generell sollten Sie beim Sammelbereich Erotica ganz besonders auf der Hut vor Fälschungen und Verfälschungen sein. Da hier viele Käufer und Liebhaber ihr Augenmerk mehr auf die erotische Darstellung legen als auf die Authentizität und kulturgeschichtliche Bedeutung des Objekts, wird viel manipuliert, verfälscht und reproduziert. Und oft ist es sogar so, daß neu gemachte Erotica auf den ersten Blick attraktiver wirken als die originalen Stücke. Das hängt damit zusammen, daß zum einen vor allem solche Objektarten gefälscht oder reproduziert werden, die bei den Sammlern gut ankommen, zum anderen, daß besonderer Wert auf die erotische Ausstrahlung gelegt wird. Außerdem wird häufig gebietübergreifend gesammelt, d. h. in ein und derselben Sammlung befinden sich Graphiken, Postkarten, Nippesfiguren und Asiatica. Und kaum ein Sammler besitzt das Fachwissen, um in all diesen Gebieten firm zu sein.

Grundsätzlich ist nichts dagegen einzuwenden, nicht authentische Stücke in eine Sammlung mit aufzunehmen, wenn sie gut gemacht sind und »auf der erotischen Schiene« funktionieren. Nur sollten Sie für Fälschungen oder neue Reproduktionen keine überhöhten Preise – also Preise für authentische Objekte – bezahlen. Denn über eines müssen Sie sich im klaren sein: Solche Objekte besitzen kaum einen Wiederverkaufswert.

Die häufigsten Methoden der Fälschung und Verfälschung:

1. Ein »harmloses« Objekt wird »umgebastelt« und mit einer erotischen Darstellung versehen. Beispiel: In den Deckel einer alten Dose wird ein ebenfalls alter erotischer Stich geklebt. Oder eine normale Taschenuhr erhält nachträglich einen erotischen Automaten. Oder ein japanisches Inrô wird nachträglich mit einer erotischen Darstellung versehen.
2. Für minderwertige Objekte – qualitativ schlechte Graphiken, ungeschickt gemalte Miniaturen – oder neu produzierte reine Kitschobjekte wird wegen ihres erotischen Sujets ein unangemessen hoher Preis verlangt.
3. Bekannte und beliebte – oft auch außereuropäische – Objekte werden komplett gefälscht oder ganz offiziell reproduziert. Typische Beispiele: Wiener Bronzen, kleine Plastiken generell, Doctor's Ladies, Snuff bottles, Netsuke.

Die fein gearbeiteten erotischen japanischen Elfenbeinfigürchen sind bei Sammlern sehr beliebt. Ihr Alter ist häufig schwer bestimmbar.

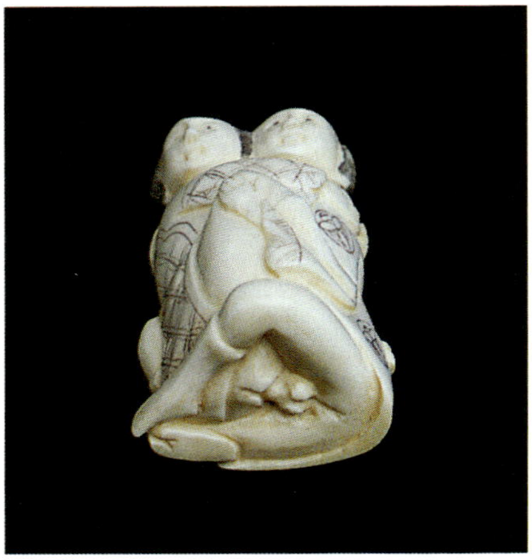

Verfälschungen

Häufiger als tatsächlich gefälscht, werden Kunstobjekte in Erotica »umgemodelt« (siehe Punkt 1 im blauen Kasten). Wie bei allen Antiquitäten und Kunstobjekten sind jedoch für die Preisbewertung Kriterien wie Authentizität, Erhaltungszustand und Alter entscheidend.

Fehldatierungen

Ein generelles Problem bei Kunst und Antiquitäten – nicht nur bei Erotica – sind Fehldatierungen: Meist wird ein Objekt in eine frühere Zeit datiert, um den Preis hochzutreiben. Eine erotische Miniatur im Rokokostil vom Ende des 19. Jahrhunderts wird dann gern als Original des 18. Jahrhunderts deklariert. Damit ist das Objekt keine Fälschung, aber eben doch nicht soviel wert, wie dafür meist verlangt wird. Und beim Wiederverkauf wird sich häufig die Wahrheit offenbaren.

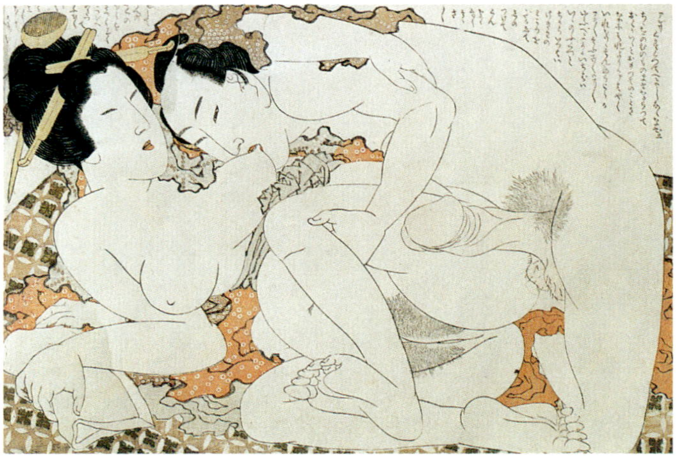

Shunga von Katsushika Hokusai (1760–1849), aus der Holzschnittfolge »Die Adonis-Pflanze«, Japan, um 1820 (siehe auch Abb. Nr. 197).

Expertisen

Wegen des begreiflichen Wunsches vieler Käufer eines Kunstwerks nach verbriefter Sicherheit hat sich vor allem bei Gemälden und Graphiken ein Expertisenwesen oder, wie manche sagen, -unwesen etabliert.

Dabei kam und kommt es jedoch immer wieder mit sogenannten Gefälligkeitsexpertisen zu unsauberen Machenschaften. Wenn durch das Urteil einer Person der Wert eines Werkes um das Zehn- oder vielleicht sogar Hundertfache gesteigert werden kann, liegt auf den Schultern des jeweiligen Experten eine schwere Verantwortung, der leider nicht alle gerecht werden.

Neben regelrechten Betrügereien, bei denen offensichtlich falsche Gutachten abgegeben werden, gibt es auch Gutachter, die sich mit Expertisen ein leichtes, häufig vom Verkaufswert des Kunstwerks prozentual abhängiges Geld verdienen, indem sie einfach aus der entsprechenden Literatur ein paar Sätze zusammenschreiben.

Bei Expertisen ist es leider so wie bei den Kunstwerken: Sie können in der Qualität sehr unterschiedlich ausfallen. Ist der Experte vom Händler wirtschaftlich abhängig oder wird das Honarar nach geschätztem Wert berechnet, ist der Antrieb, vor schwacher Qualität zu warnen, nicht sehr groß.

Grundsätzlich macht sich ein Gutachter schadensersatzpflichtig, wenn er nachweislich oder fahrlässig eine falsche Expertise abgibt. Aber wer kann ihm die böswillige Absicht nachweisen? Fahrlässigkeit liegt allerdings klar dann vor, wenn der Gutachter das Original nicht kennt, nur nach Fotos urteilt und die eventuell vorhandene Fachliteratur nicht oder nur ungenügend heranzieht.

Relativ zuverlässig sind die öffentlich bestellten und vereidigten Sachverständigen. Bei ihnen kann man annehmen, daß sie nach bestem Wissen und Gewissen urteilen.

Fazit: Gehen Sie davon aus, daß eine Expertise nur als juristisch unverbindliche Meinung desjenigen betrachtet wird, der die Expertise erstellt. Hüten Sie sich also davor, Expertisen überzubewerten!

Juristische Fragen, Indizierung

Obwohl wir heute in einer bezüglich der Sexualität nicht mehr so bevormundenden Welt leben wie noch vor wenigen Jahrzehnten, sind die einschlägigen Gesetze noch immer erstaunlich sexualfeindlich.

Grundsätzlich gilt: »Ein Medium ist pornographisch, wenn sexuelle Vorgänge unter Auslassung sonstiger menschlicher Bezüge in grob aufdringlicher Weise in den Vordergrund gerückt werden und wenn die objektive Gesamttendenz ausschließlich oder überwiegend auf die Aufreizung des Sexualtriebes abzielt.«

(Alle Zitate in diesem Kapitel aus der aktuellen Broschüre der Bundesprüfstelle für jugendgefährdende Schriften.)

Aufgabe der Bundesprüfstelle ist der Kinder- und Jugendschutz, u. a. vor pornographischen Werken. Jugendgefährdende Werke dürfen daher sozusagen nur »unter dem Ladentisch« und nicht an Minderjährige verkauft werden.

Ausnahme: »Medien, die Pornographie im Zusammenhang mit Gewalt, Tieren oder Kindern schildern, sind gemäß § 184 Abs. 3 des StGB nicht nur jugendgefährdend, sondern sozialschädlich. Ihre Abgabe ist daher nicht nur an Minderjährige, sondern auch an Erwachsene unter Strafandrohung verboten.«

Der Sonderstatus der Kunst

Zur Kunst hat das Bundesverfassungericht mit Entscheidung vom 27. 11. 1990 eine grundlegende Feststellung getroffen:

»Kunst ist Ergebnis freier schöpferischer Gestaltung, in der Eindrücke, Erfahrungen und Phantasien des Künstlers zur unmittelbaren Anschauung gebracht werden. Dies ist unmittelbarer Ausdruck der individuellen Persönlichkeit des Künstlers. Die Kunstfreiheit umfaßt auch die Wahl eines jugendgefährdenden, z. B. Gewalt und Sexualität aufgreifenden, Inhalts sowie dessen Verarbeitung, nach der von dem Künstler selbst gewählten Darstellungsart.«

Wichtig für Sammler

Kunst ist damit frei von allen Beschränkungen. Wenn Sie sich daher eine Taschenuhr mit einem erotischem Automaten, eine pornographische Plastik oder ein erotisches Mappenwerk kaufen, müssen Sie nicht damit rechnen, daß Sie von staatlicher Seite Probleme bekommen, auch wenn es sich um ein einstmals verbotenes Werk handeln sollte.

Etwas schwieriger ist die Sache bislang noch für Sammler, die sich für neuere und nicht so etablierte Sammelgebiete interessieren, die noch nicht die Weihen einer kulturgeschichtlichen Akzeptanz genießen; diese geht meist mit einer gewissen zeitlichen Distanz einher. Wer beispielsweise Pornohefte der letzten Jahrzehnte oder entsprechende Super-8-Filme auf dem Flohmarkt anbieten möchte, kann durchaus Schwierigkeiten bekommen.

Interview mit einem Sammler

Als einer der profiliertesten Sammler erotischer Kunst, dem auch diese Publikation zahlreiche Abbildungen sowie eine Fülle an Informationen verdankt, soll hier Hans-Jürgen Döpp (im bürgerlichen Leben Lehrer für Deutsch und Geschichte in Frankfurt/Main) zu Wort kommen:

Frage: Wie und wann sind Sie zum Sammler erotischer Kunst geworden?

Hans-Jürgen Döpp (H.-J. D.): Ich sammle seit etwa 25 bis 30 Jahren. Also seit der Zeit der Studentenbewegung, in der man die Schriften von Sigmund Freud und Wilhelm Reich wieder ausgegraben hat. Es war die Zeit von Woodstock, der Hippiebewegung und der sexuellen Befreiung. Da bemerkte ich als völlig Unkundiger, aber mit einem neugierigen Auge, erotische Darstellungen. Meine erste Begegnung mit erotischer Kunst war eine afrikanische Bronze, die ich noch heute besitze. Ich entdeckte sie beim Stöbern in der Hafenstadt Göteborg. Sie faszinierte mich wegen ihrer Modernität. Sie sieht aus wie eine Skulptur von Giacometti. Es war wie eine Art Initialzündung. Plötzlich hatte die Welt eine andere Melodie, und ich entdeckte Dinge, an denen andere achtlos vorübergehen.

Frage: Wie hat sich Ihre Sammlung dann entwickelt?

H.-J. D.: Man hat ja zunächst keine Ahnung, was es da so gibt. Man sammelt einfach alles, was frei, frech und frivol ist. Und man fühlt sich zunächst auch gar nicht als Sammler. Ich hatte eine liebhaberische Neigung zu diesen Stücken. Und irgendwann hat man drei, dann hat man dreißig Stücke, und plötzlich heißt es, man ist ein Sammler.

Frage: Gibt es charakteristische Abschnitte Ihrer Sammeltätigkeit?

H.-J. D.: Das ist gewissermaßen eine Geschichte der Umschichtungen. Ich habe zunächst aus allen Kulturen – aus Japan, Europa, Peru usw. – Dinge besessen. Es ist zunächst einfach der Reiz der Vielfalt, aber auch die Unermeßlichkeit, das Nimmersatte der Sammeltätigkeit. Ich konzentrierte mich dann auf die europäische Kunst, die unserem Fühlen und Denken am nächsten ist. Sie ist aber selbst auch ein Faß ohne Boden. Man muß sich also wieder von vielem trennen. Manchmal habe ich leider die schönsten Dinge weggegeben. Aber ich besitze noch eine alte Meerschaumpfeife, von der meine Frau sagt: Wenn Du die verkaufst, dann lasse ich mich scheiden.

Es ist natürlich bedauerlich, wenn man nicht mehr die ganze Vielfalt eines Sammelgebietes vor Augen hat und vieles nicht mehr anfassen kann. Meine Sammlung ist jetzt im wörtlichen Sinne »einfältig«, also zweidimensional, geworden. Sie besteht vor allem aus Graphiken und graphischen Mappenwerken. Es kommen da auch immer wieder neue Anstöße aus dem Freundeskreis und von Sammlerkollegen. Das ist ja so etwas wie eine Freimaurerloge, die weit über die sozialen und nationalen Begrenzungen hinausgeht. Da gibt es den Freund in Paris, den Sammlerfreund in Wien oder einen Sammler in Den Haag. Es gibt ja nicht viele Sammler auf diesem Gebiet. Unter Sammler verstehe ich nicht die, die hin und wieder mal einen Schnickschnack kaufen, sondern solche, die sich eine Sache etwas kosten lassen, weil sie ihnen wirklich wichtig ist. So gesehen könnte man sagen, daß es nur fünfzehn Sammler in Europa gibt. Und die wissen natürlich voneinander. Und aus solchen Kontakten entstehen dann neue Ideen. Sammeln ist auch eine kommunikative Tätigkeit. Die Idee, eine Bibliographie der erotischen Mappenwerke des deutschsprachigen Raums zu erstellen, wie sie für den französischen Raum schon existiert, kam von einem holländischen Antiquar. Natürlich kennt man erotische Künstler wie den Bayros, den Geiger, den Fendi. Aber über zwölf Namen kommt man nicht ohne weiteres hinaus. Gut, ich habe einige hundert in meiner Sammlung vertreten und vermute, daß es die doppelte Zahl gibt. Und das ist jetzt das Reizvolle beim Sammeln: Man sucht das, von dessen Existenz man noch gar nichts weiß.

Frage: Welche Rolle spielte die Platzfrage bei dieser Umschichtung vom Dreidimensionalen zum Zweidimensionalen?

H.-J. D.: Wenn ich Keramiken sammeln würde, müßte ich eine Villa besitzen. Auch so ist mein Kleiderschrank voll mit Mappenwerken. Der äußerlichste Aspekt bei der Festlegung seiner Sammeltätigkeit ist das Platzkriterium. Vorrangig ist natürlich der finanzielle Aspekt. Wenn ich Ölbilder des 18. Jahrhunderts sammeln wollte, wäre ich pro Objekt mit einem halben Jahresgehalt dabei, das gleiche mit den kleinen Büchlein des 18. Jahrhunderts, von denen eines schon mal 10.000 oder 20.000 Mark kosten kann. Man muß also die Sammelkriterien maßgeschneidert und entsprechend seiner Möglichkeiten festlegen.

Frage: Wie grenzen Sie Ihre Sammlung thematisch ein?

H.-J. D.: Wenn jemand meine Sammlung sieht, kann er keine besondere erotische Neigung herauslesen. Ich kenne einen Sammler, der vor allem Bilder sucht, auf denen Damen ihr Hinterteil im Spiegel betrachten. Oder es gibt SM und Bondage und alle möglichen sexuellen Varianten, die ein Sammelgebiet dominieren können. Aber da verhalte ich mich doch sehr neutral. Ich sehe mich eher als den Direktor eines imaginären Museums, der ja auch nicht nach seinen persönlichen Neigungen dazukauft, sondern aufgrund sachlicher Erwägungen, etwa derart, daß man sagt, jeder Name sollte durch ein gutes Werk vertreten sein. Auf diese Weise gibt es inhaltlich eigentlich keine Begrenzung. Sie finden in meiner Sammlung Sodomitisches, Flagellationsszenen, ganz brav idyllische Szenen usw. Der Inhalt eines Blattes mag undenkbar fern von einem sein, und dennoch kann die formale Gestaltung so bestechend sein, daß man es einfach haben muß.

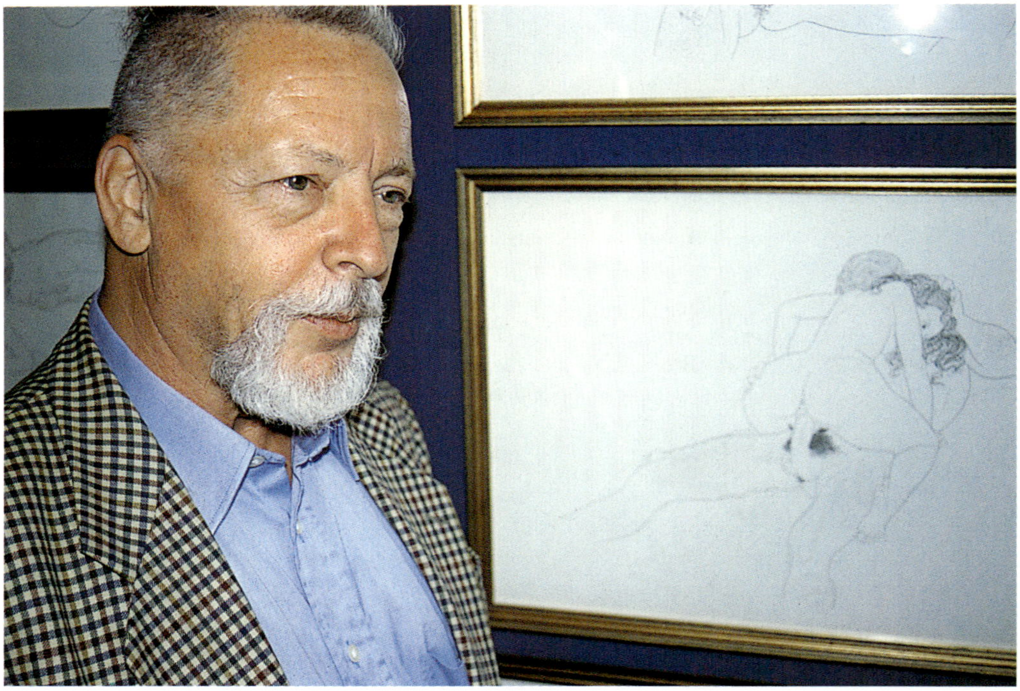

Der bekannte Erotica-Sammler Hans-Jürgen Döpp vor einer Radierung von Mario Tauzin.

Frage: Wie sehen Sie die Frage der künstlerischen Qualität? Wo hört die Erotik auf und wo fängt die Kunst an?

H.-J. D.: Wenn ich erotische Kunst sammle, muß ich die Akzente auf beide Begriffe setzen. Mein entscheidendes Kriterium ist: Ein Blatt muß »frei« sein in der Darstellung. Es sollte schon das provokant Skandalöse oder das pornographische Moment besitzen, aber zugleich auch erotische Kunst sein und dem künstlerischen Anspruch standhalten. Für mich gibt es nur die Unterscheidung zwischen Kunst und Nicht-Kunst. Man kann natürlich auch eine Sammlung aufbauen, bei der die Erotik im Vordergrund steht und z. B. das Kunsthandwerkliche aufnehmen, ein Ansatz, der auf jeden Fall seine kulturgeschichtliche Berechtigung hat. Der Begriff der Kunst ist ein stark einengendes Kriterium. Aber man wird im Laufe der Zeit – notgedrungen – immer strenger in seiner Auswahl.

Frage: Gibt es für Sie eine Grenze zwischen Kunst und Pornographie?

H.-J. D.: Bei der Fotografie – z. B. der Bondage-Fotografie – wird unter Umständen ein realer Mensch mißhandelt. In der Graphik wird allenfalls ein Bleistift mißhandelt. Ein unbescholtenes Blatt Papier wird »geschändet« ... Man sollte sich endlich dazu durchringen, den Begriff Pornographie positiv zu betrachten, wie es ja schon die alten Griechen taten. Das war ja nichts anderes als eine sachliche Beschreibung: die »porne« ist die Hure, »graphein« das Schreiben. Pornographie ist also eine Art der Literatur, die aus dieser Lebenswelt berichtet und nicht mehr. Bei uns wird das immer moralisch abgewertet. Aber das Moralische hat ja mit dem Kriterium der Kunst nichts zu tun.

Frage: Was halten Sie von der Auffassung, daß sich Kunst und die Darstellung expliziter Erotik gegenseitig ausschließen? Weil Kunst sozusagen über dem Gegenständlichen steht? Weil diese erotische Attraktion dem »interesselosen Wohlgefallen«, das Kant verlangt, widerspricht?

H.-J. D.: Das ist das Mißverständnis des Idealismus. Nach seiner Auffassung hat Kunst mit Sublimierung zu tun, was eine Darstellung des Entsublimierten notgedrungen ausschließe. Dieses Argument hört man von konservativer Seite häufig. Diese Leute verstehen von Kunst, denke ich, wenig, denn Kunst selbst ist ja ein sublimatorischer Akt. Der Künstler, der das hervorgebracht hat, hat ja nicht wild gevögelt. Er setzt sich hin, abstrahiert das und setzt es dann mit dem Mittel eines Bleistifts oder einer Gravurnadel um. Es ist also ein geistiges, hochsublimiertes Produkt. Es geht insofern nur um die Unterscheidung, ob etwas Kunst ist oder nicht.

Frage: Welchen Zweck verfolgen Sie mit Ihrer Sammlung, außer dem, sich im stillen Kämmerchen daran zu erfreuen?

H.-J. D.: Es ist das typische Charakterbild des analen Sammlers, daß er alles haben will und dann auch noch ein Geheimnis daraus macht, damit ja keiner weiß, was er da sammelt. Bei mir gibt es hingegen aus meiner Anfangszeit und den sexualpolitischen Forderungen der Studentenbewegung heraus den Impuls, den ich eingangs beschrieben habe. Das Sexualpädagogische stand damals durchaus im Vordergrund. Ich verfolge also das Ziel, die Grenzen von Liberalität und Toleranz ausweiten zu helfen.

Ich arbeite mit meiner Sammlung, etwa wenn ich Ausstellungen mache wie »Der kalte Blick« in Frankfurt (1995) und Rotterdam oder indem ich meine Graphiken Verlegern zur Verfügung stelle. Claudia Gerke mit ihrem Jahrbuch erotischer Texte »Das heimliche Auge« bedient sich jedes Jahr meiner Sammlung und fragt mich, ob ich nicht zu diesem oder jedem Thema noch etwas habe. Im Grunde ist das ja auch die Schiene, durch die ich jetzt zum Berater des Beate-Uhse-Museums in Berlin geworden bin, das ein sehr großer Erfolg in der Öffentlichkeit ist. Bei all diesen Aktivitäten habe ich jedoch keinerlei exhibitionistische Ambitionen, sondern halte mich lieber im Hintergrund.

Frage: Welche Rolle spielt für Sie Ihre Sammlung als Geldanlage?

H.-J. D.: Das ist sekundär. Es gibt Dinge, die selten sind und vielleicht auch so schön, daß man für Sie einen Betrag einsetzen muß, den man nicht auf die Schnelle wieder zurückbekäme. Es ist natürlich eine Absicherung, daß die Objekte auch eine Kapitalanlage darstellen. Grundsätzlich gilt, daß die Dinge selten sind und deshalb im Wert steigen.

Frage: Fühlen Sie sich in Ihrer Sammelleidenschaft öffentlich anerkannt oder begegnet man Ihnen mit Vorbehalten, so nach dem Motto: Das ist doch der, der diese schmutzigen Dinge sammelt?

H.-J. D.: In dem Maße, in dem ich als Sammler bekannt wurde, hat inzwischen selbst meine Tochter einen gewissen Respekt vor meiner Sammlung. Als Grundschülerin hat sie sich einmal von einer Mitschülerin, die zu Besuch zu uns nach Hause kam, sagen lassen müssen: Du hast doch erzählt, Dein Onkel würde so etwas sammeln, aber das ist doch Dein Vater! Sie hat sich sehr geniert. Die Vorbehalte waren auch im Bekanntenkreis vorhanden. Man assoziiert automatisch Rotlichtmilieu mit diesem Thema. Wenn die Leute die Sachen dann aber einmal mit eigenen Augen gesehen haben, kommen Äußerungen wie: Ich wußte gar nicht, wie schön das sein kann!

Und durch die Frankfurter Ausstellung und die damit verbundene Öffentlichkeit wurde das Sammeln erotischer Kunst dann eine honorable Angelegenheit. Aber ich erinnere mich noch an eine Situation, wie ich als Student bei einem Frankfurter Kunsthändler war. Es handelte sich um einen sehr konservativen Herrn, der einmal, als er nichts Entsprechendes vorrätig hatte, anbot, mir eine Karte für die Peep-Show zu schenken. Man gerät also doch leicht in den Verdacht ein triebhafter Mensch zu sein.

Frage: Wo – außer in Ihrem Kleiderschrank – bewahren Sie ihre Sammlung auf?

H.-J. D.: Ich habe einen Tresor in einer Bank gemietet. Besonders bei Urlauben ist mir die Sache sonst zu riskant. Leider sind dadurch meine wertvollsten Stücke fern von mir, und ich rekapituliere dann die Objekte, die dort liegen, anhand einer Liste und stelle sie mir geistig vor Augen. Das ist schon schade.

Frage: Wie steht es mit Fälschungen?

H.-J. D.: Selbstverständlich gibt es Fälschungen. Sie lohnen sich vor allem bei hochkarätigen Namen, etwa Zille oder Schiele. Der Kenner findet sie allerdings leicht heraus.

Mein Rat: Lassen Sie sich bei einem Kauf nie unter zeitlichen Druck setzen. So rief mich etwa ein Bekannter aus der Schweiz an, er habe gerade zehn herrliche Schiele-Zeichnungen erstanden, und noch dazu sehr billig, nur 5.000 Mark das Stück. Ich war natürlich furchtbar neidisch. Und ich bat ihn, das nächste Mal ein Blatt mitzubringen. Als er nach Frankfurt kam, hatte er eine gerahmte Zeichnung unter dem Arm, und ich schaute ihn schon schräg an: Wie konntest Du eine gerahmte Arbeit kaufen? Da kannst Du doch gar nicht die Qualität des Papiers beurteilen! Und tatsächlich, es war eine hundsgemeine, grobe Handschrift, die nie und nimmer von Schiele stammte. Die Zeichnungen waren ihm von einem fliegenden Händler angeboten worden, der ihn mit dem Argument unter Druck setzte, es gebe noch andere Interessenten und er müsse sich noch heute entscheiden… Er ist auf diese Strategie hereingefallen und hat den Mann natürlich nie wiedergesehen. Er hat ein Vermögen in den Sand gesetzt. Auf der anderen

Seite hat man natürlich auch immer einmal schöne Gelegenheiten und findet etwas zu einem sehr akzeptablen Preis.

Diffiziler ist für den Sammler immer die Frage nach der Erstausgabe, der Zweitausgabe oder ob es sich um einen Nachdruck handelt usw. Es gibt auch Dinge, da ist alles echt, bis auf die Unterschrift. Bei Zeichnungen von Leo Putz hat beispielsweise einer nachhelfen wollen, indem er sie monogrammierte. Das Monogramm ist falsch, obwohl alles andere den Kenner davon überzeugt hätte, daß es sich um einen echten Leo Putz handelt. Eine heikle Sache sind Kolorierungen. Wer weiß, ob sich nicht der Kunsthändler hingesetzt und farbig nachgeholfen hat?

Frage: Was raten Sie dem angehenden Sammler? Wie kann man sich in die erotische Kunst einarbeiten?

H.-J. D.: Natürlich muß hier jeder, wie in der Sexualität selbst, seine eigenen Erfahrungen machen. Grundsätzlich sollte man versuchen, eine Strategie zu finden und sich auf ein fest umrissenes Gebiet konzentrieren. Und es gibt eine große Gefahr beim Sammeln der erotischen Kunst, daß man nämlich zu sehr dem Reiz des Inhalts erliegt.

Frage: Schauen Sie sich auch noch andere Graphik an?

H.-J. D.: Es ist schon unermeßlich viel, was man an Erotischem gesehen hat. Noch mehr zu sehen, wäre unmöglich für mich.

Was für mich sehr hilfreich war, ist, daß ich an Kursen in graphischen Techniken teilgenommen habe. Daß ich zwischen einer Vernis-mous-Radierung und einer Kaltnadelradierung unterschieden kann und weiß, was eine Aquatinta ist, was ein Kupferstich oder ein Stahlstich. Man schaut präziser. Ein Fadenzähler sollte dabei zur Grundausstattung gehören.

Frage: Welche Ziele haben Sie sich noch gesetzt?

H.-J. D.: Das nächste ist jetzt, ein Internet-Museum zu gründen. Der Scanner steht schon da. Und die Firma ist schon angemeldet. Mit einem Freund zusammen wollen wir die Bilder digitalisieren und um die Welt schicken, um das Unsere beizutragen, *(lachend)* die Menschheit zu verderben und meinem schlechten Rufe treu zu bleiben …

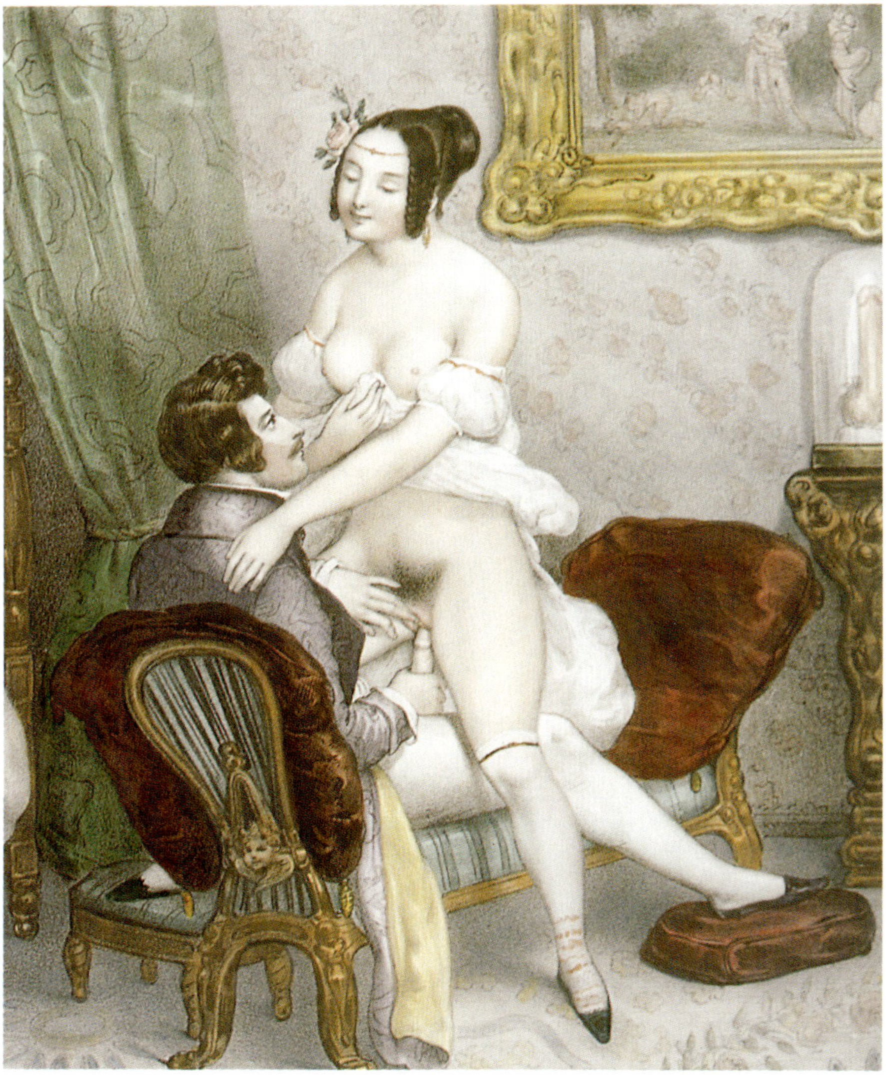

Lithographie aus den »Interieurdarstellungen«, wohl von Achille Devéria, um 1840 (siehe auch Abb. S. 17 und Abb. Nr. 51).

Markttrends und Tips

Marktlage und Preise

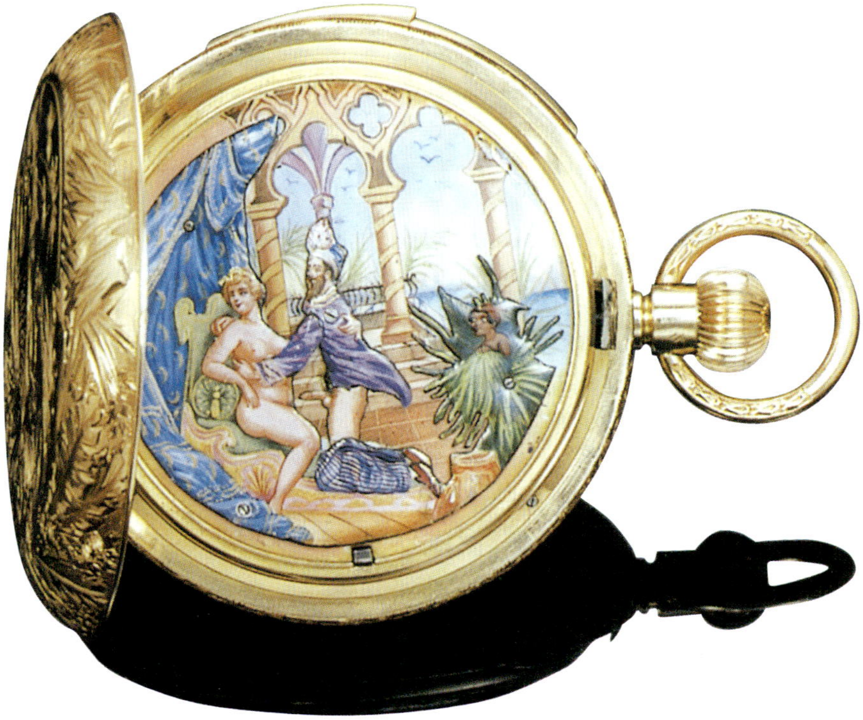

Taschenuhren mit erotischem Automat gehören zu den Klassikern erotischer Sammelobjekte. Die hier abgebildete Schweizer Uhr von etwa 1890 war für den Export in die Türkei bestimmt. Ihr Gehäuse weist eine für diese Zeit ungewöhnlich kostbare Verzierung auf.

Angesichts der Vielfalt der Themen und Gattungen lassen sich bei Erotica nur sehr bedingt verallgemeinernde Aussagen über die Marktlage machen. Grundsätzlich ist das Interesse an diesen Objekten kontinuierlich sehr hoch. Und angesichts der regen Ausstellungstätigkeit und neu entstehender Museen in diesem Bereich steigt die Nachfrage vor allem nach qualitativ hochwertigen Erotica. Außerdem kaufen manche Sammler leidenschaftlich und sind daher bereit, entsprechende Preise zu bezahlen. Daneben lockt das erotische Moment auch viele Käufer, die sich sonst weniger für Kunst interessieren.

Generell läßt sich am Beispiel von Auktionen konstatieren, daß erotische Objekte vergleichsweise hohe Preise erzielen. Inwieweit allerdings die Preise für Objekte, die nur erotisch sind, jedoch keinen künstlerischen und nur bedingt kulturhistorischen Wert besitzen, ihr Preisniveau halten oder sogar steigern werden, läßt sich nur schwer vorhersagen.

Gemälde

Für Bilder bekannter Maler müssen natürlich die üblichen Preise bezahlt werden. Dabei wirken erotische Sujets, vor allem, wenn sie gefällig oder originell sind, im Zweifelsfall eher preissteigernd. Da sich Erotik zunehmend an die Öffentlichkeit wagt und Spezialmuseen große Erfolge erzielen, wird dies den wenigen dafür geeigneten Werken Auftrieb verschaffen. Der Run auf schlüpfrige oder erotisch-kokette Werke der Salonmalerei bzw. des viktorianischen Zeitalters besteht seit längerem.

Graphiken und Mappenwerke

Im Bereich der erotischen Graphik muß man zwischen zwei Gruppen unterscheiden: Zum einen gibt es die echten Erotica, bei denen die Kunst eine der Erotik dienende Funktion hat; zum anderen gibt es illustrative, eher pseudo-künstlerische Graphik, vor allem der Nachkriegszeit, die mit mehr oder weniger dezent-erotischen Sujets lockt, und bei der die Abstrahierung und Stilisierung mitunter dazu benutzt wurde, Darstellungsdefizite zu kaschieren.

Generell gefragt sind Einzelwerke und Mappenwerke aus dem 19. Jahrhundert. Als Mappenwerk bezeichnet man eine Graphikfolge, die meist in einer speziellen Kassette oder mit einem Einband versehen angeboten wird. Die ambitionierte Künstlergraphik aus Jugendstil und Art déco ist wieder sehr in Mode und erzielt respektable, dem oft hohen Niveau der Blätter durchaus angemessene Preise.

In aller Regel ist es günstiger, eine ganze Mappe zu erwerben als Einzelblätter. Obwohl der ideelle Wert und der Sammlerwert einer ganzen Mappe höher liegt, neigen leider viele Händler dazu, Einzelblätter zu überhöhten Preisen zu verkaufen.

Ein interessantes Sammelgebiet stellen Zeichnungen von Amateuren und Liebhabern bestimmter Spezialbereiche dar, die meist anonym oder nur durch Pseudonyme oder Monogramme bezeichnet sind.

Bücher

Bücher stellen bei den Erotica den etabliertesten Sammelbereich überhaupt dar. Berühmte Sammlungen besaßen etwa Madame Pompadour oder die Bibliotheca Roloffiana. Im Grunde sammelte jeder Adelige, der des Lesens kundig war, auch galante Literatur mit entsprechenden Illustrationen. Auch die berühmten Bordelle von Paris waren mit einschlägigen Handbibliotheken ausgestattet. Wegen der oft gesellschaftspolitischen Brisanz der pornographischen Literatur des 18. Jahrhunderts wurde diese von der Zensur systematisch gejagt und in großem Maß vernichtet, so daß diese Bücher äußerst selten geworden sind und die Preise sehr hoch liegen.

Eine seiner Hochphasen erlebte das erotische Buch in den ersten Jahrzehnten des 20. Jahrhunderts. Zu dieser Zeit waren auch Exlibris sehr in Mode, die ein eigenes Sammelgebiet darstellen.

Ob eine Gesellschaft, die nicht mehr liest, dem erotischen Buch noch so viel Lust abzugewinnen vermag, bleibt abzuwarten. Die Illustrationen werden jedenfalls ihren Wert behalten. Achten Sie beim Kauf von Büchern darauf, möglichst vollständige Exemplare zu bekommen. Der Unsitte, Bücher auszuschlachten, d. h. ihre Illustrationen herauszutrennen, um sie mit größerer Gewinnerwartung einzeln zu verscherbeln, sollten Sie nicht Vorschub leisten!

Exlibris

Die reizvollen kleinen Bucheinkleber, die einen eventuellen Entleiher an den wirklichen Besitzer erinnern sollen, einfach nur vom Besitzerstolz künden oder eigene kleine Graphiken mit Eigenwert darstellen, werden oft nach Themengebieten gesammelt. Da erotische Bücher meist getrennt »im Giftschrank« aufbewahrt wurden, bekamen sie nicht selten spezielle Exlibris, die für die Künstler besonders reizvolle thematische Vorwände darstellten. Solche Exlibris werden besonders eifrig gesammelt,

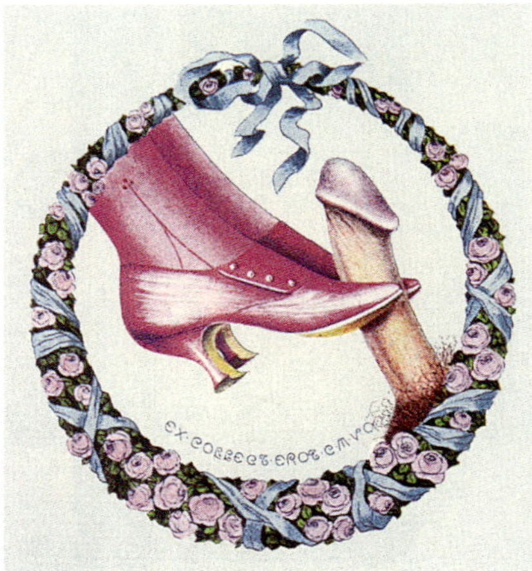

Für die separierten Bücher ihrer erotischen Abteilung ließen sich viele Sammler spezielle Exlibris anfertigen, die selbst wiederum eifrig gesammelt werden.

und die Preise haben sich entsprechend eingependelt. Moderne Exlibris spielen kaum noch eine Rolle, und es bleibt abzuwarten, wie sich dieses Sammelgebiet entwickelt.

Postkarten und Fotografien

Der Markt für Postkarten und Fotografien hat sich in den letzten Jahrzehnten zunehmend etabliert, konsolidiert und differenziert. Erotische Postkarten und Fotografien sind gesucht und werden es wohl auch bleiben.

Die alten Daguerreotypien des 19. Jahrhunderts, die ja Unikate sind, stellen heute ausgesprochen hochpreisige Sammlerkostbarkeiten dar, und solche mit erotischen Darstellungen sind besonders begehrt. Ihre Gesamtzahl wird auf etwa 5.000 Stück geschätzt.

Zeitschriften und Pin-ups

Das Pin-up hat in den letzten Jahren vor allem in den USA einen regelrechten Boom erlebt, und zwar nicht nur bei Ölgemälden oder Originalzeichnungen, sondern auch bei Zeitschriften und anderen Druckerzeugnissen wie Kalendern und Karten. Diese sind zum Teil preislich bereits stark ausgereizt, etwa was Werke von Vargas betrifft.

In Deutschland hat sich ein entsprechender Markt noch kaum etabliert, und man ist hier noch darauf angewiesen, auf Flohmärkten, in Antiquariaten und bei vergleichbaren Quellen nach Material zu suchen. Entsprechend sind die Preise noch eher moderat, was durchaus gerechtfertigt ist, denn Sie übernehmen ja selbst die Sucharbeit.

Außereuropäische Kunst und Shunga

Generell ziehen die Preise vor allem für Ostasiatica an. Wie es bei fast allen Sammelgebieten zu beobachten ist, steigen besonders die Preise für Spitzenstücke überproportional stark. Hier steht ein immer kleiner werdendes Angebot einem immer stärker wachsenden Markt und Interesse gegenüber. Vor allem die zahlreicher werdende Käuferschaft in Asien wird in den nächsten Jahren die Preise für Spitzenstücke weiter hochtreiben.

Die sog. Shunga (erotische japanische Malereien und Graphiken) wurden im Westen schon früh gesammelt und sind sehr begehrt. Ein berühmter Sammler war der englische Jugendstil-Illustrator Aubrey Beardsley. Während jedoch der Westen relativ unbefangen mit den erotischen Holzschnitten und Illustrationen umging, tut man sich in Japan noch immer schwer mit der offiziellen Akzeptanz dieses erotischen Aspekts seiner Kulturgeschichte. Trotzdem wandern inzwischen die besten Stücke wieder in japanische Hände zurück.

Kapitalanlage

Wie Kunst und Antiquitäten überhaupt, eignen sich auch Erotica als Geldanlage, weniger jedoch als Spekulationsobjekte. Dabei sollten Sie aber bedenken, daß die spätere Realisierbarkeit ein entscheidendes Kriterium bei einer Geldanlage darstellt. D. h. Ihr Objekt ist nur soviel wert, wie jemand bereit ist, Ihnen dafür zu bezahlen. Und oft ist es sehr viel leichter, Sammelobjekte zu kaufen als sie wieder gewinnbringend loszuwerden.

Daher sollten Sie unbedingt auf Authentizität und Qualität setzen. Ein Objekt, das nicht nur erotische, sondern auch künstlerische Qualität besitzt, wird bei einem etwaigen späteren Verkauf immer einen guten Preis erzielen.

Ob Sie jedoch für eine zwar originelle, aber erst kürzlich »umgebastelte« und mit einem erotischen Automaten versehene Taschenuhr leicht einen Liebhaber finden, der auch nur bereit ist, den Betrag zu bezahlen, den Sie selbst hinlegen mußten, dürfte sehr bezweifelt werden.

Was wegwerfen und was aufbewahren?

Im Bereich der Erotica können Sie getrost ins Altpapier geben: den deutschen »Playboy« (außer eventuell die allerersten Nummern) und entsprechende Massen-Männermagazine (»Lui« usw.) der 80er und 90er Jahre.

Ansonsten sollten Sie aufbewahren: Postkarten, Spielkarten, Kalender, Werbegeschenke, Kitschobjekte, Feuerzeuge, Kugelschreiber, erotische Spielzeuge und Gags, Bücher (auch sog. Sittenromane, Groschenromane aus dem Rotlichtmilieu usw.), Comics, ältere Pornohefte, Pornoliteratur (etwa mit ungelenk gezeichneten Illustrationen oder Fotos), Filme (möglichst mit Originalverpackung), ältere Videokaseten usw.

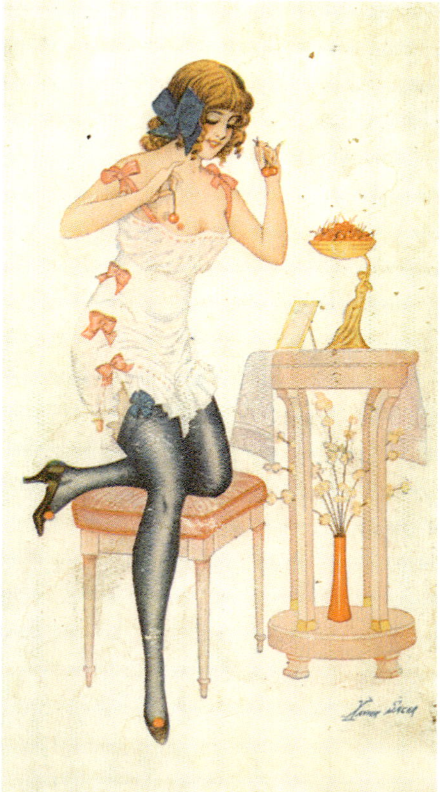

Postkarten (Xavier Sager, Frankreich, um 1925, Abb. leicht beschnitten) haben sich inzwischen als eigenständiges Sammelgebiet etabliert. Außer in Fachgeschäften und bei Spezialauktionen lassen sich auchauf dem Flohmarkt noch interessante Exemplare finden.

Wollen Sie Erotica unter dem Gesichtspunkt einer Kapitalanlage erwerben, sollten Sie folgende Regeln beachten:

1. Meiden Sie Objekte, die nur erotisch sind, sonst aber weder künstlerische noch kulturhistorische Bedeutung besitzen. Die Wertschätzung solcher Objekte ist zu subjektiv, als daß sie eine seriöse Geldanlage darstellen könnten.
2. Kaufen Sie Qualität: Je hochwertiger, seltener und authentischer ein Objekt ist, desto leichter können Sie es wieder veräußern.
3. Achten Sie auf den möglichst originalen Erhaltungszustand. Wenn ein angebotenes Objekt beschädigt, restauriert oder komplettiert ist, muß das im Preis entsprechend berücksichtigt werden und mindert den Wiederverkaufswert deutlich.
4. Lassen Sie die Finger von Stücken, die erst nachträglich mit einer erotischen Darstellung oder Bedeutung versehen wurden.
5. Signierte und gut dokumentierte Objekte lassen sich leichter verkaufen als anonyme Stücke.
6. Um wirkliche Qualität zu erwerben, sollten Sie sich von einem seriösen Händler oder kompetenten Sammler beraten lassen.
7. Versuchen Sie antizyklisch und damit vergleichsweise günstig einzukaufen!

Wo und wie einkaufen?

Beim Einkauf stehen Ihnen im Prinzip vier Möglichkeiten offen:

1. Auktionen
2. Antiquitätenfachhandel
3. Antiquitätenmessen, Trödel- und Flohmärkte
4. Von privat, Kleinanzeigen

Auktionen

Auktionen können eine gute und preisgünstige Einkaufsmöglichkeit sein. Außerdem macht der Besuch einer Vorbesichtigung oder einer Auktion Spaß, vorausgesetzt, Sie haben viel Zeit und können abwarten, bis ein Stück, das Sie interessiert, angeboten wird.

Allerdings sollten Sie sich in Ihrem Sammelgebiet und im Auktionsgebaren auskennen. Für Anfänger sind Auktionen nicht ganz unproblematisch. Vor allem beim Kauf teurer Objekte sollten Sie Vorsicht walten lassen.

Auktionshäuser haften nicht für die Angaben in ihrem Katalog. Ein seriöses Auktionshaus wird sich zwar um Korrektheit bemühen, aber angesichts der Fülle und Vielfalt der zu versteigernden Objekte kann nicht jedem Einzelstück die vielleicht manchmal notwendige Aufmerksamkeit und Sorgfalt gewidmet werden. Und da inzwischen bei den Auktionen nicht nur Händler, sondern auch viele Privatpersonen mitbieten, steigen die Preise teilweise auch für weniger aufregende Ware in respektable Höhen.

Kranich zum Öffnen, japanisches Netsuke, Meiji-Zeit (1868–1912), Elfenbein.

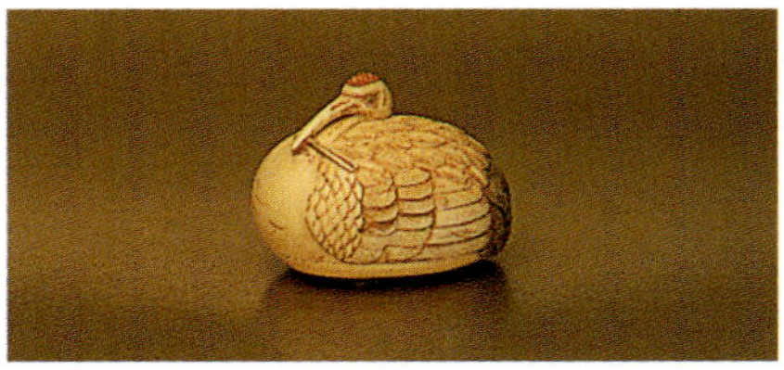

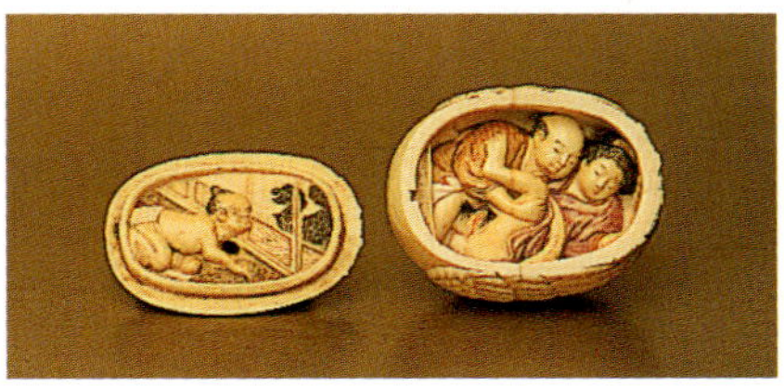

Je nachdem, für was Sie sich interessieren, finden Sie Ihre Wunschobjekte häufig auf Spezialauktionen, etwa für Uhren, Asiatica, Africana, Graphik und alte Bücher sowie Postkarten. Inzwischen gibt es sogar schon spezielle Erotica-Auktionen.

Antiquitätenfachhandel

Wer auf Qualität setzt und fundiert beraten werden möchte, sollte sich an den seriösen Fachhandel wenden.

Hören Sie sich um, wer Ihr Vertrauen verdient. Vergleichen Sie die Preise. Lassen Sie sich beraten und die jeweiligen Stücke erklären. Sie bekommen dann bald selbst ein Gespür dafür, wer reell und kompetent ist.

Antiquitätenmessen, Trödel- und Flohmärkte

Derartige Veranstaltungen weisen sehr starke Qualitätsunterschiede auf. Auf den großen Antiquitätenmessen stellt üblicherweise der – häufig auch internationale – Antiquitätenfachhandel hochwertige Objekte aus. Sie haben hier den Vorteil, verschiedene Anbieter – deren Ware meist durch eine Jury geprüft wurde – übersichtlich an einer Stelle versammelt zu finden.

Ausgesprochene Erotica treffen Sie dort allerdings kaum an, und wenn überhaupt, dann werden auf Anfrage hin vielleicht geheimnisvoll irgendwelche Schubladen geöffnet und eine erotische Graphik oder ein japanisches Shunga herausgezogen.

Antik- und Trödelmärkte sowie Flohmärkte können eine gute Einkaufsquelle für Postkarten, Zeitschriften oder ältere Bücher sein. Wer sich auskennt, kann hier durchaus noch interessante Exemplare finden.

Wichtig auf dem Flohmarkt: Prüfen Sie Echtheit und Erhaltungszustand der Ware noch vor Ort! Spätere Reklamationen sind hier meist nicht möglich.

Von privat, Kleinanzeigen

Problematisch ist der Kauf hochpreisiger Objekte von privat, da über diesen Weg auch systematisch Fälschungen in den Markt eingeschleust werden. Und viele Privatleute überschätzen den Wert ihrer Objekte. Außerdem haben Sie später wenig Möglichkeiten, gegen Ihren Verkäufer – meist einen Privatmann – wegen falscher Aussagen vorzugehen.

Sie können auch selbst eine Anzeige schalten, wenn Sie Sammelobjekte suchen oder zu verkaufen haben.

Beim Kauf ist es sehr wichtig, daß Sie sich die jeweiligen zugesicherten Eigenschaften des Objekts – z. B. Material, Alter, Herkunft, Provenienz, Restaurierungen, Ergänzungen – auf der Rechnung eigens bestätigen lassen. Für diese Angaben haftet der Händler mindestens sechs Monate, manche Händler sogar freiwillig und aus Kulanz ohne zeitliche Beschränkung. Vor allem bei kostspieligen Objekten lohnt es, sich genau über die Geschäftsbedingungen des jeweiligen Händlers zu informieren, z. B.:

»Der Verkäufer übernimmt die Gewährleistung nach § 477 BGB bis zur Höhe des Kaufwertes für die im Rechnungstext aufgeführten Angaben über Alter, Herkunft und Erhaltungszustand zu den verkauften Objekten.«

Zur Bildauswahl und zu den Preisangaben im Buch

Bei der Auswahl der Abbildungen wurde Wert darauf gelegt, daß diese das Angebot des Marktes und das Interesse der Käufer repräsentativ widerspiegeln. Das bedeutet: Sie finden hier überwiegend Stücke, die zur Zeit oder in den letzten Jahren im aktuellen Kunsthandel angeboten wurden oder noch werden. Außerdem haben wir auch auf Fotos aus privaten Sammlungen sowie aus einem Erotikmuseum zurückgegriffen.

Die angegebenen Preise orientieren sich an den aktuellen Verkaufspreisen des Kunst- und Antiquitätenfachhandels. Sie beziehen sich nur bedingt auf das konkret abgebildete Objekt. Vielmehr soll auch der Typus, für den das abgebildete Objekt steht, bewertet werden.

Aus diesem Grund wird immer eine Preisspanne angegeben. Diese soll, soweit möglich, der Bandbreite bezüglich Qualität, Zustand und Provenienz, in der das Objekt am Markt auftauchen kann, Rechnung tragen.

Die Preise

Preisangaben in einem Bereich, bei dem wir es zum einen mit Unikaten, zum anderen mit echten Liebhaberstücken zu tun haben, sind immer eine schwierige Angelegenheit.

Hin und wieder können Sie auf einer Auktion durchaus ein Schnäppchen machen. Sie bezahlen dann eindeutig weniger als hier im Buch angegeben. Um auf Auktionen erfolgreich und preisgerecht einzukaufen, benötigen Sie jedoch Geduld, Glück und Sachverstand. Sie erbringen sozusagen eine Leistung wie ansonsten der Fachhändler. Auch auf dem Flohmarkt sollten Sie natürlich einen geringeren Preis bezahlen, als hier im Buch genannt.

Im seriösen Fachhandel werden Ihnen ausgewählte Stücke mit Echtheitsgarantie angeboten. Die Preise liegen daher meist entsprechend höher.

Dennoch werden Sie immer wieder mit Ausreißern nach oben oder unten konfrontiert werden. So spielt der Zustand des Gegenstandes – oft in der Abbildung nicht zu erkennen – eine ganz entscheidende Rolle bei der Preisbewertung. Daneben sind die Preise auch von individuellen und teilweise sogar irrationalen Faktoren abhängig. Etwa ob ein Händler eine teure Ladenmiete bezahlen muß und kompetentes Fachpersonal beschäftigt, ob er durch Zufall ein Stück günstig eingekauft hat und diesen Vorteil an den Kunden weitergibt, oder ob er diesen Monat unbedingt noch etwas Umsatz machen muß. Manchmal hängt es auch vom Verhandlungsgeschick des Käufers ab, wieviel er bezahlen muß. Die meisten Preise, die ein Händler angibt, beinhalten einen gewissen Verhandlungsspielraum…

Im Bereich der Erotica kommt noch ein sehr subjektives Element hinzu: Viele Stücke sind im wahrsten Sinne des Wortes »Liebhaberstücke«, für die manchmal auch Liebhaberpreise bezahlt werden.

Trotzdem haben wir uns bemüht, im folgenden ein realistisches Preisgefüge zu liefern, anhand dessen Sie sich orientieren können.

Wiederverkauf

Und noch eines sollten Sie beachten: Wollen Sie etwa ein schönes Erbstück verkaufen oder Ihre Sammlung dezimieren, erzielen Sie natürlich in den seltensten Fällen den hier im Buch genannten Preis. Der Preis, den Ihnen ein Händler bezahlt, liegt meist eher bei der Hälfte bis zwei Dritteln des hier angegebenen Marktpreises. Holen Sie aber auf jeden Fall mehrere Angebote ein.

Bildgeber und Abbildungsnachweis

Den Bildgebern aus Antiquitäten- und Auktionshandel, die ausgesprochen großzügig Abbildungsmaterial zur Verfügung gestellt haben, sowie den Sammlern, die uns Fotos oder ihre Stücke zum Fotografieren überließen und uns mit Informationen versorgten, gilt der besondere Dank der Autoren und des Verlages:

Antiquorium
Auctioneers
2, rue du Mont-Blanc
CH-1201 Genf
Umschlagrückseite;
Abb. S. 33; Abb. Nr. 99, 102, 159–167, 170–174

Hans-Jürgen Döpp
Postfach 60 02 40
60332 Frankfurt/Main
Abb. S. 7, 12 oben, 17, 18, 20, 24 unten, 26, 32; Abb. Nr. 40, 48–66

Dorotheum
Auktionshaus
Dorotheergasse 17
A-1010 Wien
Abb. S. 16 oben, 25; Abb. Nr. 9, 13, 15, 20, 21

Herbert Egenolf
Citadellstraße 14
40213 Düsseldorf
USA: c/o Veronica Miller
P.O. Box 1439
Venice
CA 90294
Abb. S. 28; Abb. Nr. 193, 197

Erotik-Museum
Kantstraße/
Ecke Joachimstaler Straße
10623 Berlin
Abb. Nr. 27, 35, 72, 81–84, 89, 93–96, 113, 114, 178, 180, 183–188, 201

Galerie Fischer
Auktionen
Haldenstraße 19
CH-6006 Luzern
Abb. Nr. 14, 30, 79, 90

Dr. Jürgen Fischer
Heilbronner Kunst- und
Auktionshaus
Trappensee-Schlößchen
74074 Heilbronn
Abb. Nr. 97, 103, 106, 198,199

Gemini
Herrnstraße 13
80539 München
Abb. Nr. 194–196, 198, 199

Alexander Grossegeese
Treffauerstraße 6
81373 München
Abb. S. 11; Abb. Nr. 43, 117–158

Heide Hübner
Domstraße 2
97070 Würzburg
Abb. Nr. 5

Auktionshaus Ineichen
Badener Straße 75
CH-8004 Zürich
Abb. Nr. 104, 168, 169

Kastern
Das Kunst & Auktionshaus
Hildesheimer Straße 7
30169 Hannover
Titelbild; Abb. Nr. 16

Auktionshaus Ketterer
Brienner Straße 25
80333 München
Abb. Nr. 73, 76

Galerie Koller
Auktionen
Hardturmstraße 102
CH-8031 Zürich
Abb. Nr. 8, 22, 85, 86, 111

Peter Krog
6 Nyhavn
DK-1051 Kopenhagen
Abb. Nr. 70

Kuhlmann & Struck
Auktionshaus
Hasloher Weg 1
25474 Hamburg
Abb. Nr. 88

Galerie Levy
Magdalenenstraße 54
20148 Hamburg
und
Galerie Hilger
Dorotheergasse 5
A-1010 Wien
Abb. Nr. 68

Galerie Magnet
Hauptplatz 6
A-9100 Völkermarkt
Abb. Nr. 38

Meerbuscher Kunstauktionshaus
Rosthal
Kanzlei 3
40667 Meerbusch
Abb. Nr. 6

Hans H. Mischell
Von-Werth-Straße 33
50670 Köln
Abb. Nr. 107

Stuttgarter Kunstauktionshaus
Dr. Fritz Nagel
Adlerstraße 31–33
70199 Stuttgart
Abb. Nr. 3, 7, 12, 36, 87, 177, 181, 182, 190, 191, 200

Neumeister
Münchener Kunstauktionshaus
Barer Straße 37
80799 München
Abb. Nr. 2, 11

Galerie Neuse
Contrescarpe 14
28203 Bremen
Abb. Nr. 69

Privatsammlung, München
Abb. S. 27

Galerie Ropac
Kaigasse 40/1
A-5020 Salzburg
Abb. Nr. 28

Galerie Sandvoss
Kantstraße 2
30625 Hannover
Abb. S. 36; Abb. Nr. 179

Galerie Satyr
Orangeriestraße 9
01326 Dresden
Abb. Nr. 42, 80, 91, 112, 115, 116

Kunstauktionshaus Schloß Ahlden
29691 Ahlden/Aller
Abb. Nr. 17, 34, 92, 105, 108

Galerie am Haus der Kunst
Monika Schmidt
Franz-Josef-Strauß-Ring 4
80539 München
Abb. Nr. 189, 192

Philippe Schuler
Versteigerungen
Seestraße 341
CH-Zürich-Wollishofen
Abb. Nr. 18, 100, 109, 110

D. E. Seiler
Georgenstraße 51
80799 München
Abb. Nr. 98

Senger Bamberg
Karolinenstraße 8–10
96049 Bamberg
Abb. Nr. 1, 19, 24

Sigalas Kunstauktionen
Carl-Zeiss-Straße 3
71157 Hildrizhausen
Abb. Nr. 101

Auktionshaus Stahl
Hohe Bleichen 28
20354 Hamburg
Abb. Nr. 10

Auktionshaus
Etude Tajan
37, rue des Mathurins
F-75009 Paris
Abb. Nr. 23

Lun Tuchnowski
Gietlstraße 18
81541 München
Abb. Nr. 176

Ehem. Gemälde-Cabinett Unger, München
Abb. Nr. 25, 26, 31–33, 37, 41, 67, 175

Johannes Vogt
Kunstauktionen
Zugspitzstraße 3 A
82319 Starnberg/Söcking
Abb. Nr. 71

Wiener Kunstauktionen
Kärtner Ring 5–7
A-1010 Wien
Abb. Nr. 4, 29, 39, 75, 77

Ursula Wittmann
Schelmanger 6
86899 Landsberg am Lech
Frontispiz

Die übrigen Abbildungen stammen aus dem Archiv der Autoren.

Eric Fischl (Abb. Nr. 28) mit freundlicher Genehmigung der Mary Boone Gallery, New York

Mel Ramos (Abb. Nr. 68) mit freundlicher Genehmigung der Galerie Levy, Hamburg

Rudolf Schlichter (Abb. Nr. 63) mit freundlicher Gnehmigung Viola Roehr-v. Alvensteven, München

Erotica
nach Gattungen
und Sammelbereichen

Gemälde

Die Malerei ist eine der universellsten künstlerischen Medien und stellt für viele die Kunst und das darstellende Medium schlechthin dar. Da Gemälde relativ häufig zur Repräsentation dienen sollten und sollen, gibt es zwar zahlreiche erotische, aber verständlicherweise kaum explizit pornographische Gemälde.

Von der antiken Malerei hat sich, abgesehen von der Vasenmalerei und Resten von Wandmalerei, kaum etwas erhalten. Das Mittelalter beschränkte sich hauptsächlich auf ornamentale Buchmalerei. Erst mit der Renaissance in Italien entstand wieder eine die Natur abbildende Malerei, die fähig war, sich erotischen Sujets zuzuwenden.

Renaissance

In dieser Zeit wurden neben den christlichen Themen auch die Gestalten antiker Sagen dargestellt. Mit dem Venezianer Giorgione und seinem Schüler Tizian begann der Typus des liegenden weiblichen Aktes. Dagegen prägte Botticelli – u. a. mit seiner »Geburt der Venus« – entscheidend den stehenden Akt.

Während die Frührenaissance noch schroff untergliederte Gestalten schuf und Probleme bei der Darstellung der Verkürzung hatte, schuf die Hochrenaissance geschlossener wirkende Figuren. Der Manierismus stellte sie dann in gewagten Verkürzungen und geschraubten Posen dar (z. B. Abb. Nr. 7).

Einen »Export« des italienischen Manierismus finden wir in Frankreich in der Schule von Fontainebleau, die sich auf schlanke Frauen – häufig bei der Toilette oder im Bad – konzentriert. Am Prager Hof des Habsburger-Kaisers Rudolf II. entwickelte Bartholomäus Spranger einen effektvoll gezierten Figurenstil, der starken Einfluß auf die niederländischen Stecher um Golzius hatte.

Wichtig für Sammler:

- Da die Gemälde überwiegend nach künstlerischen Kriterien bewertet werden, wirkt sich ein erotisches Sujet nicht unbedingt auf den Preis aus. Allerdings verkaufen sich bei eher gefälligen Malern galante und erotische Motive meist leichter.
- Einen eigenen Sammlermarkt, der an Bedeutung zunimmt, stellen männliche Akte dar.
- Bei den pornographischen Gemälden finden wir relativ häufig Kopien nach Graphiken, ausgeführt von handwerklich geschickten, aber künstlerisch wenig erfinderischen Kräften.
- Die noch vor wenigen Jahrzehnten stark verachtete Salonmalerei ist auf dem Kunstmarkt inzwischen weitgehend rehabilitiert. Gerade ihre erotisch einschmeichelnden Bilder des französischen Salons bzw. die kühle viktorianische Erotik sind regelrechte Renner.
- Trotz eifrigem Bemühen aktueller Künstler machen sich deren darstellerische und technische Mängel bei erotischen Sujets oft als sehr störend bemerkbar. Einen regelrechten Boom erleben daher die Gemälde der Pin-up-Ära in den USA (siehe S. 105 ff.), die bereits auf anspruchsvollen Kunstmessen ausgestellt und entsprechend hoch bezahlt werden.
- Beachten Sie die Hinweise zu Expertisen auf S. 28!

Barock und Rokoko

Der linear zeichnerische Stil des Manierismus wurde im Barock ab 1600 malerisch aufgeweicht und mit Licht- und Schattenwirkungen atmosphärisch belebt. Stofflichkeit und sinnliche Oberflächen wurden betont. Der Barock liebte die Frauen kräftig und deftig. Die niederländischen Künstler malten zahlreiche Bordellszenen, die aber aufgrund der Subtilität der Anspielungen und der heute nicht mehr unbedingt geläufigen Symbolik für uns kaum mehr als solche erkennbar sind.

Das Rokoko stellt eine Verfeinerung des Barock dar. Die Frauen wurden zarter und verjüngt, die Farben ins Pastellige abgemildert, die Licht- und Schattenkontraste gemindert.

19. und 20. Jahrhundert

Die Gegenreaktion auf diese moralische und malerische Auflösung bildete der sittenstrenge und zeichnerische Klassizismus. Doch die scharf gezeichneten Akte, beispielweise eines Ingres, wurden im Verlauf des 19. Jahrhunderts wieder durch Naturalismus und Realismus bis hin zum Impressionismus malerisch aufgelockert.

Während die Salonmalerei den flott gemalten neckischen und kommerziell erfolgreichen »Nackedeis« frönte, der Symbolismus sich in schwülen Träumen zwischen Eros und Tod aalte, wandte sich die Avantgarde von der sinnlichen Verführung ab und der Abstraktion zu. Nur im Surrealismus waren auch erotische Themen möglich.

Erst mit der Pop-art und dem Fotorealismus gelangten wieder unverschlüsselt-erotische Aspekte in die moderne Malerei.

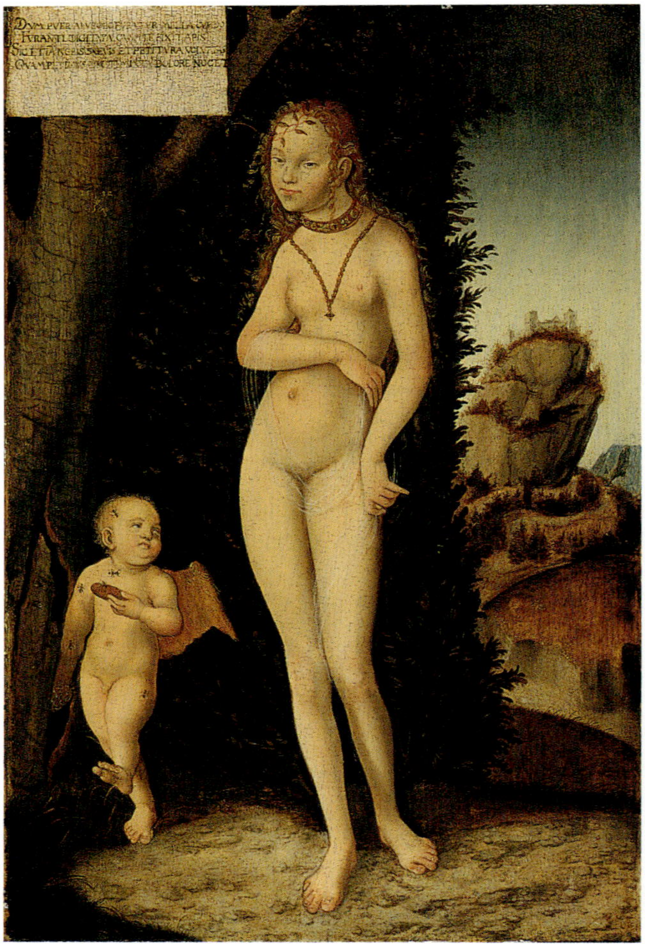

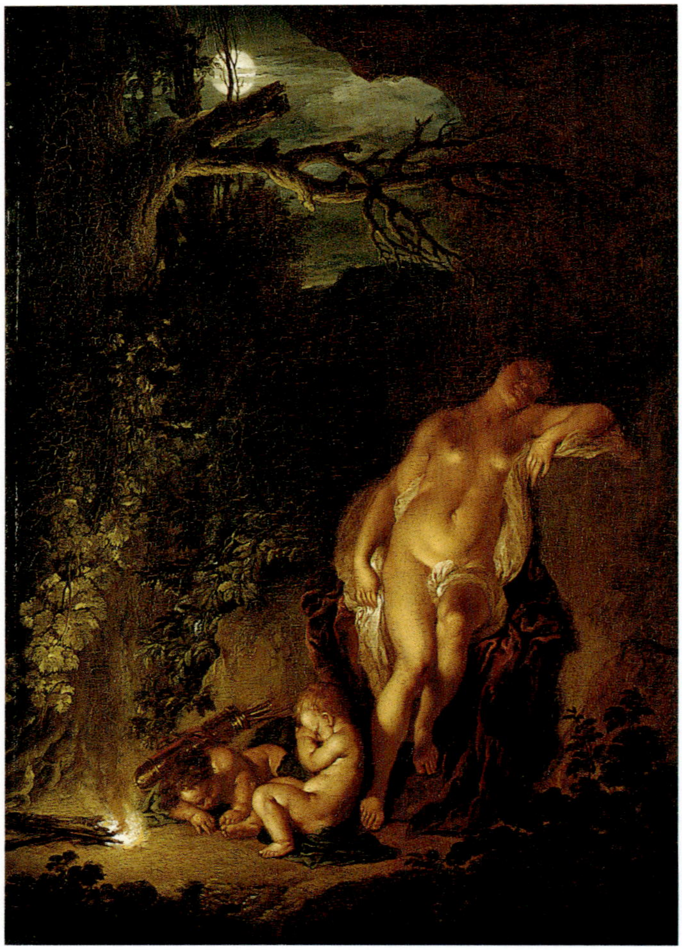

1 Lucas Cranach d. Ä. (1472–1553)

»Venus mit Amor als Honigdieb«.
Signiert und datiert 1532.
Öl auf Holz.
H. 51 cm, B. 35 cm
Liebhaberpreis

*

Museales Werk eines berühmten Meisters.

Lucas Cranach d. Ä. – mit Albrecht Dürer der bedeutendste deutsche Renaissancemaler – blieb stilistisch noch viel stärker als dieser den gotischen Stilformen verhaftet. Neben Bildnissen der Reformatoren unterhielt er eine regelrechte Serienproduktion erotischer Bilder, die als Pin-up seiner Zeit aufgefaßt werden können. Hier illustriert er die Redensart, daß die Liebe zwar süß sei, aber auch Stacheln habe, was der kleine Amorknabe schmerzhaft zu spüren bekommt. Zugleich war Cranach als Vorreiter der Donauschule ein wichtiger Landschaftsmaler.

Der Vergleich zu dem mehr als hundert Jahre jüngeren flämischen Werk offenbart die Entwicklung vom Linearen hin zum Malerischen.

2 Christian Wilhelm Dietrich, gen. Dietricy (1712–1772)

»Ruhende Venus mit Amor und Amoretto«.
Signiert.
Öl auf Holz.
H. 39,2 cm, B. 29 cm
20.000,– bis 30.000,–

*

Siehe auch Frontispiz.

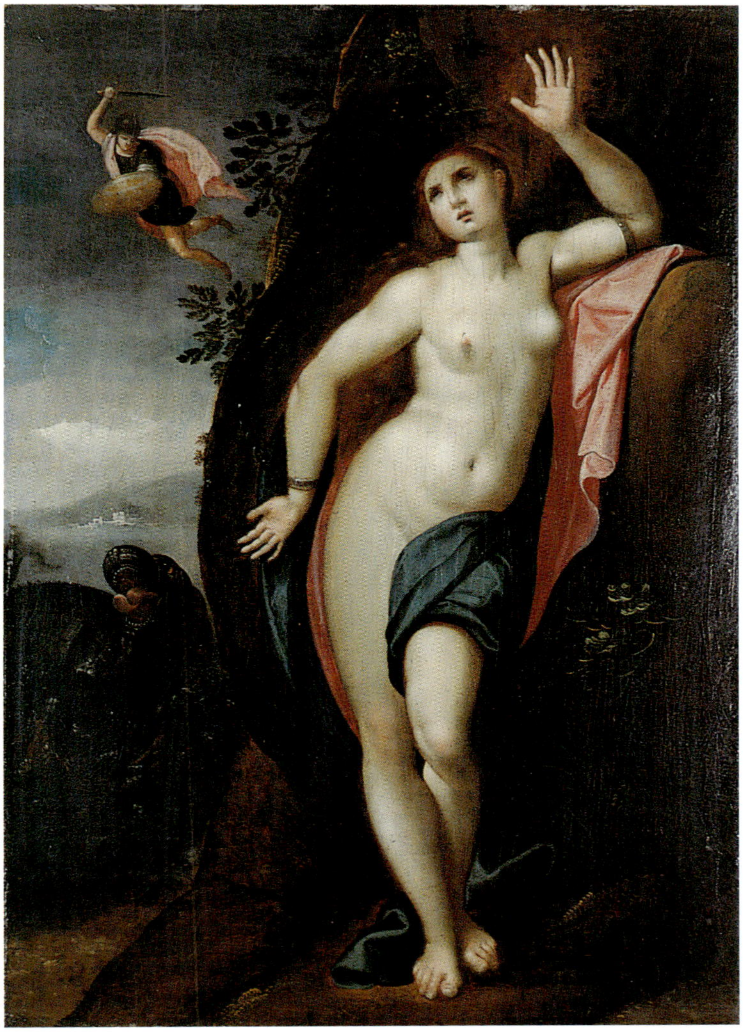

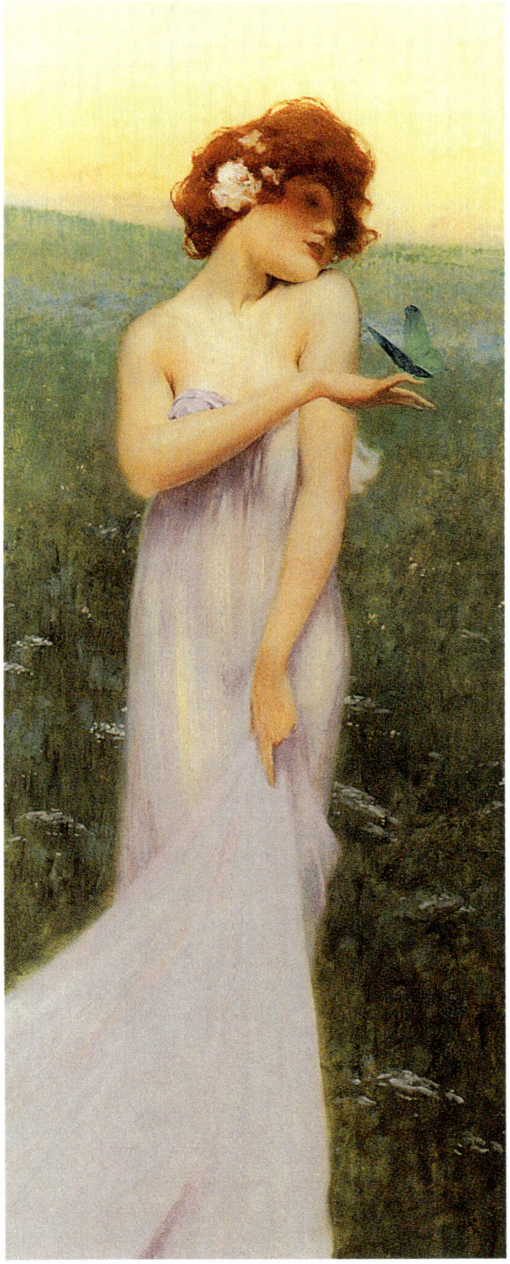

Hans Rottenhammer war ein bedeutender Spätmanierist im süddeutschen Raum. Sein Bild stellt eine in der abendländischen Kunst häufige Episode des antiken Mythos dar, die Befreiung der an einen Felsen gefesselten Andromeda. Mit geflügelten Schuhen ausgerüstet, gelang es Perseus, das Meerungeheuer zu besiegen. Hauptattraktion des Bildes ist der nackte Frauenkörper.

Raphael Kirchner schuf als Gebrauchsgraphiker für Zeitschriften und Postkarten um 1900 einen eigenen, nach ihm benannten Mädchentyp, eine minderjährige Ausgabe der Femme fatale, die oftmals – wie auch hier – mit ihrer erwachenden Sexualität kokettiert.

3 Hans Rottenhammer (1564–1625)

»Perseus und Andromeda«.
Signiert und datiert 1613.
Öl auf Holz.
H. 40,5 cm, B. 29,5 cm
50.000,– bis 70.000,–

*

Auch namhafte Altmeister sind noch zu moderaten Preisen zu haben.

4 Raphael Kirchner (1876–1917)

»Mädchen mit Schmetterling«.
Signiert.
Öl auf Leinwand.
H. 101 cm, B. 41 cm
20.000,– bis 40.000,–

*

Heute wieder beliebter Jugendstilmeister.

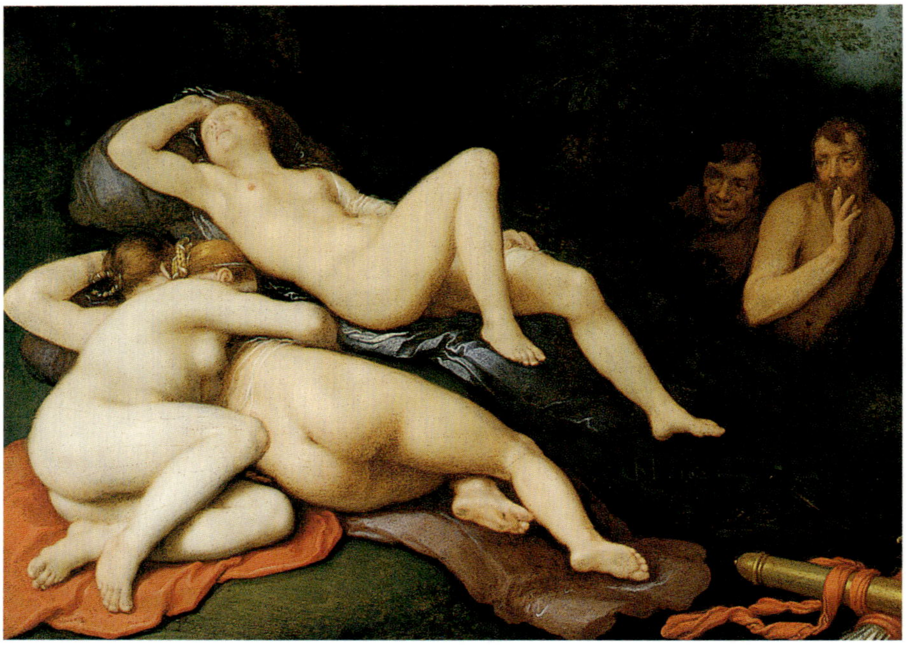

5 Cornelis van Haarlem (1562–1638)

»Schlafende Diana und Nymphen von Satyrn beobachtet«.
Monogrammiert und datiert 1625.
Öl auf Holz.
H. 28 cm, B. 40,5 cm
180.000,– bis 200.000,–

*

Kapitales Hauptwerk von musealer Qualität.

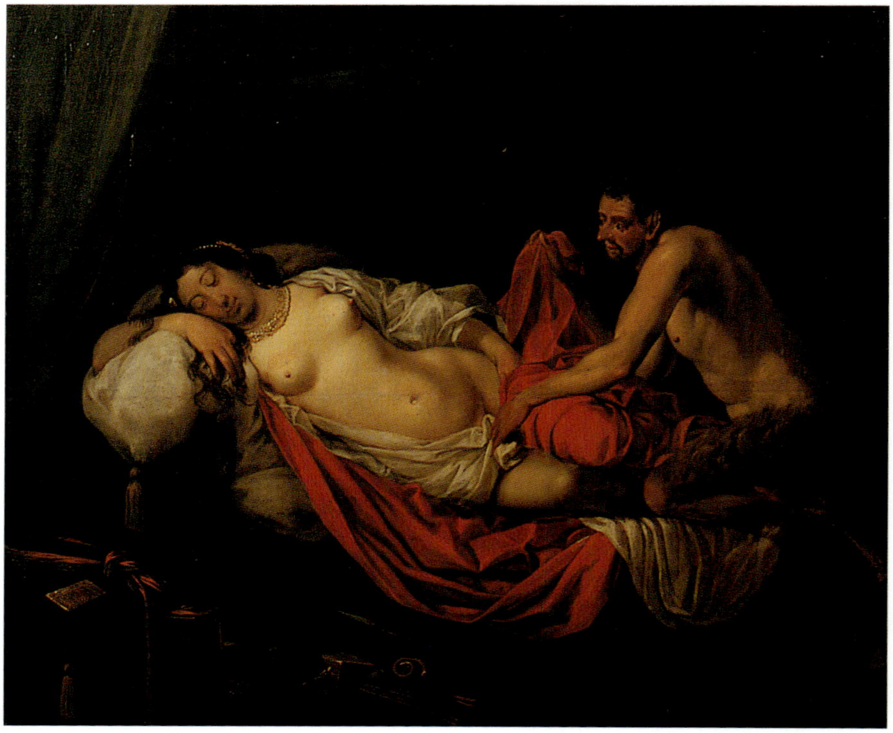

6 Jacob van Veen (1608/09 – um 1640)

»Nymphe und Satyr«.
Öl auf Leinwand.
H. 45 cm, B. 54,5 cm
30.000,– bis 50.000,–

*

Ambitioniertes Werk eines weniger bekannten Meisters.

Cornelis van Haarlem gehörte zu den sog. Haarlemer Manieristen, die sich vor allem durch die Darstellung gewagter Verkürzungen und Körperdrehungen hervortaten. Diana war die Göttin der Jagd und für ihre Jungfräulichkeit berühmt. Hier läßt die Ausrichtung des betont phallisch geformten Köchers unten rechts auf sehr eindeutige Absichten der Satyrn schließen. – Der frühbarocke Maler und Rechtsgelehrte Jacob van Veen entstammte einer niederländisch-brabantischen Malerfamilie. In seinem Bild zeigt sich der Übergang von manieristischem Linearismus zu barockem Realismus in anschaulicher Deutlichkeit.

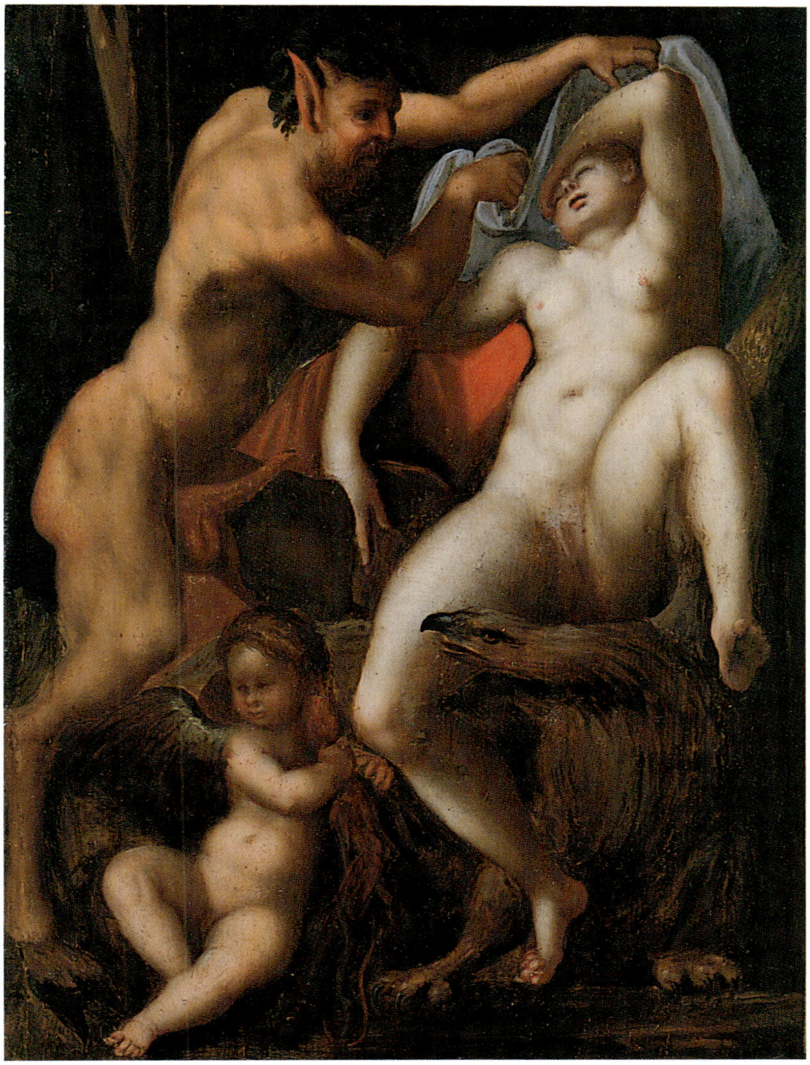

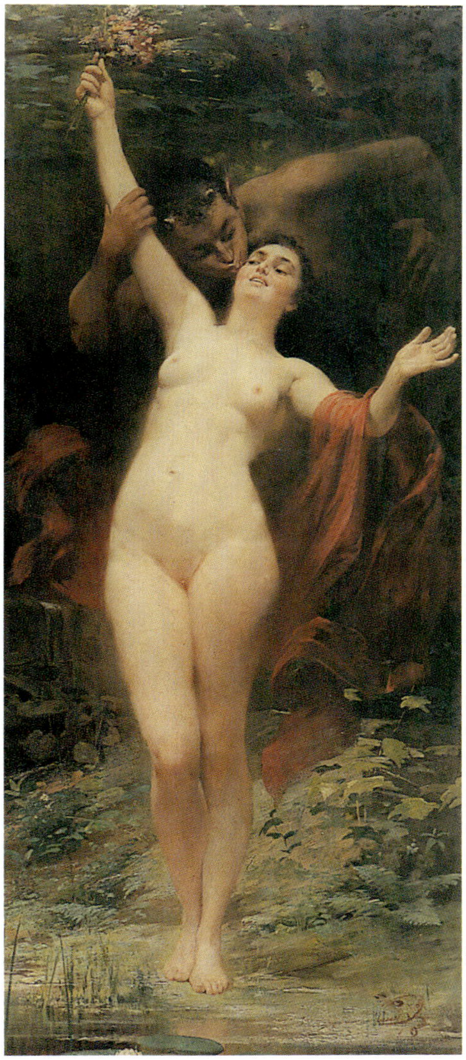

7 Prager Manierist

»Jupiter und Antiope«.
Um 1600, dat. 1526. Nach Stich von Gian Giacomo Caraglio nach Entwurf von Perino del Vaga (1501–1547).
Öl auf Holz.
H. 36 cm, B. 26 cm
30.000,– bis 60.000,–

*

Künstlerisch wie kulturgeschichtlich reizvolle Darstellung von hoher Seltenheit.
Die Datierung des Gemäldes zitiert die des Original-Entwurfs von Perino del Vaga.

Das Gemälde eines Prager Manieristen geht auf die bedeutende Stichfolge »Liebe der Götter« des italienischen Frühmanierismus zurück.

Pornographische Szenen wurden damals häufig mythologisch begründet. Hier nähert sich Jupiter in Gestalt eines erregten Fauns der breitbeinig daliegenden Antiope, während Amor Jupiters Blitze bewacht. Der Adler war Symbol des Göttervaters.

Eine Mischung aus realistischer Oberflächengestaltung und idealisierter Linienführung, die auf Ingres berühmte »Quelle« zurückgeht, zeigt das Bild des Rothenburger Bildnis- und Genremalers Philipp.

8 Caesar Philipp (geb. 1859)

»Nymphe und Satyr«.
Wohl 1900, signiert und undeutlich datiert.
Öl auf Leinwand.
H. 230 cm, B. 97 cm
15.000,– bis 25.000,–

*

Virtuos gemalte, eklektizistische Darstellung mit stilistischen Anklängen an Böcklin.

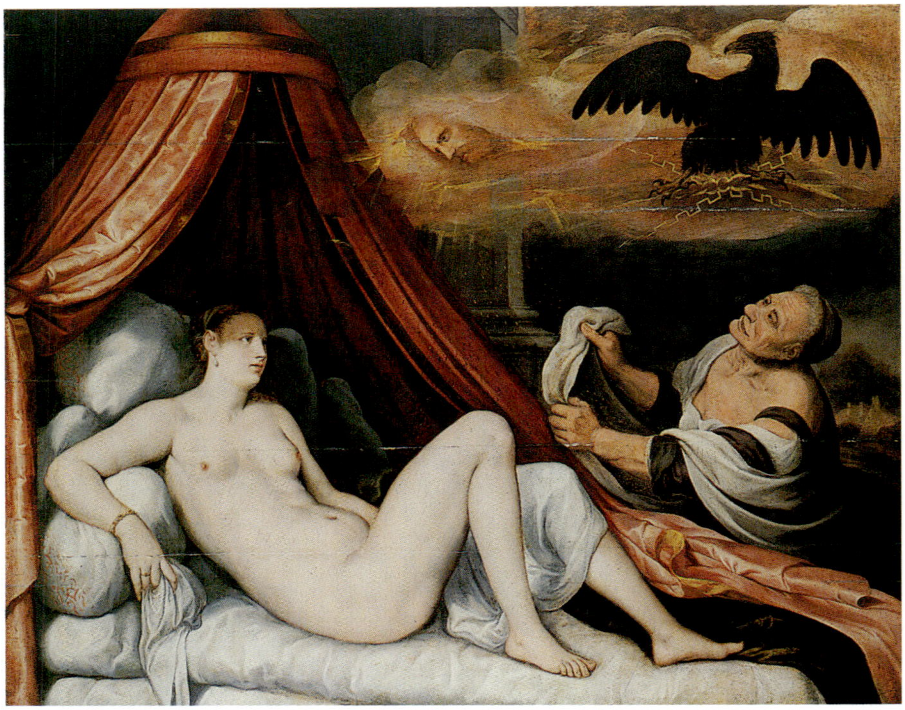

9 Federico Sustris (1540 – 1599)

»Danae«.
Öl auf Holz.
H. 152 cm, B. 194 cm
70.000,– bis 100.000,–

✻

Kapitales Hauptwerk eines regional bedeutenden Künstlers.

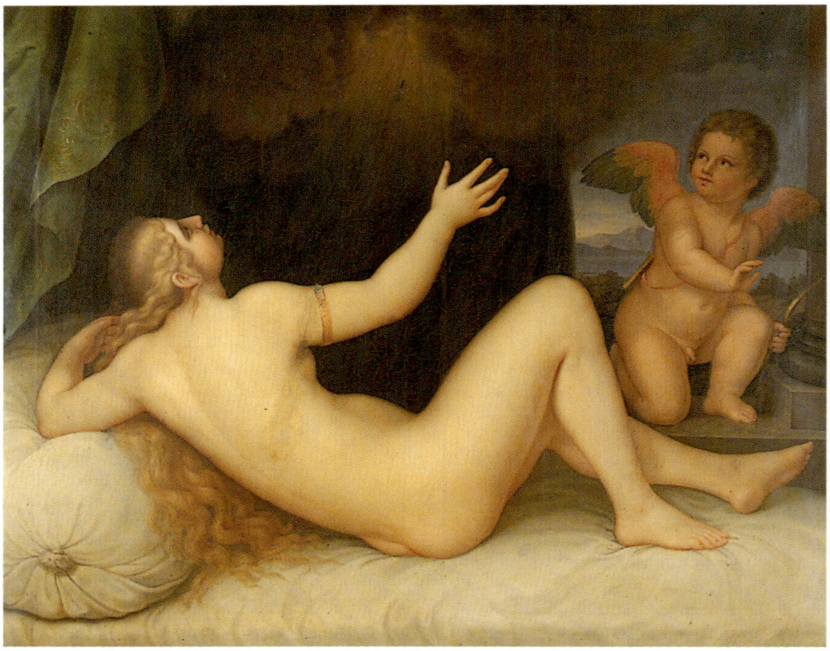

10 Pompeo Batoni (1708 – 1787), Umkreis

»Danae mit Amor«.
Öl auf Leinwand.
H. 80 cm, B. 105 cm
15.000,– bis 20.000,–

✻

Das erotische Subjekt wirkt bei diesem anonymen, künstlerisch mittelmäßigen Bild eindeutig preiserhöhend.

Federico war der Sohn des niederländischen Malers Lambert Sustris. Nachdem er u. a. bei Vasari gearbeitet hatte, kam er nach München, wo er bald die Kunsttätigkeit der Stadt leitete. Seine Danae folgt einer Fassung des Themas von Tizian (heute im Museo Capodimonte in Neapel). Danae war eine der Liebschaften des Zeus, die er in Gestalt eines Goldregens schwängerte. Spezifische Zutaten Sustris' gegenüber der Fassung Tizians sind das Männergesicht in der Wolke und der Adler mit den Blitzen – beides Attribute des Göttervaters – sowie die karikierend aufgefaßte Alte.

Batoni war der führende Maler Roms im 18. Jahrhundert und Vertreter einer sentimentalen Spielart des Klassizismus.

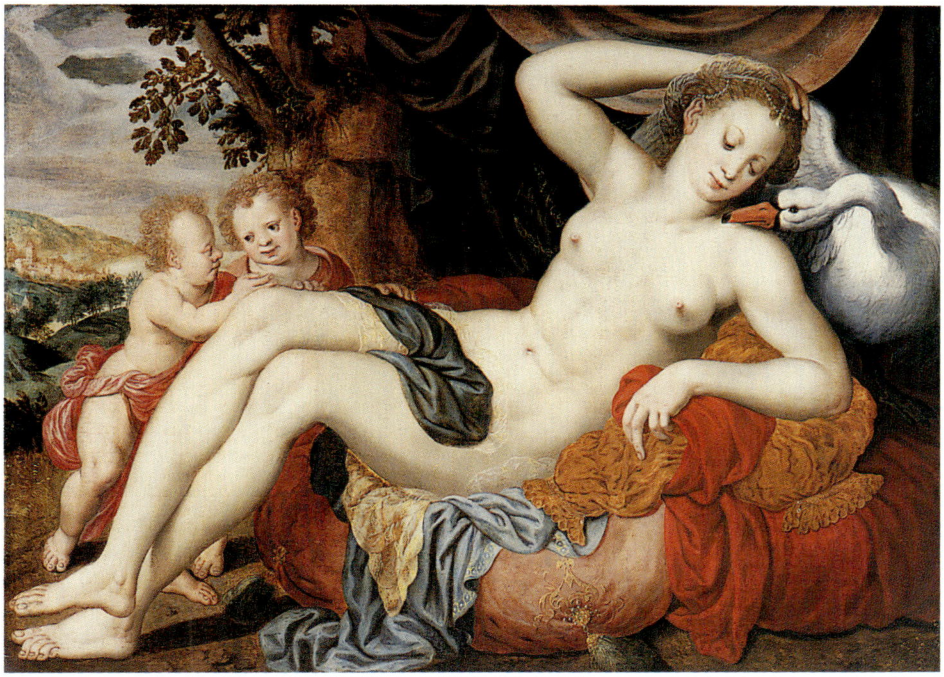

11 Flämisch

»Leda mit dem Schwan«.
Zweite Hälfte 16. Jh.
Öl auf Holz.
H. 78 cm, B. 108 cm
50.000,– bis 70.000,–

✻

Bedeutendes anonymes Werk des flämischen Romanismus.

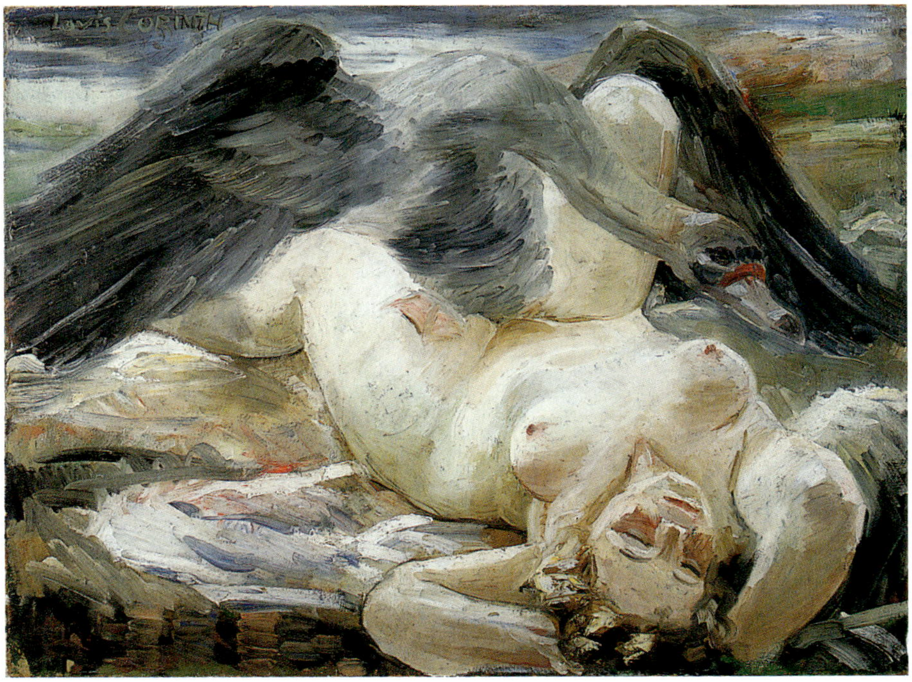

12 Lovis Corinth (1858–1925)

»Leda mit dem Schwan«.
Signiert und undeutlich datiert.
Öl auf Leinwand.
H. 65 cm, B. 88 cm
Über 300.000,–

✻

Museales Werk von internationalem Rang aus der begehrten späten Schaffensperiode des Meisters, bei dem sich der kraftvoll zupackende Stil und das drastisch aufgefaßte Thema genial ergänzen.

Eine weitere Liebschaft des Zeus – und die berühmteste neben Europa – war Leda, der er als Schwan beiwohnte. Typisch für die flämische Malerei des Manierismus sind jene etwas derben Körperformen und die unruhige Kontur, die wir noch bei Rubens finden, sowie die ambitionierte Landschaftsmalerei, vergleichbar der des Pieter Brueghel.

Lovis Corinth – der aus Ostpreußen stammende Wahl-Münchner, -Berliner und schließlich -Walchenseer – wandelte sich im Lauf seiner langen Malerkarriere vom Naturalisten zum Expressionisten. In seiner Darstellung des drastisch Sinnlichen schreckte er auch vor dem Häßlichen nicht zurück. Das Werk gehört einer späteren Schaffensperiode an und ist malerisch stark aufgelöst.

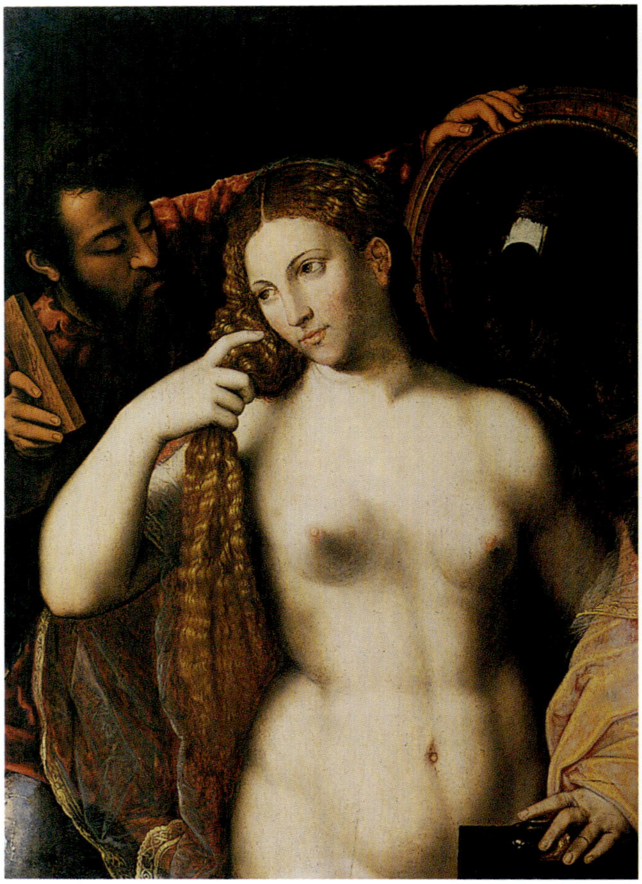

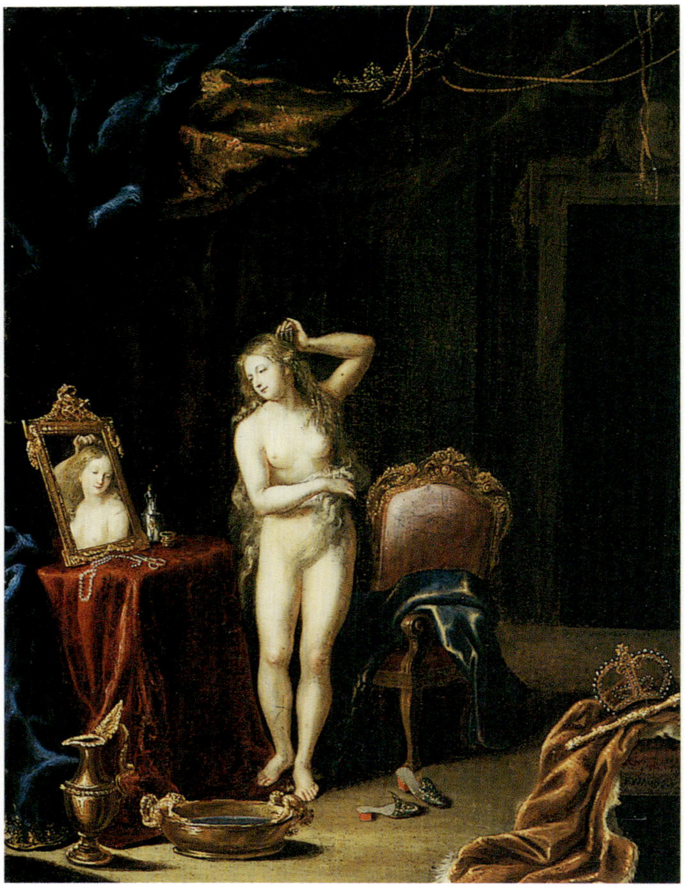

13 Michiel Coxie (1499–1592), zugeschr.

»Dame im Spiegel«.
Öl auf Holz.
H. 102 cm, B. 74,5 cm
40.000,– bis 50.000,–

*

Kostbares, an oberitalienische Meister wie Savoldo erinnerndes Renaissancewerk mit erotisch-kraftvollem Akt und interessantem Spiegelmotiv, leider ohne Signatur und gesicherte Autorenschaft.

Der in Mecheln geborene Schüler des Barend van Orley Michiel Coxie hielt sich mehrere Jahre in Rom auf und gehörte zu den ersten sog. Romanisten. Neben Frans Floris war er der damals erfolgreichste Maler in Flandern. Seine Dame mit Spiegel zeigt in den klassisch geprägten Körper- und Gesichtsformen deutlich italienischen Einfluß.

Der Leidener Bildnis- und Genremaler Frans van Mieris d. J., Sohn und Schüler des Wilhelm, entstammte einer berühmten Malerfamilie. Generell läßt sich jedoch konstatieren, daß die Malerei Hollands im 18. Jahrhundert international nicht mehr die gleiche Bedeutung hatte wie im Jahrhundert zuvor, als dort Künstler wie Rembrandt und Vermeer tätig waren.

14 Frans van Mieris d. J. (1689–1763)

»Mädchen bei der Toilette«.
Signiert.
Öl auf Leinwand.
H. 49,5 cm, B. 38 cm
40.000,– bis 60.000,–

*

Die niederländischen Meister des 18. Jahrhunderts sind wesentlich weniger berühmt und angesehen als ihre Vorgänger aus dem 17. Jahrhundert.

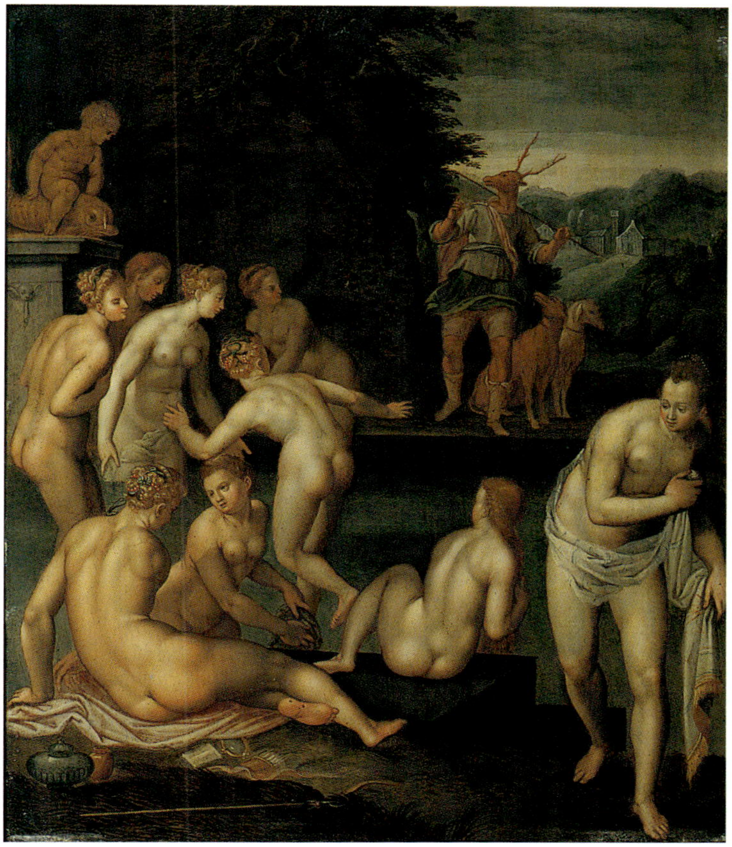

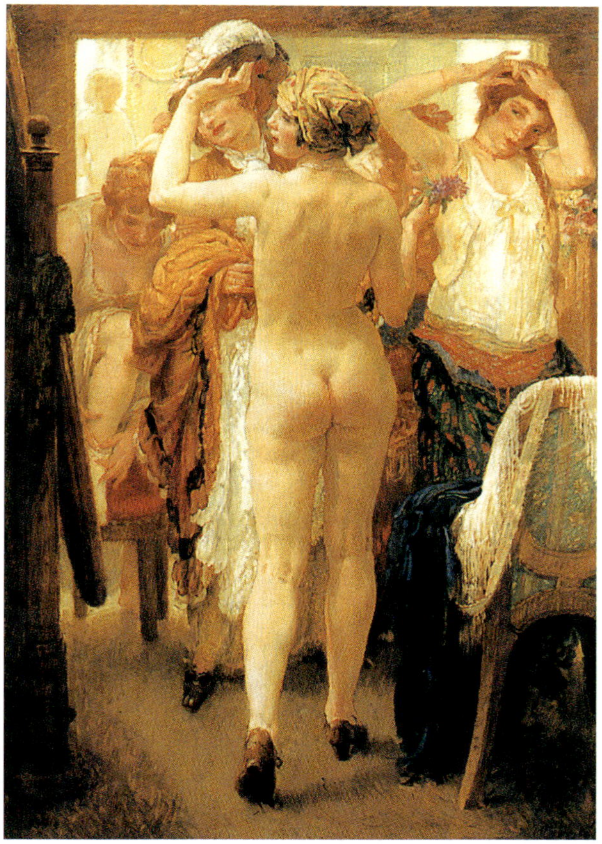

15 Bernaert van Ryckere (1535–1590), Umkreis

»Diana mit ihren Nymphen im Bad«.
Öl auf Kupfer.
H. 38 cm, B. 33 cm
20.000,– bis 35.000,–

*

Die elegant gedrehten Akte sind sehr typisch für ihre Entstehungszeit und zeugen von einem beachtlichen künstlerischen Niveau.

Das Bild aus dem Umkreis des Bernaert van Ryckere illustriert das Bemühen des Malers, bewegte Körper in verschiedensten Drehungen und Verkürzungen darzustellen. Anlaß dafür bietet das alte Thema der Diana im Bade, die von dem Jäger Aktaion beobachtet wird. Zur Strafe verwandelt ihn Diana in einen Hirsch, der von seinen eigenen Hunden zerrissen wird.

Demgegenüber bietet dem Prager Figuren- und Bildnismaler Obrovsky das Thema der Kostümanprobe Gelegenheit, eine Anzahl draller Mädchen in unterschiedlichen Bewegungen und verführerischen Posen zu zeigen. Geschickt hält der Künstler dabei die Balance zwischen Realismus und Gefälligkeit.

16 Jakob Obrovsky (1882–1949)

»Theateranprobe«.
Signiert.
Öl auf Leinwand.
H. 200 cm, B. 144 cm
10.000,– bis 15.000,–

*

Prachtexemplar für Liebhaber weiblicher Kehrseiten.

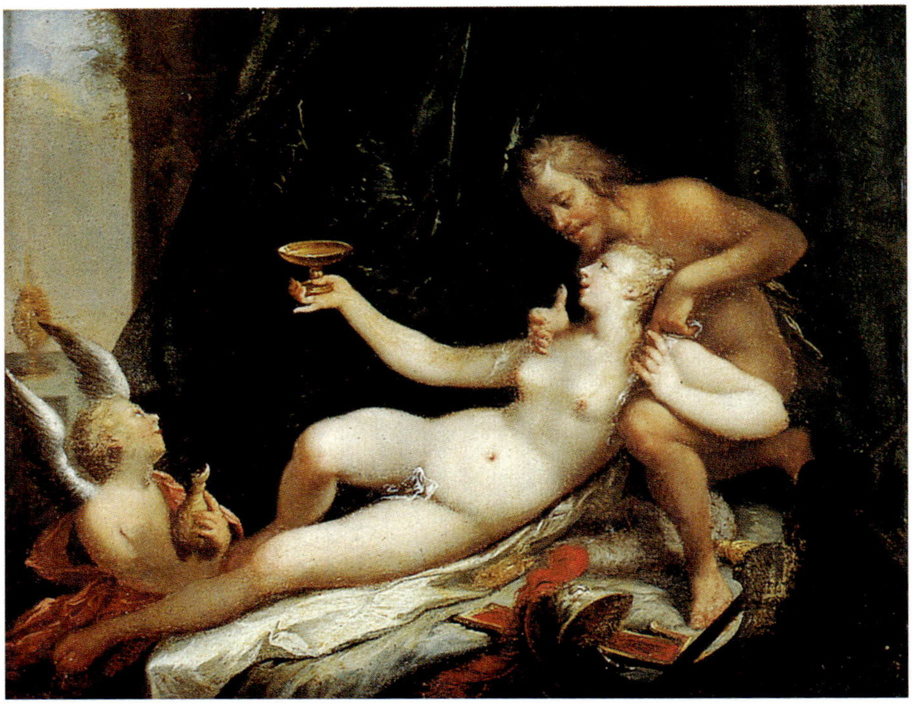

17 Anton Gasser (erwähnt 1610 – 1622)

»Mars und Venus«.
Öl auf Kupfer.
H. 22 cm, B. 27 cm
40.000,– bis 60.000,–

*

Kostbares museales Werk eines regional bedeutenden Meisters.

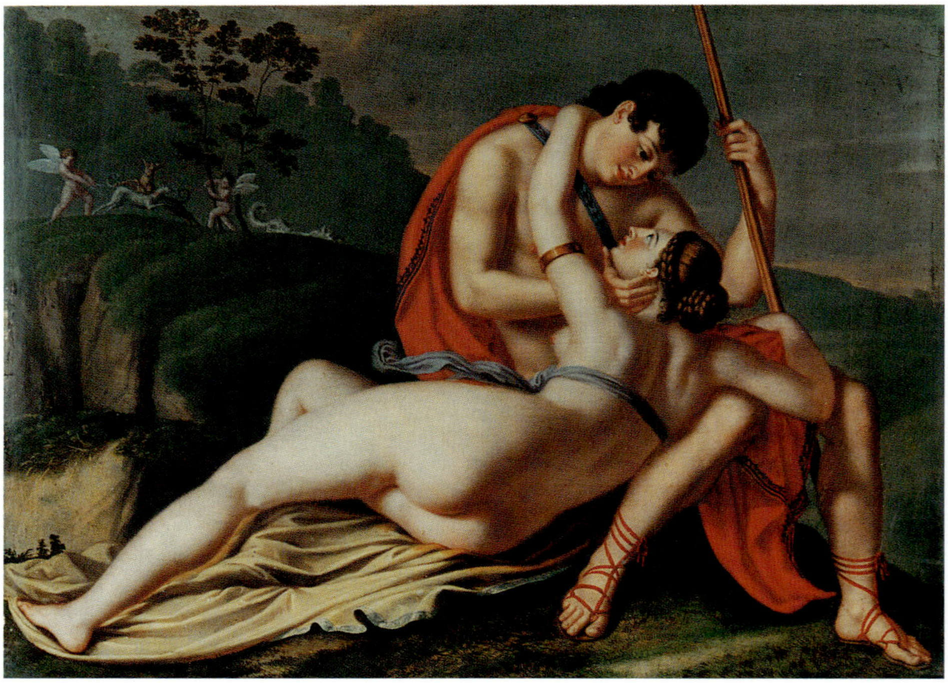

18 Französisch

»Venus und Adonis«.
Um 1800.
Öl auf Holz.
H. 45 cm, B. 61,5 cm
5.000,– bis 10.000,–

*

Attraktives, hocherotisches Bild mit künstlerischen Schwächen, etwa in dem puppenhaften Adoniskopf.

Anton Gasser war in Augsburg tätig und wird in den Urkunden im Zeitraum zwischen 1610 und 1622 erwähnt. Sein fein gemaltes Werk erweist sich in seiner ganzen stilistischen Anlage als Spätform des internationalen Manierismus, der in Italien ebenso wie in Frankreich, in den Niederlanden sowie am Kaiserhof von Prag gepflegt wurde. Typisch ist die Längung der einzelnen Körperteile und ihre gliederpuppenartige Zusammenfügung bis in die einzelnen Finger hinein.

Das französische Werk aus der Zeit des Klassizismus gibt Venus zusammen mit Adonis wieder, der als schönster Mann des Altertums galt. Vergeblich versucht sie den Geliebten von der Eberjagd zurückzuhalten, da sie seinen Tod voraussieht.

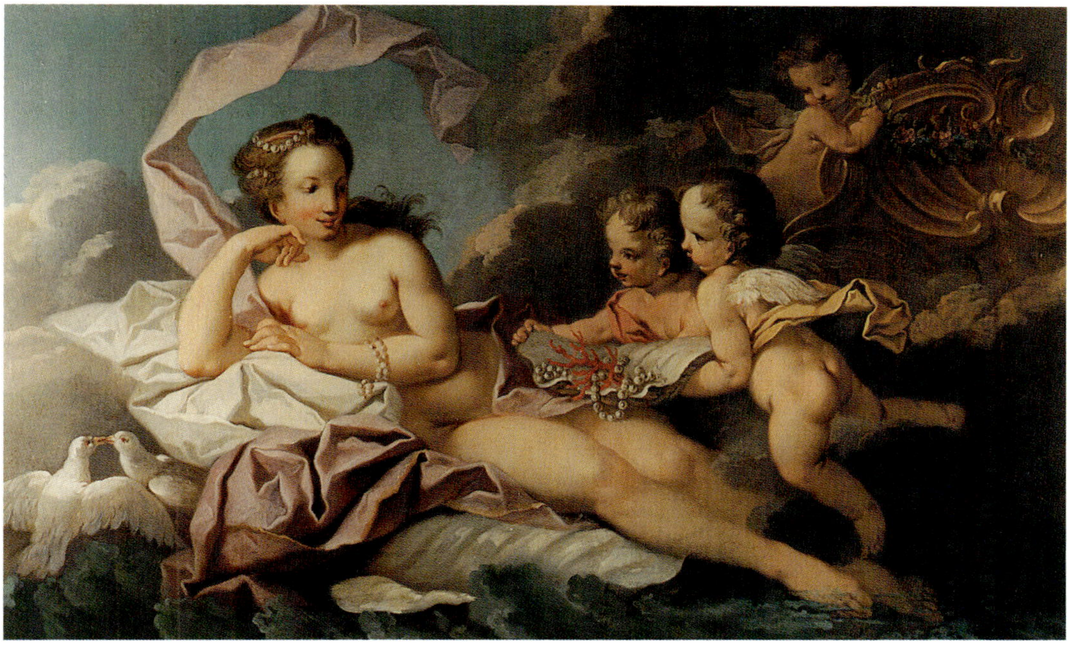

19 Etienne Jeaurat (1699–1789)

»Triumph der Venus«.
Signiert.
Öl auf Leinwand.
H. 62 cm, B. 102 cm
55.000,– bis 65.000,–

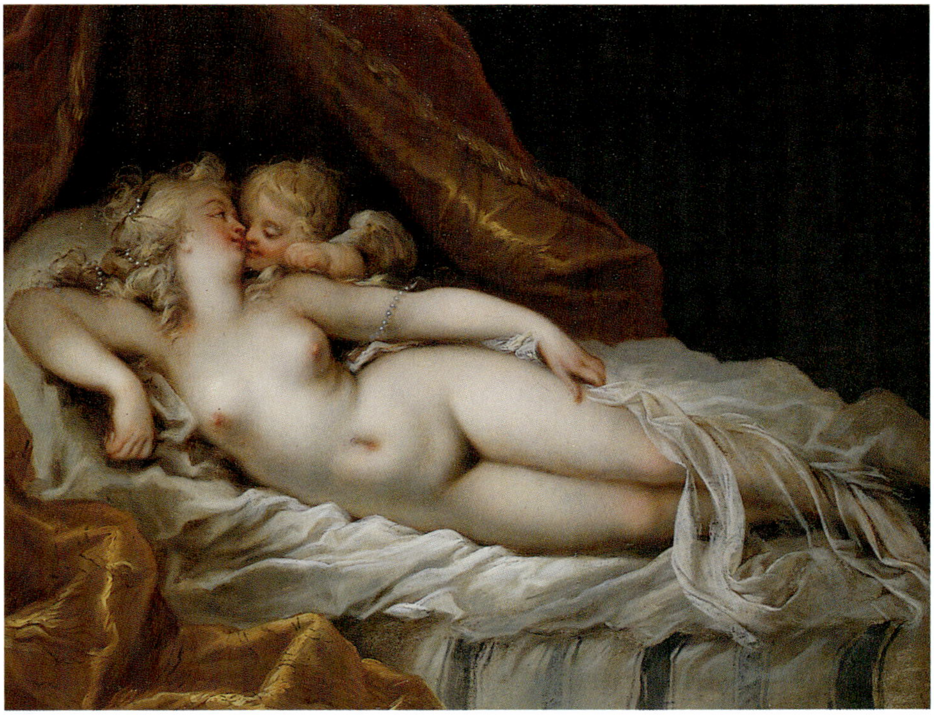

20 Johann Ernst Heinsius (1740–1812)

»Venus und Amor«.
Signiert und 1780 datiert.
Öl auf Leinwand.
H. 57 cm, B. 68 cm
35.000,– bis 45.000,–

*

Der originale Bilderrahmen (hier nicht abgebildet) erhöht den Wert dieses pikanten, sehr eigenwillig aufgefaßten und ungewöhnlichen Werks.

Der Maler und Kupferstecher Etienne Jeaurat war ein mit allen akademischen Ehren ausgestatteter Repräsentant des französischen Rokoko. In seiner Boucher vergleichbaren Darstellung der Venus zeigt er eine ornamentale Anordnung der Figuren in einem irgendwo zwischen Himmel und Wasser lokalisierten Raum. Dabei überwiegen pastellige Farbtöne. Die schnäbelnden Tauben sind Attribute der Venus, genauso wie die Perlenkette, die sich »die Schaumgeborene« hier überreichen läßt. – Etwas erdenschwerer wirkt demgegenüber die dralle Venus des deutschen Malers Johann Ernst Heinsius, der wohl in den Niederlanden ausgebildet wurde und sich eine Zeit lang in Weimar aufhielt. Die meiste Zeit seines Lebens verbrachte er jedoch in Frankreich, wo er es sogar zum Hofmaler der Töchter König Ludwigs XV. brachte.

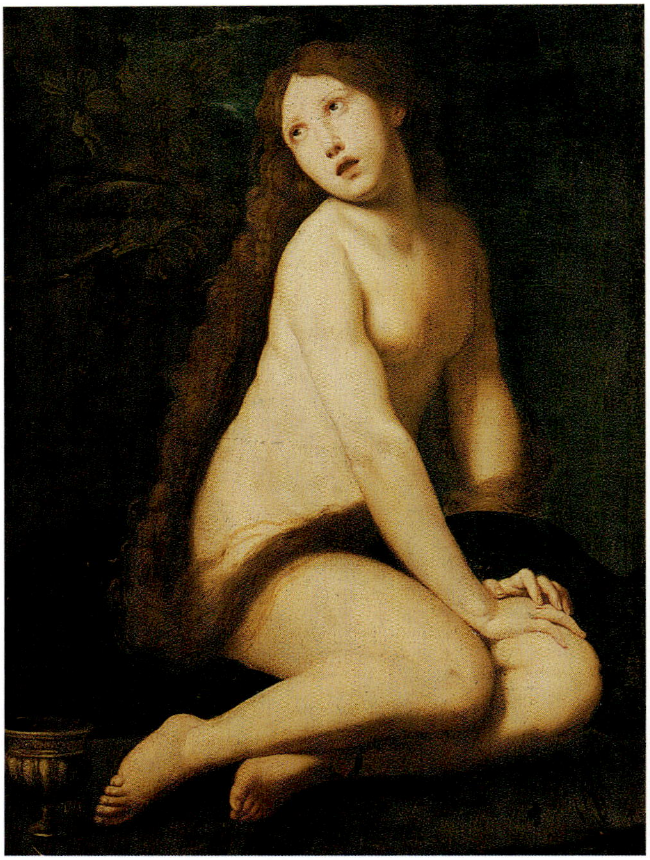

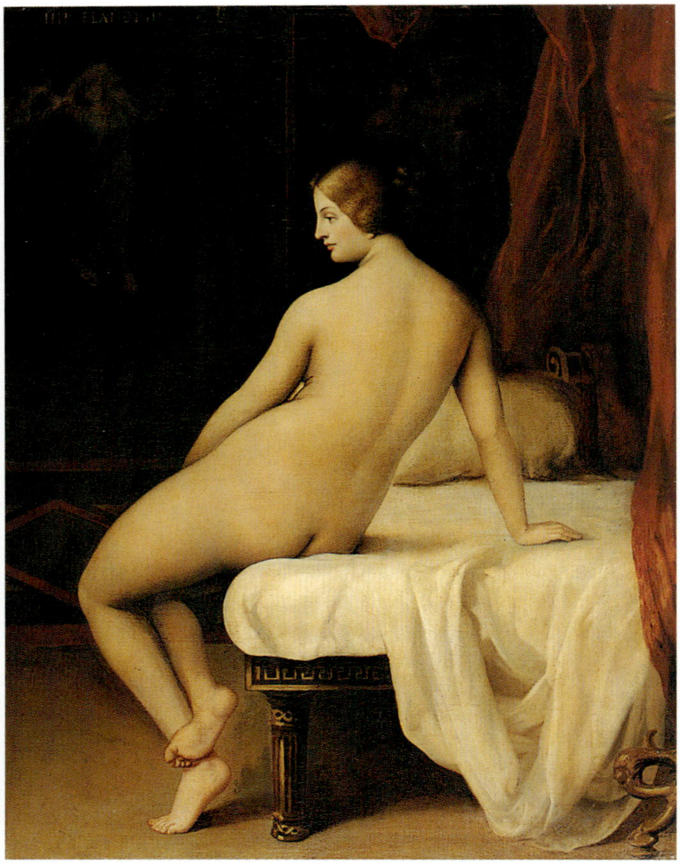

21 Francesco Furini (1604–1646), Werkstatt

»Die büßende Magdalena«.
Öl auf Leinwand.
H. 114 cm, B. 86 cm
20.000,– bis 40.000,–

*

Barockes Pin-up.

Bei dem Gemälde des Florentiner Barockmalers Furini handelt es sich um eine eigenhändige Replik eines Gemäldes im Kunsthistorischen Museum in Wien. Der Künstler war auf Frauenakte förmlich spezialisiert und kann als Vorläufer der Pin-up-Maler des 20. Jahrhunderts betrachtet werden. Seine Magdalena ist Büßerin und Sünderin zugleich, wobei den Maler hauptsächlich letzterer Aspekt interessiert.

Flandrin war Mitglied einer französischen Malerfamilie und Schüler von Ingres, dessen berühmte »Große Badende« er hier variiert. Das Bild bezeichnet eine Phase der Stil- und Kulturentwicklung, als der strenge, männlich-martialische Klassizismus des ausgehenden 18. und beginnenden 19. Jahrhunderts in eine besinnlich-sanftere, romantische Phase überging.

22 Hippolyte Flandrin (1809–1864)

»Rückenakt«.
Signiert.
Öl auf Leinwand.
H. 82 cm, B. 66 cm
35.000,– bis 45.000,–

*

Reizvolles Werk eines bedeutenden Malers aus der Ingres-Schule.

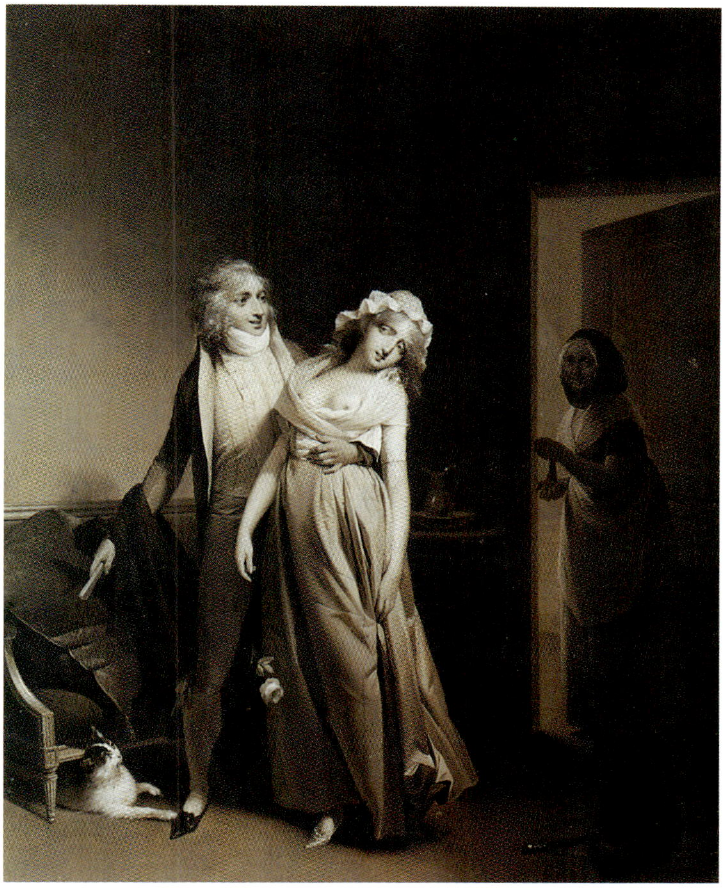

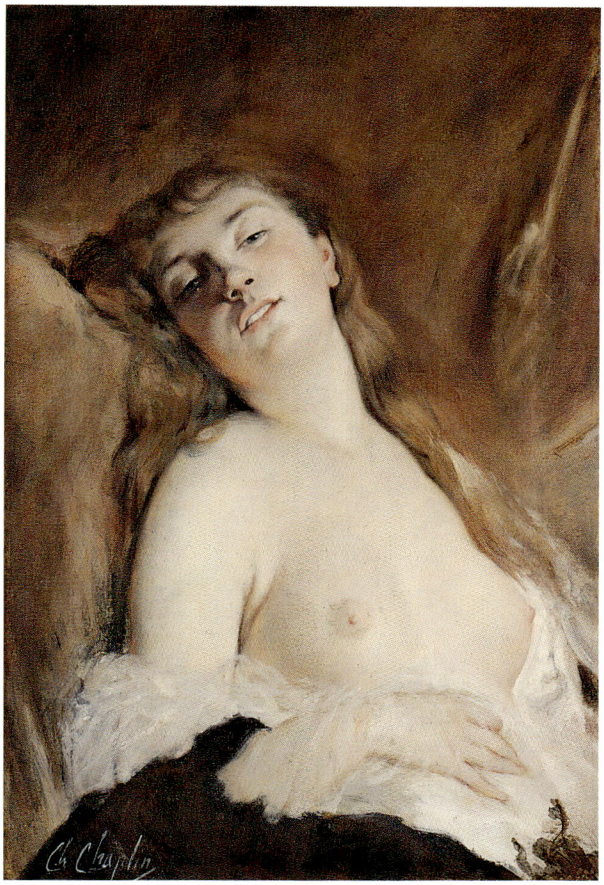

23 Louis Léopold Boilly (1761–1845)

»Trompe l'œil à la gravure: la rose qui tombe«.
Signiert.
Öl auf Leinwand.
H. 50,5 cm, B. 41,5 cm
80.000,– bis 120.000,–

❋

In Bezug auf malerische Virtuosität und Wirklichkeitserfassung gehört Boilly zu den ganz Großen.

Der bedeutende Genremaler Boilly schuf über 5.000 Porträts und 500 Genrebilder, außerdem Zeichnungen und Lithographien. Das Bild des »Kleinmeisters der Revolution« in Grisaillemalerei war als Stichvorlage konzipiert. Es steckt voll erotischer Anspielungen und Symbole. Die heruntergefallene Rose bedeutet natürlich das gefallene Mädchen, die Katze tierische Triebhaftigkeit. Und die Art, wie Hut und Stock rechts unten in der Ecke liegen, ist als Sexsymbolik zu lesen.

Demgegenüber beschränkte sich der hauptsächlich in Frankreich wirkende englische Maler Chaplin, der mit seinen »pastelligen« Frauenporträts großen Erfolg hatte, auf den forcierten Schlafzimmerblick.

24 Charles Chaplin (1825–1891)

»Souvenirs en rose«.
Wohl um 1885.
Öl auf Leinwand.
H. 65 cm, B. 44 cm
23.000,– bis 27.000,–

❋

Eine fast identische Fassung befindet sich im Musée des Arts décoratifs in Paris.

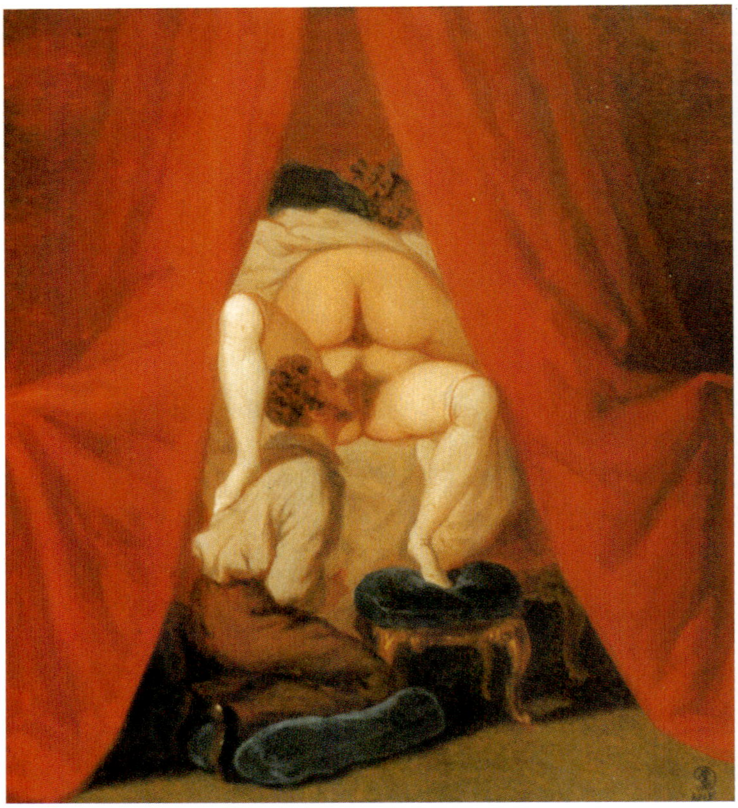

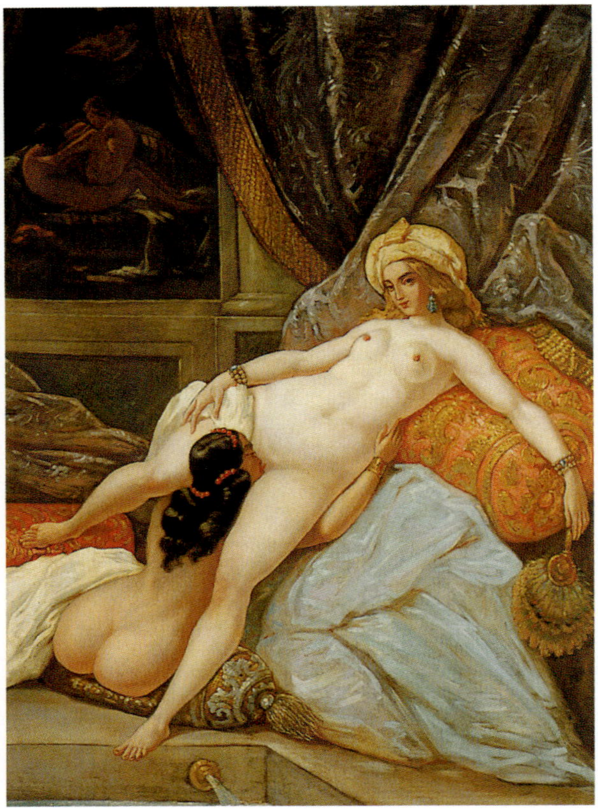

25 Eugène François Devéria (1808–1865)

»Der Zuschauer«.
Monogrammiert und datiert 1815.
Öl auf Leinwand.
H. 24 cm, B. 22 cm
8.000,– bis 12.000,–

*

Eugène gilt im Vergleich zu seinem Bruder Achille als weniger bedeutend.

Die Brüder Achille (s. S. 69 f.) und Eugène François Devéria waren Maler und Graphiker, die Meilensteine in der Geschichte der Pornographie setzten. Das Gemälde »Der Zuschauer« zeigt eine erotische Phantasie, in der ein männlicher Betrachter allein durch den Anblick zweier kunstvoll arrangierter weiblicher Unterleiber sexuell erregt wird. Dabei wird die Vagina zum Schauspiel, der Vorhang, der die Szenerie einrahmt, zu ihrem Symbol.

Das unsignierte französische Gemälde des 19. Jahrhunderts variiert eine Graphik von Achille Devéria, aus dem die zentrale Figurengruppe übernommen wurde. Statt des Gemäldes sieht man dort einen orientalischen Herrscher, der seinen beiden Haremsdamen beim Liebesspiel zusieht. Ein typisches Merkmal des Malers sind neben den niedlich raffaelesken Köpfen die breiten Hüften der Frauen.

26 Französisch

»Zwei Frauen beim Liebesspiel«.
Mitte 19. Jh.
Öl auf Leinwand.
H. 126 cm, B. 96 cm
4.000,– bis 6.000,–

*

Tüchtig ausgeführte, doch letztendlich eher handwerklich-virtuose Darstellung ohne eigene künstlerische Bedeutung.

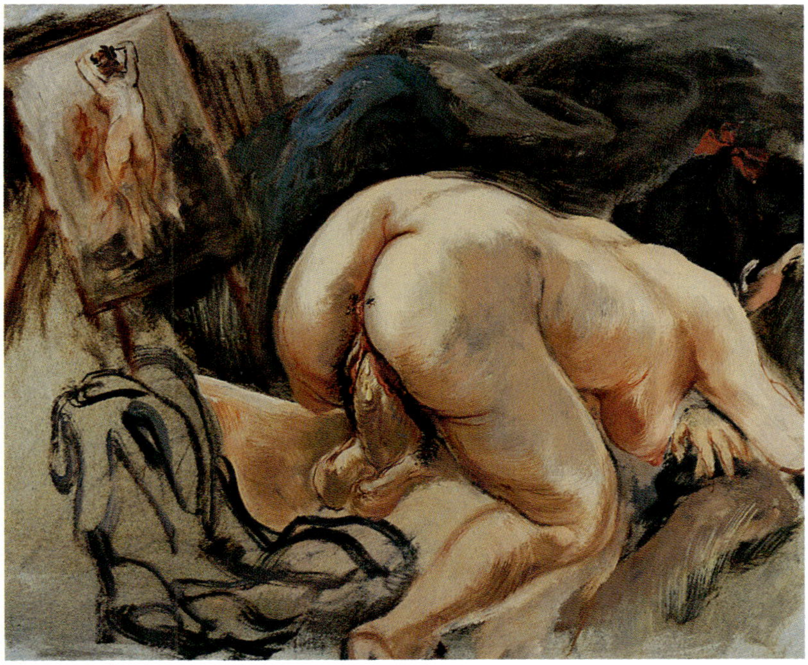

27 George Grosz (1893–1959)

»Maler und Modell«.
Öl auf Pappe.
18.000,– bis 22.000,–

*

Die erotischen Bilder des George Grosz gehören inzwischen auf dem Kunstmarkt zu den hochangesehenen Werken.

28 Eric Fischl (geb. 1948)

»Ohne Titel«.
USA, 1995.
Öl auf Leinwand.
H. 183 cm, B. 114 cm
220.000,– bis 300.000,–

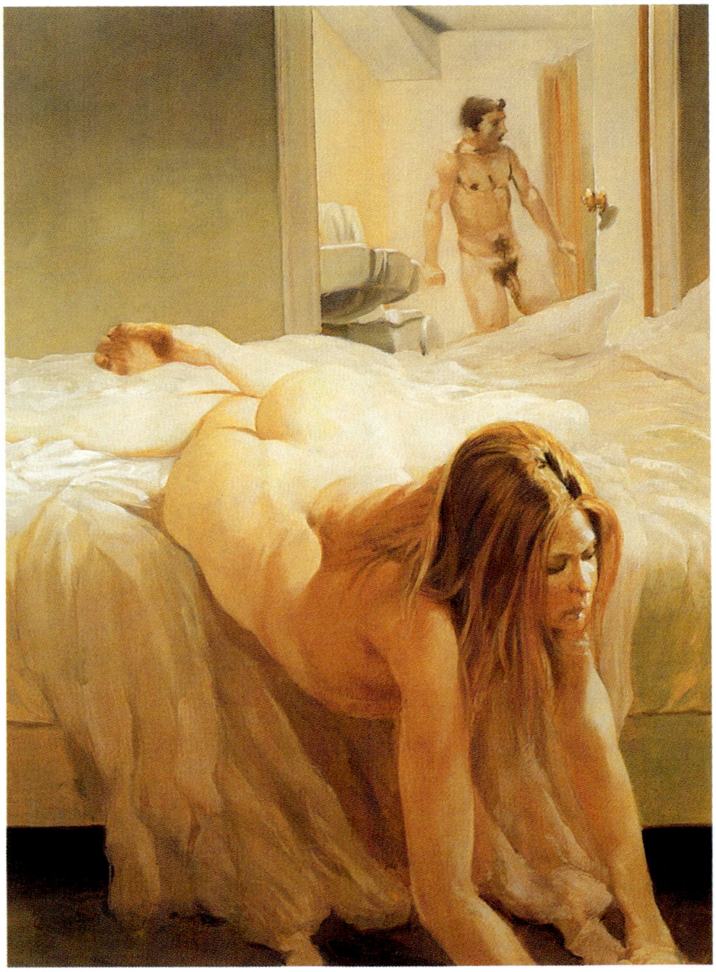

Von George Grosz, dem berühmten satirischen Zeichner der 20er Jahre und bedeutenden Maler von Porträts im Stil der Neuen Sachlichkeit, gibt es auch eine ganze Reihe interessanter Aquarelle und Malskizzen mit unverblümt pornographischer Thematik. Bezeichnend für seine unsentimentale und an der Drastik altdeutscher Maler inspirierten Sicht der Wirklichkeit sind die Fliegen am Hinterteil der drallen Schönen, die offensichtlich dem Künstler in einer Malpause Gesellschaft leistet.

Der Amerikaner Eric Fischl gehört zu den herausragenden figurativen Malern der Gegenwartskunst und hat sich vorwiegend auf private, ja allgemein als peinlich empfundene Themen verlegt.

Auf unserem Bild sehen wir ein nacktes Paar, dessen Handlung – die Frau gleitet mit ernstem Gesichtsausdruck aus dem Bett auf den Fußboden – merkwürdig ambivalent und rätselhaft bleibt.

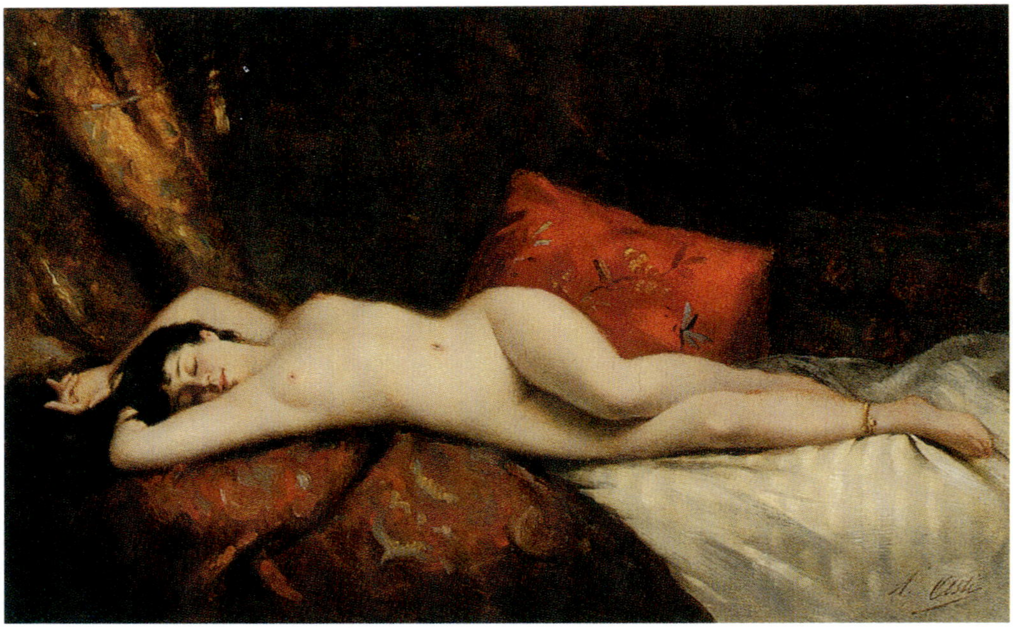

29 Angelo Asti (1847–1903)

»Akt auf Diwan«.
Signiert.
Öl auf Leinwand.
H. 31 cm, B. 51 cm
7.000,– bis 10.000,–

*

Gefällige Routinewerke der Salonmalerei waren jahrzehntelang verschmäht.

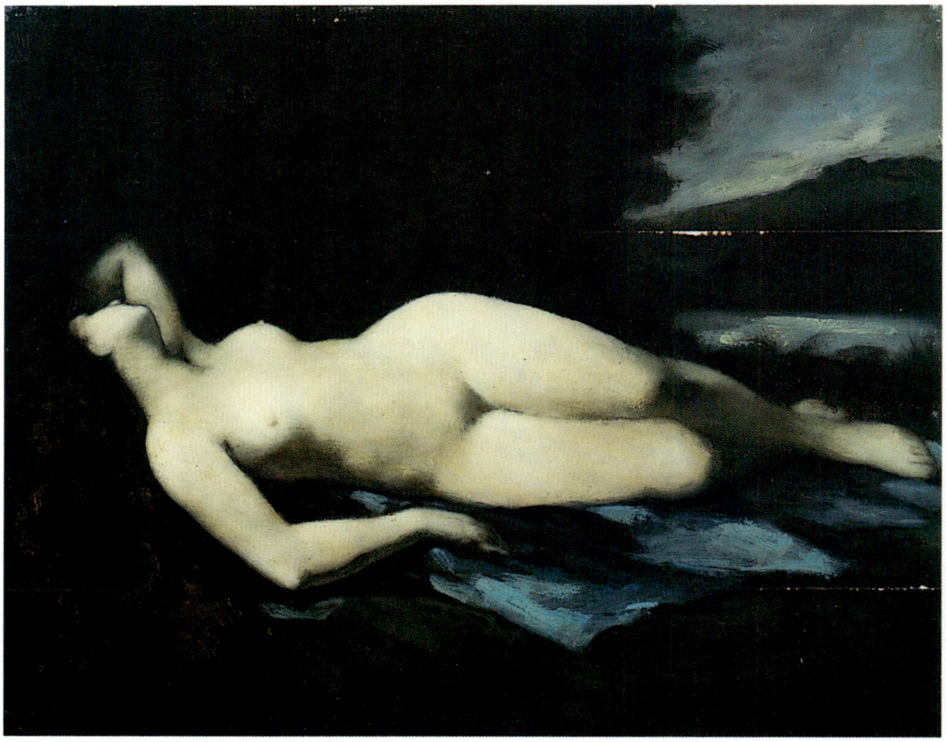

30 Jean-Jacques Henner (1829–1905)

»Liegender weiblicher Akt«.
Öl auf Holz.
H. 47 cm, B. 60,5 cm
10.000,– bis 15.000,–

*

Für die Preisbewertung spielt der konservatorische Zustand (deutlich sichtbare Brettfugen) eine Rolle. Glück im Unglück ist, daß die Risse nicht die Figur selbst tangieren.

Der im Elsaß geborene Maler und Schüler von Picot Angelo Asti entwickelte am Vorbild von Correggio und den Venezianern seinen charakteristischen, malerisch vorgetragenen, gefälligen Stil. Seine Stimmungsidyllen mit weiblichen Akten waren überaus erfolgreich. Neben seiner Tätigkeit als begehrter Frauenporträtist variierte Asti auch sein Repertoire nackt daliegender weiblicher Akte.

Während Henner eher auf den Gegensatz von hellen und verschatteten Flächen baut, setzt Asti in der Tradition von Ingres verstärkt auf die Eleganz der Linie. Seine effektvoll hingegossene Schöne in einer typischen Pose der Salonmalerei ist vor allem auf eine wellenförmig ausladende Konturlinie hin konzipiert.

31 Marcel René Herrfeldt (1890–1965)

»Zwei Frauen am Strand«.
1930er Jahre, signiert.
Öl auf Leinwand.
H. ca. 90 cm, B. ca. 120 cm
10.000,– bis 20.000,–

*

Die kraftvollen Akte des produktiven Malers treten zunehmend ins Blickfeld der Sammler.

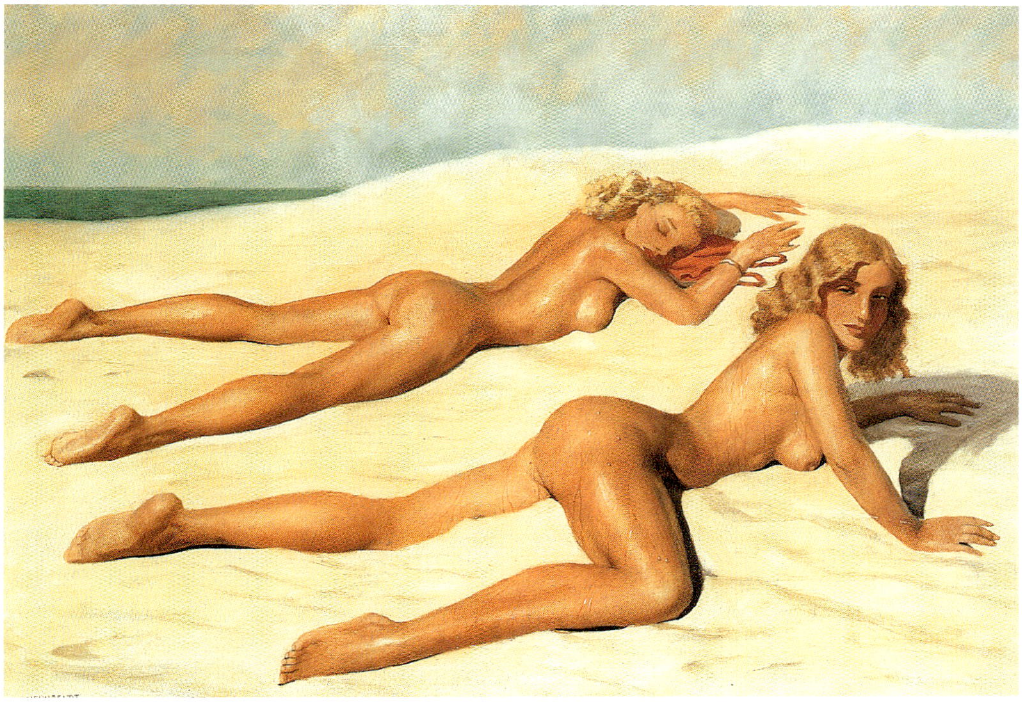

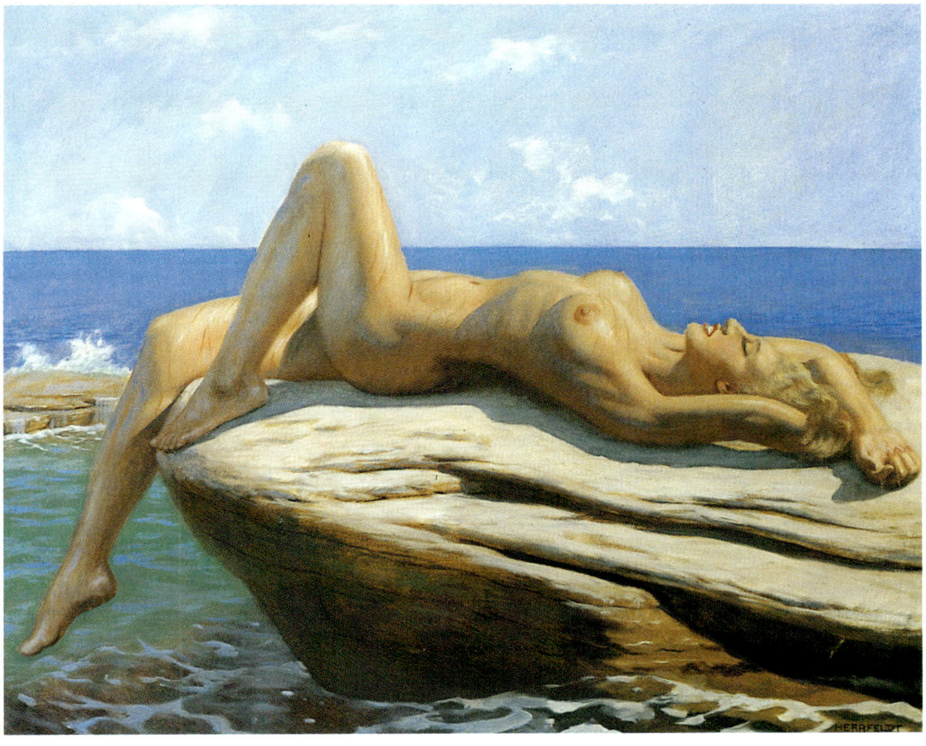

32 Marcel René Herrfeldt (1890–1965)

»Liegender Akt am Meer«.
1930er Jahre, signiert.
Öl auf Leinwand.
H. 80 cm, B. 100 cm
8.000,– bis 12.000,–

*

Herrfeldt hat sowohl für Erotik- wie für Art-déco-Sammler etwas zu bieten.

Der in Paris geborene Marcel René Herrfeldt war Schüler von Franz von Stuck in München, wo er auch den größten Teil seines Lebens verbrachte. Sein malerisches Œuvre ist überwiegend dem kraftvollen, erotisierten Frauenakt gewidmet. Seine Mädchen sind keine zimperlich gezierten Salondämchen mehr, sondern sportlich trainiert, selbstbewußt und emanzipiert. Die liegenden Badenixen zeigen die typischen, weich fließenden Linien der 30er Jahre, die den kantigen Art-déco-Stil der 20er ablösten.

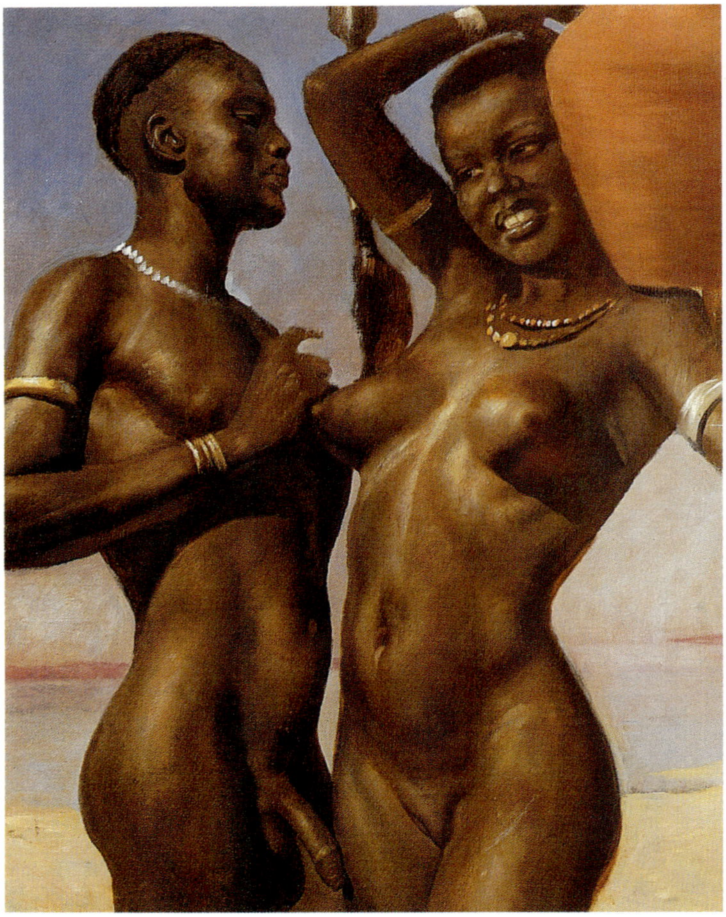

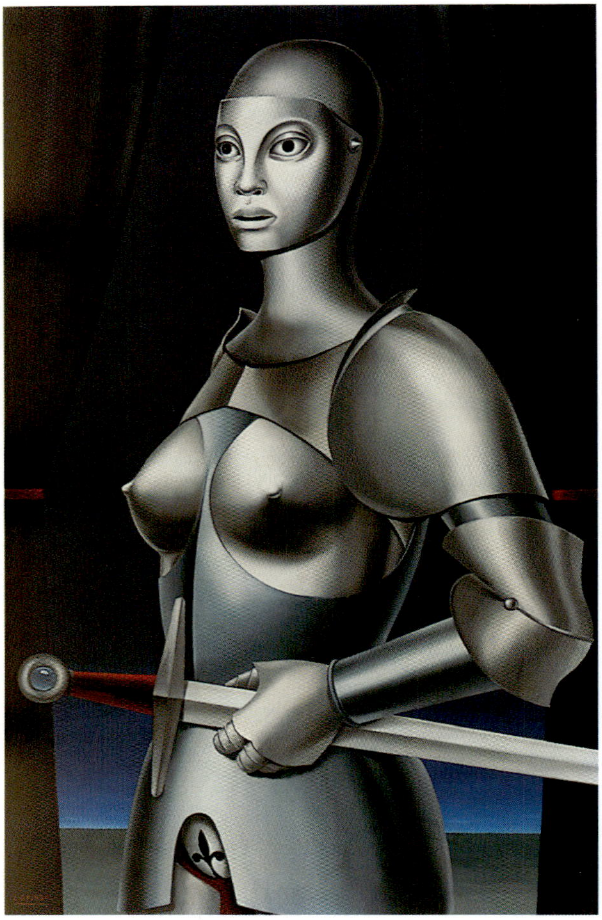

33 Marcel René Herrfeldt (1890–1965)

»Afrikanisches Paar«.
1930er Jahre.
Öl auf Leinwand.
H. 100 cm, B. 80 cm
8.000,– bis 15.000,–

Im Zeitalter des Art déco waren im Gefolge von Kubismus und der Entdeckung der sog. Negerkunst exotische Themen vor allem aus Schwarzafrika, die im Sinne der Art-déco-Ästhetik mehr oder weniger stark stilisiert wurden, große Mode. Auch die Kolonialausstellung von 1929 in Paris trug das ihre dazu bei.

Daß die Johanna von Lille im Gegensatz zu ihrer berühmteren Kollegin Johanna von Orléans eine Kämpferin in anderen, nämlich erotischen, Gefilden sein soll, läßt das Lilienzeichen auf ihrer Rüstung unschwer erkennen. Labis hat sich als Surrealist der zweiten Generation vor allem auf die sexuellen Bereiche des Unterbewußten konzentriert und benutzte dabei eine auch in der Gebrauchskunst und Werbung inzwischen weit verbreite Symbolsprache.

34 Felix Labisse (geb. 1905)

»Johanna von Lille«.
Signiert, bezeichnet und datiert 1971.
Öl auf Leinwand.
H. 92 cm, B. 60 cm
40.000,– bis 80.000,–

*

Bedeutendes Werk eines namhaften Meisters des Surrealismus.

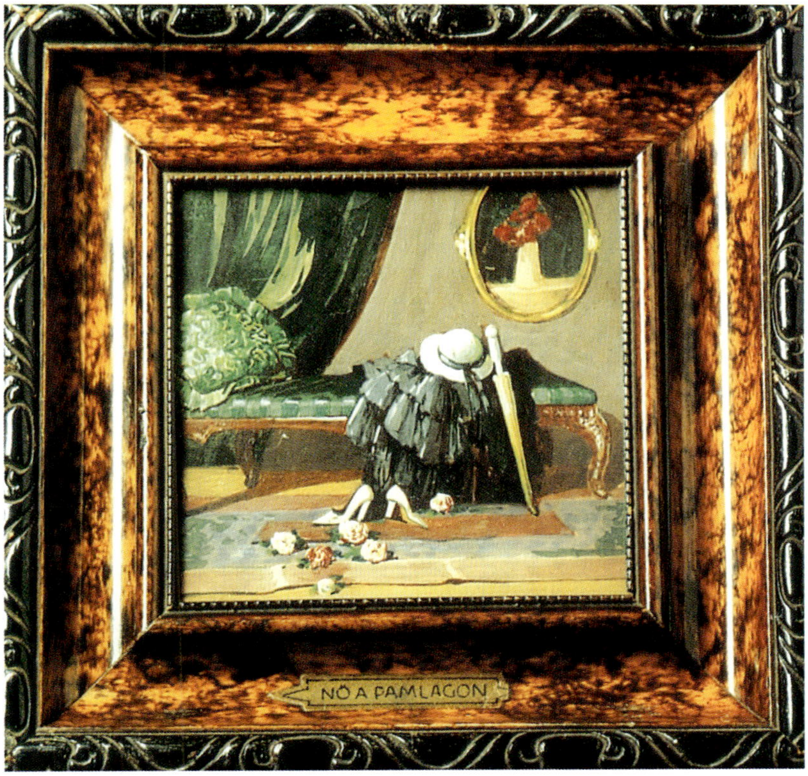

35 a–c Klappbild

Ungarn, um 1930.
Deckfarbenmalerei.
H./B. 20 cm (ohne Rahmen)
3.000,– bis 5.000,–

*

Das Bild zeigt illustrative Routine, ist humorvoll und nicht ohne malerische Finesse in Szene gesetzt.

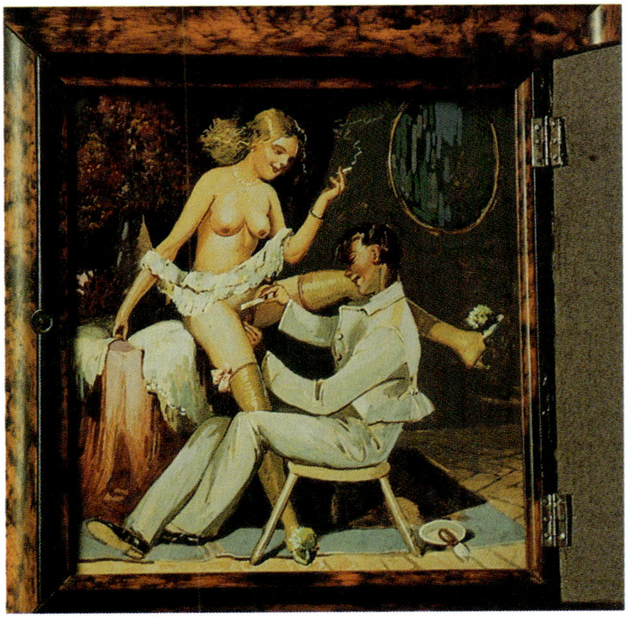

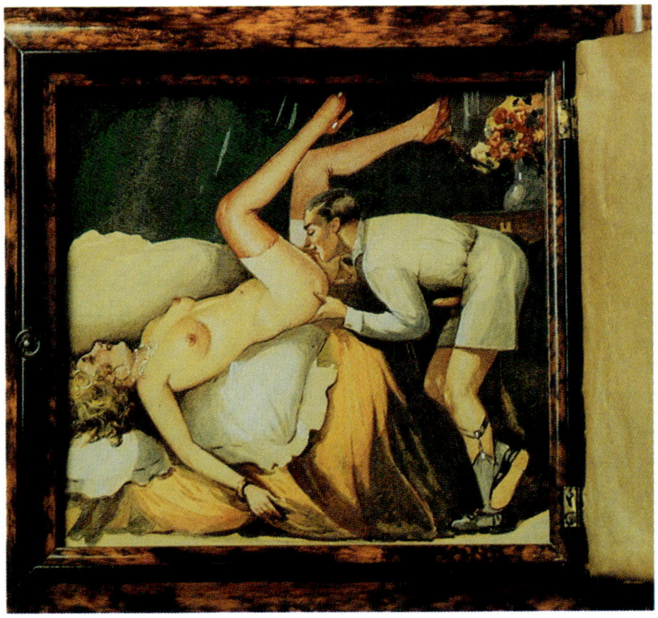

Das kleine Klappbild eines ungarischen Malers erinnert in gewisser Weise an die Diptychen und Wandelaltäre des Mittelalters.

Normalerweise sehen wir nur die harmlose Außenseite mit abgelegten Frauenkleidern auf einem Sofa. Klappt man das Bild auf, entdecken wir die zu den Kleidern gehörige Frau, eine kesse Blondine mit Zigarette, die sich von einem eifrigen Friseurjungen ihr Schamhaar rasieren läßt. Das Ergebnis gefällt dem jungen Lover der eleganten Dame – nun mit Perlenkette und roten Seidenstrümpfen bekleidet – offenbar so gut, daß er es sich nicht nehmen läßt, es zu küssen.

Graphik

Handzeichnung und Aquarell spielen in der erotischen Kunst eine wichtige Rolle. Sie stellen einerseits ein Bindeglied zwischen Malerei und Druckgraphik dar, auf der anderen Seite aber auch ein eigenständiges Medium mit spezifischen Möglichkeiten und Besonderheiten.

Handzeichnung

Die Zeichnung ist der Erotik insofern gemäß, als sie es erlaubt, einer spontanen Laune oder einem momentanen Bedürfnis schnell und problemlos Ausdruck zu verleihen. Das ist auch der Grund, weshalb wir von Künstlern, die sich in den öffentlicheren Medien wie Skulptur, Malerei oder Druckgraphik sehr zurückhaltend und honorig zeigten, explizit erotische Zeichnungen kennen. So finden wir etwa von Füßli eine ganze Reihe pornographischer Zeichnungen, ebenso von Ingres, Hayez, Fendi, Daumier, Klinger, Picasso und vielen anderen. Leider wurden viele dieser privaten Zeichnungen nach dem Tod der Künstler von den Angehörigen vernichtet.

Die Zeichnung hat viele Facetten. Sie reicht von spontanen Niederschriften überbordender Obsessionen über Skizzenblätter mit verschiedenen Formalternativen bis zu rasch hingeworfenen Studien, wie sie etwa Rodin oder Klimt zu Hunderten fertigten, ständig auf der Suche nach dem spezifischen Augenblick, der ganz besonderen Bewegung. Daneben finden sich bildmäßig ausgeführte Blätter, die als eigenes Werk vollgültig bestehen können, und in denen den Details ebensoviel Aufmerksamkeit geschenkt wurde wie der Gesamtanordung. Und wir finden Vorzeichnungen zu späteren druckgraphischen oder malerischen Ausführungen, in denen die Form bereits entschieden und festgelegt vor uns steht. Neben reinen Strichzeichnungen mit Bleistift, Kohle oder Feder gibt es auch solche, denen durch Aquarell- oder Deckfarben, wie Schiele sie bevorzugte, zusätzlich ein malerischer Ausdruck verliehen wurde (z. B. Abb. Nr. 39).

In der Zeichnung reicht die Spannbreite von höchster künstlerischer Vollendung und Professionalität, wie etwa bei den Aquarellen und Gouachen von Schiele und Grosz, über die Werke von auf Zeichnungen spezialisierten Meistern wie Beardsley oder dem von ihm beeinflußten Bayros, bis hin zu jenen mitunter recht beachtlichen, meist anonymen Amateurleistungen, in denen private Obsessionen ihren Niederschlag fanden.

Druckgraphik

Gegenüber der Zeichnung, die immer ein Unikat darstellt, ist die Druckgraphik ein Medium der Vervielfältigung. Mit der Erfindung des Papiers und des Holzschnitts begann um 1400 das Zeitalter der Massenmedien. Damit aber spaltete sich der Markt in anspruchsvolle Künstlergraphik und eher gröbere, meist billig schablonenkolorierte Blätter.

Holzschnitt

Obwohl mit Dürer der Holzschnitt sehr bald seinen künstlerischen Höhepunkt erreichte, ist diese Drucktechnik in ihren Darstellungs- und Differenzierungsmöglichkeiten begrenzt. Der erhaben stehengelassene Teil der Holzplatte wird mit der Walze eingefärbt und kann zusammen mit den Buchlettern in einem Druckvorgang gedruckt werden, weshalb der Holzschnitt für Buchillustrationen die einfachste und billigste Drucktechnik darstellte. Sehr bald wurde der Holzschnitt als künstlerisches Ausdrucksmedium von den wesentlich differenzierteren Tiefdrucktechniken verdrängt und verkam zum billigen Massenmedium fürs Grobe. Erst Jugendstil und Expressionismus entdeckten seine spezifischen Ausdrucksmöglichkeiten neu (z. B. Abb. Nr. 65).

Kupferstich

Beim Kupferstich werden die Linien mit einem Stichel in eine Kupferplatte eingegraben. Noch im ausgehenden 16. Jahrhundert entwickelten die Stecher um Golzius eine systematisch durchorganisierte Technik, in der man mit an- und abschwellenden Linien (der »Taille«) und Schraffurlagen wirkungsvolle Modellierungseffekte erzeugte.

In einfacheren Schraffurtechniken hatten die Stecher der Renaissance und die Nürnberger Kleinmeister erotische Darstellungen graphisch vervielfältigt. Bedeutende erotische Blätter stammen von dem italienischen Frühbarockkünstler Agostino Carracci.

Radierung

Gegenüber der kontrollierten und »gestochenen« Schärfe des Kupferstichs ist die Radierung in der Linienführung weniger präzise, dafür aber müheloser und improvisierter zu handhaben (z. B. Abb. Nr. 66). Hier werden die Linien nicht eingraviert, sondern mittels einer Säure eingeätzt. Im Vergleich zu der mitunter etwas sterilen Systematik des Kupferstichs bringt die Radierung atmosphärische Werte und Spontaneität ins Spiel, weshalb sie im Barock zunehmend als künstlerisches Medium genutzt wurde.

Der Druckvorgang gestaltet sich beim Tiefdruck (Kupferstich und Radierung) wesentlich arbeitsaufwendiger als beim Hochdruck (Holzschnitt). Die Farbe wird erst in die Vertiefungen gewalzt. Dann müssen die erhabenen Flächen wieder blankpoliert werden, bevor die Farbe mit hohem Druck aus den Vertiefungen auf ein angefeuchtetes, speziell saugfähiges Tiefdruckpapier gepreßt wird. Wegen der Abnutzung der Druckplatte aufgrund des hohen Drucks ist die Auflage auf wenige hundert Exemplare begrenzt.

Im 18. Jahrhundert verdrängte die graziösere Radierung auch im illustrierten Buch zunehmend den kühleren Kupferstich, wobei in Frankreich beide zusammen den Höhepunkt des illustrierten Buchs überhaupt darstellen, das sich nicht selten erotischen Themen widmete.

Während allerdings die Illustrationen zu den dezenter erotischen Werken meist von einer verschwenderischen Fülle der Details und des Beiwerks gekennzeichnet sind, fallen die explizit pornographischen Blätter, wie etwa zu den diversen Ausgaben von de Sades Werken, oft merkwürdig dürr und die Darsteller puppenhaft aus.

Wiedergabe von Halbtonwerten

Weitere Sonderentwicklungen waren von dem Bemühen um Halbtonwerte gekennzeichnet, die man durch verschiedene Techniken zu erzeugen wußte. In der Crayonmanier wurden im 18. Jahrhundert mittels spezieller Werkzeuge punktierte Linien und Flächen erzeugt, mit denen man Kreidezeichnungen reproduzieren konnte (z. B. Abb. Nr. 48). Die beliebtesten Vorlagen hierfür stammten von Boucher und enthielten meist galante »Nackedeis«.

Bei der Schabkunst wurde die Platte in sehr aufwendigen Arbeitsverfahren aufgerauht (und damit schwarz druckend gemacht) und später mit dem Polierstab partiell wieder geglättet. Dabei konnten weiche, samtig-tonige Übergänge vom Dunklen ins Helle herausgearbeitet werden. Vor allem im England des 18. und 19. Jahrhunderts fand diese Technik zur Reproduktion von Gemälden weite Verbreitung.

Die Aquatintatechnik arbeitet mit fein verteilten Staubkörnern und erreicht durch entsprechende Ätzvorgänge halbtonartige Effekte (z. B. Abb. Nr. 62). In begrenztem Umfang konnten damit auch Farbdrucke hergestellt werden, die man etwa zur Reproduktion von Aquarellen einsetzte.

Lithographie

Zum eigentlichen Durchbruch der volkstümlichen Erotik aber führte die Erfindung der Lithographie durch Alois Senefelder 1796/97. Nun war es möglich geworden, mit dem lediglich auf dem Prinzip der Abstoßung von Fett und von Wasser basierenden Flachdruckverfahren auch tonige Druckvorlagen herzustellen und in einfachen Druckvorgängen in beliebig vielen Farben übereinander zu drucken. Einer der ersten, der das publizistische Potential des neuen Mediums erkannte, war der Franzose Achille Devéria, dessen erotische Drucke sich großer Beliebtheit erfreuten (z. B. Abb. Nr. 50).

Allerdings litt bei der Masse der Produktion oft genug die Qualität. Pornographische Populärgraphik wurde später von der neuentdeckten Fotografie zunehmend verdrängt, spätestens am Ende des 19. Jahrhunderts, als Papierabzüge billig hergestellt werden konnten.

Wichtig für Sammler:

- Prüfen Sie, ob eine Folge vollständig ist!
- Handelt es sich um eine Originalgraphik oder eine Reproduktion, vielleicht einfach aus einer späteren Publikation herausgerissen?
- Häufig gibt es zwei oder mehr Druckzustände (z. B. vor und nach der Bedeckung), wobei die »vor der Bedeckung« natürlich gesuchter sind.
- Wichtig für die Preisbewertung sind: Erhaltungszustand (Beschneidungen wirken wertmindernd), früher oder später Druck einer Auflage, Auflagenhöhe.

Privatdrucke und Mappenwerke

Hand in Hand mit einer bibliophilen Renaissance im Zeitalter des Jugendstils entwickelte sich ein elitärer Sammlermarkt für sog. Privatdrucke und Mappenwerke, mit denen man die strengen Auflagen der Zensur für öffentlich zugängliche Publikationen umging. Hier fanden neben der reinen Originalgraphik auch edlere Reproduktionstechniken Anwendung, etwa der Lichtdruck oder die Heliogravüre (z. B. Abb. Nr. 60).

Während im strengen Wortsinn der Originalgraphik der Erfinder des Bildes und der Hersteller des Druckstocks identisch sind, kam es schon zu Dürers Zeiten im Holzschnitt zu einer Arbeitsteilung von Bildreißer (Entwerfer) und Bildschneider (der den Entwurf aus dem Druckstock herausschnitt). Auch viele Kupferstecher und Radierer arbeiteten nach fremden Entwürfen, so daß etwa in der französischen Buchillustration meist zwei Namen angegeben sind, der des Zeichners und dessen, der diese graphisch umsetzte (z. B. das berühmte Gespann für die erotische Graphik des 18. Jahrhunderts: der Zeichner Antoine Borel und der Stecher François Rolland Elluin.

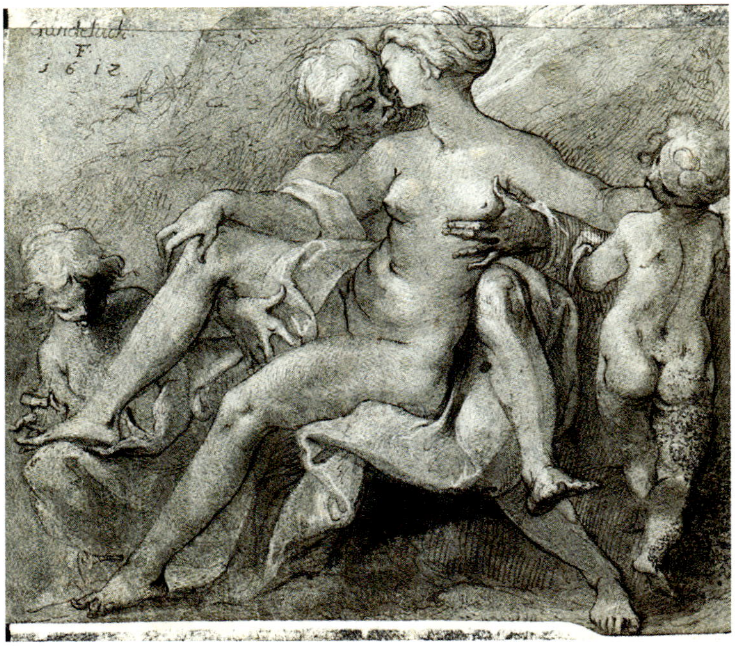

36 Matthäus Gundelach (um 1566–1653/54)

»Venus und Mars«.
Bezeichnet »Gundelach«
und datiert 1612.
Tuschzeichnung, laviert und weiß
gehöht.
H. 15,2 cm, B. 17,7 cm
40.000,– bis 60.000,–

*

Die museale Zeichnung des bedeutenden Meisters des süddeutschen Manierismus war Höhepunkt einer Stuttgarter Auktion 1996 und wurde von niedrig geschätzten 1.500,– auf 45.000,– hochgesteigert.

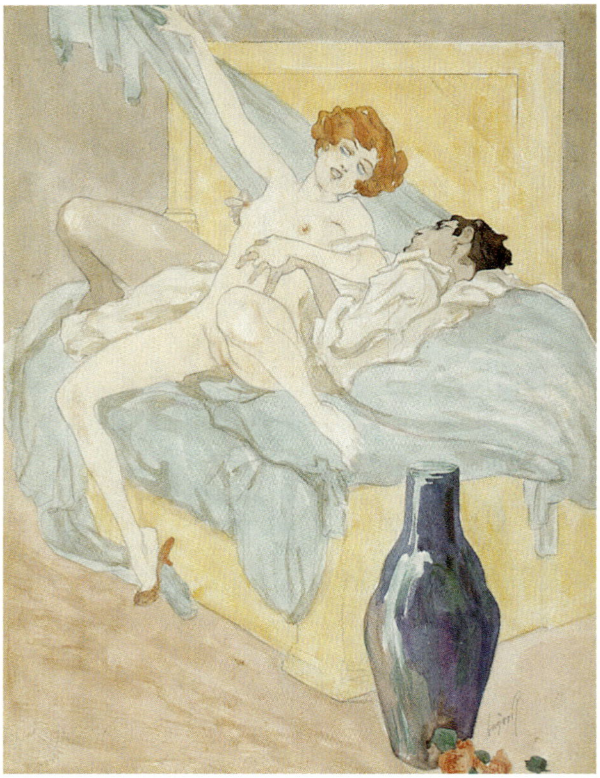

37 Franz von Bayros (1866–1924)

»Liebespaar im Bett«.
Signiert.
Aquarell.
H. 35 cm, B. 28 cm
3.500,– bis 4.500,–

*

Franz von Bayros ist ein Hauptmeister im erotischen Genre und vereint Laszivität mit künstlerischer Finesse.

Der Maler Matthäus Gundelach steht mit seiner Zeichnung noch ganz in der Tradition der manieristischen Figurenkonzeption mit ihrem kunstvoll-künstlichen Gesamtarrangement und den spezifisch gespreizten Gliedern.

Zwar nicht als manieristisch, jedoch als manieriert ist das drei Jahrhunderte jüngere Werk Franz von Bayros' zu bezeichnen. Der an der Wiener und Münchner Akademie ausgebildete Künstler widmete sich unter dem Einfluß von Aubrey Beardsley fast ausschließlich der Buchillustration und graphischen Gelegenheitsarbeiten wie Exlibris. Seine Themen stammen überwiegend aus dem erotischen Bereich und brachten ihn wiederholt mit der Justiz in Konflikt.

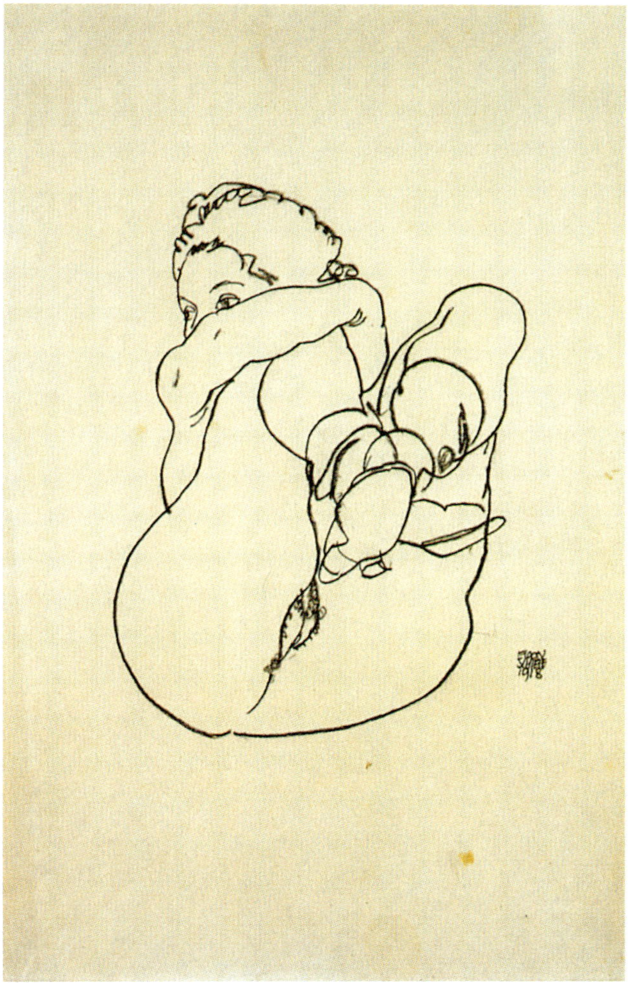

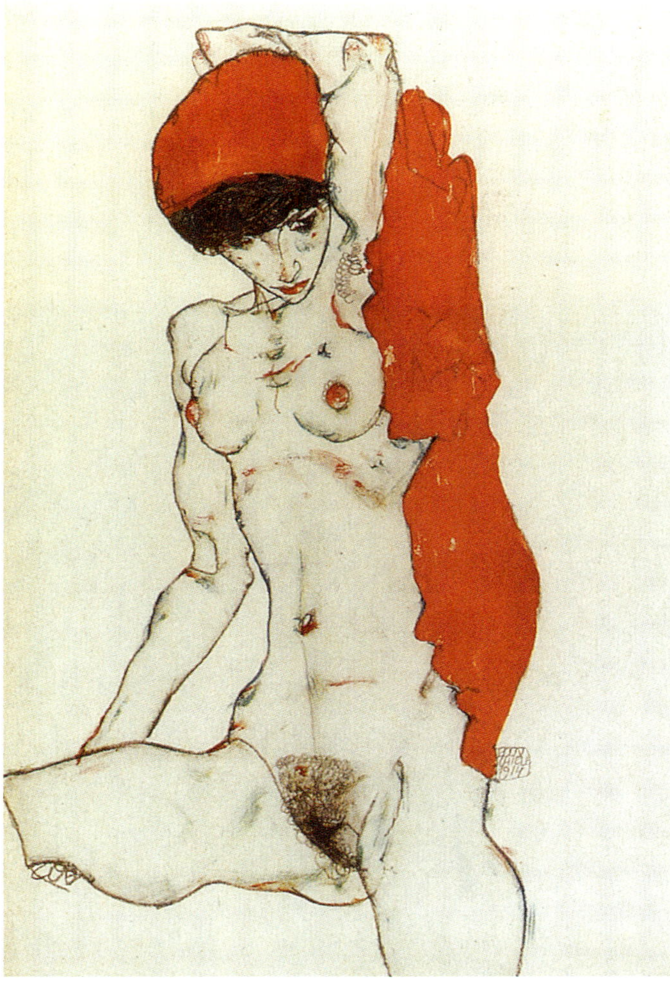

38 Egon Schiele (1890–1918)

»Weiblicher Akt mit hochgezogenen Beinen«.
Signiert und datiert 1918.
Schwarze Kreide.
H. 46 cm, B. 29 cm
170.000,– bis 185.000,–

*

Schiele-Zeichnungen stellen auf dem Kunstmarkt eine Kategorie für sich dar und werden im Preisniveau fast wie Gemälde behandelt.

Egon Schiele gehört zu den herausragenden Künstlergestalten in der Geschichte der erotischen Kunst. Ausgehend von seinem Vorbild Gustav Klimt entwickelte Schiele einen sehr eigenständigen, nervös expressiven Stil, der neben Bildnissen und Landschaftsdarstellungen vor allem um die junge weibliche Gestalt kreist und in seinen teilweise farbig gefaßten Handzeichungen auch explizit erotisch ist.

Daß die österreichischen Behörden diesbezüglich kein Pardon kannten, mußte Schiele am eigenen Leibe erfahren. Von einer Reinemachefrau angezeigt, wurde er eingekerkert, und der Richter verbrannte im Gerichtssaal eine der konfiszierten Zeichnungen.

39 Egon Schiele (1890–1918)

Einer von 15 Lichtdrucken nach Handzeichnungen Schieles, teilweise farbig.
Erschienen im Verlag Ed. Strache Wien/Prag/Leipzig 1920.
Auflagennummer: 44/500.
H. 47 cm, B. 31 cm und kleiner
Zus. 7.000,– bis 10.000,–

*

Obwohl es sich streng genommen um Reproduktionsgraphik handelt, ist durch die Limitierung und die Zeitgenossenschaft eine Annäherung an Originalgraphiken gegeben.

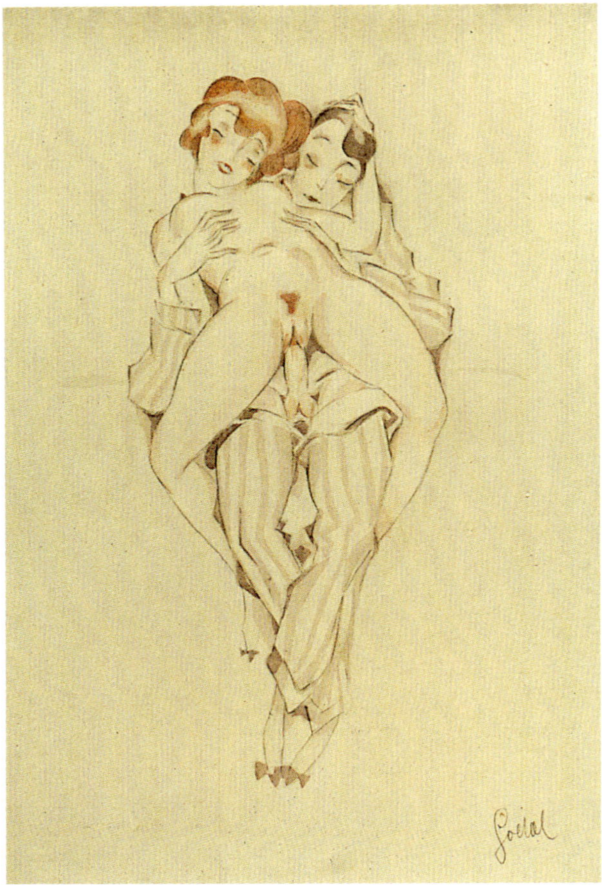

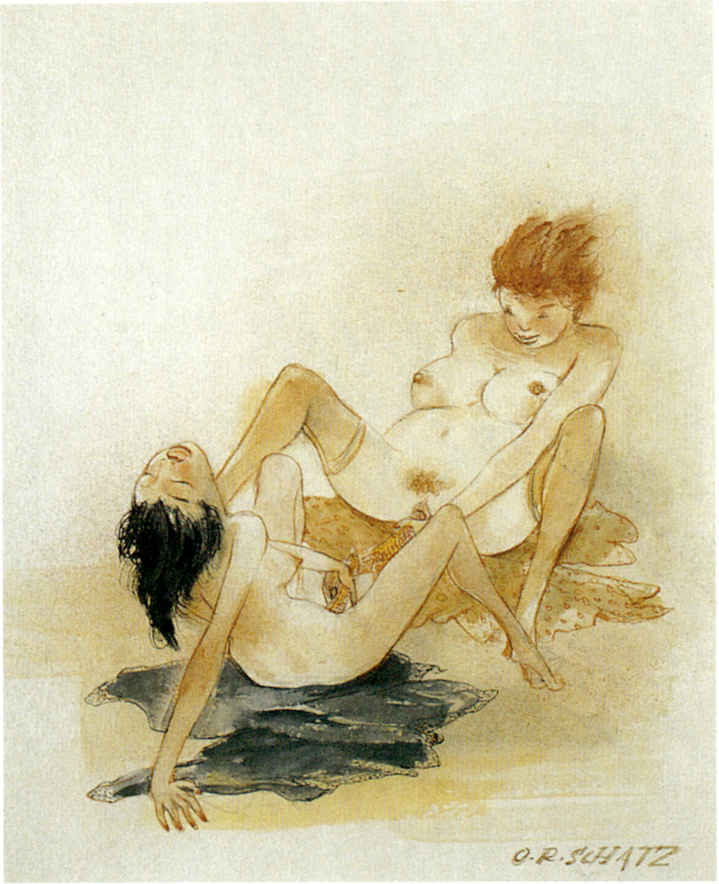

40 Erich Godal (= Goldmann) (1899–1969)

Um 1925.
Eines von acht Aquarellen.
H. ca. 24 cm, B. ca. 18 cm
Zus. 3.000,– bis 4.000,–

⁕

Aquarelle dieser Qualität und erotischen Köstlichkeit sind selten.

Erich Godal war aus Berlin gebürtig, besuchte dort die Kunstgewerbeschule und war seit 1923 als Pressezeichner tätig. Im selben Jahr wurden auch einige seiner ausgestellten Zeichnungen beschlagnahmt. Neben dem Mappenwerk »Maîtresses« schuf er eine Vielzahl erotischer Einzelblätter. Seine Aquarelle zeugen von großer Sensibilität und Zartheit, die seinen erotischen Szenen eine stark feminine Komponente verleihen.

Der Wiener Zeichner und Graphiker Schatz war Student der Kunstgewerbeschule und gehörte zwischen den Kriegen zu Österreichs führenden Illustratoren. Neben seinen Auftragsarbeiten werden u. a. in drei gebundenen Büchern mit Aquarellen »Wasserspiele«, Züchtigungs- und Fesselungsphantasien durchexerziert (siehe auch Abb. Nr. 65).

41 Otto Rudolf Schatz (1900–1961)

Aus der »Maiskolbenserie«.
Aquarell.
H. 35 cm, B. 32 cm
2.300,– bis 2.700,–

⁕

Unter Erotiksammlern gilt Schatz als einer der ganz Großen.

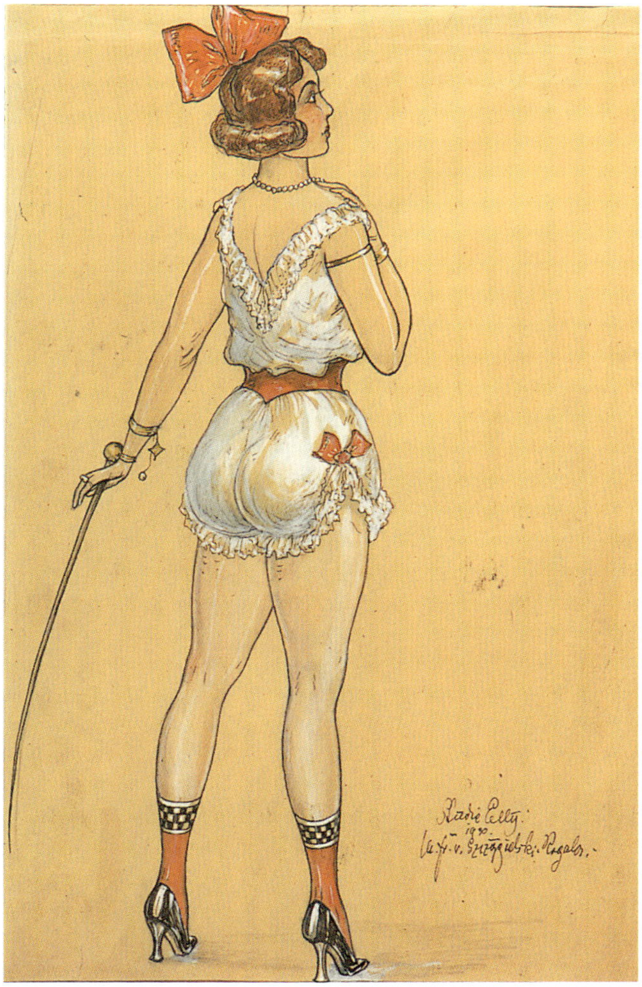

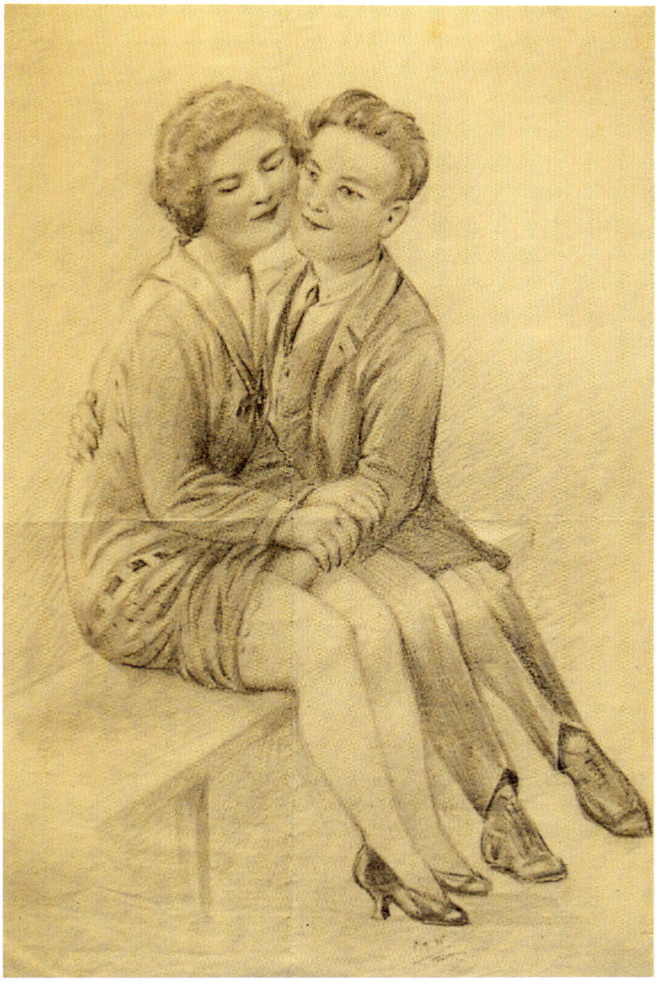

42 Christian Freiherr von Szezopialski-Rogala

(Lebensdaten unbekannt)
»Frau mit Peitsche (Domina)«.
Signiert und datiert 1930.
Aquarellierte Zeichnung.
H. 44 cm, B. 29 cm
630,– bis 670,–

∗

Trotz des kessen Gesamteindrucks sind gewisse darstellerische Mängel wie der puppenhafte Kopf oder die falsche Haltung der rechten Hand nicht zu übersehen.

Masochistische Interessen legt die Zeichnung des Freiherrn Szezopialski-Rogala nahe: Das knappe Kostüm der Domina betont die rundlichen Formen vor allem des prallen Pos, im Kontrast dazu die schlanke Taille und die engen Fesseln, beide entsprechend farbig akzentuiert. Die Zeichnung ist durchaus gekonnt und zeugt von illustrativer Routine.

Das gleiche gilt für die unsignierte Zeichnung mit dem rundlich-pausbäckigen Liebespaar, bei dem die Hände der lächelnden Eintracht der Gesichter zu widersprechen scheinen: Mit beiden Händen faßt die Frau die ihr unter den Rock greifende Rechte des jungen Mannes, als wolle sie ihn an seinem Tun hindern.

43 Böhmisch

»Liebespaar«.
1920er Jahre.
Zeichnung.
400,– bis 500,–

∗

Leider anonyme, aber durchaus bedeutende und motivisch reizvolle, charaktervolle Zeichnung.

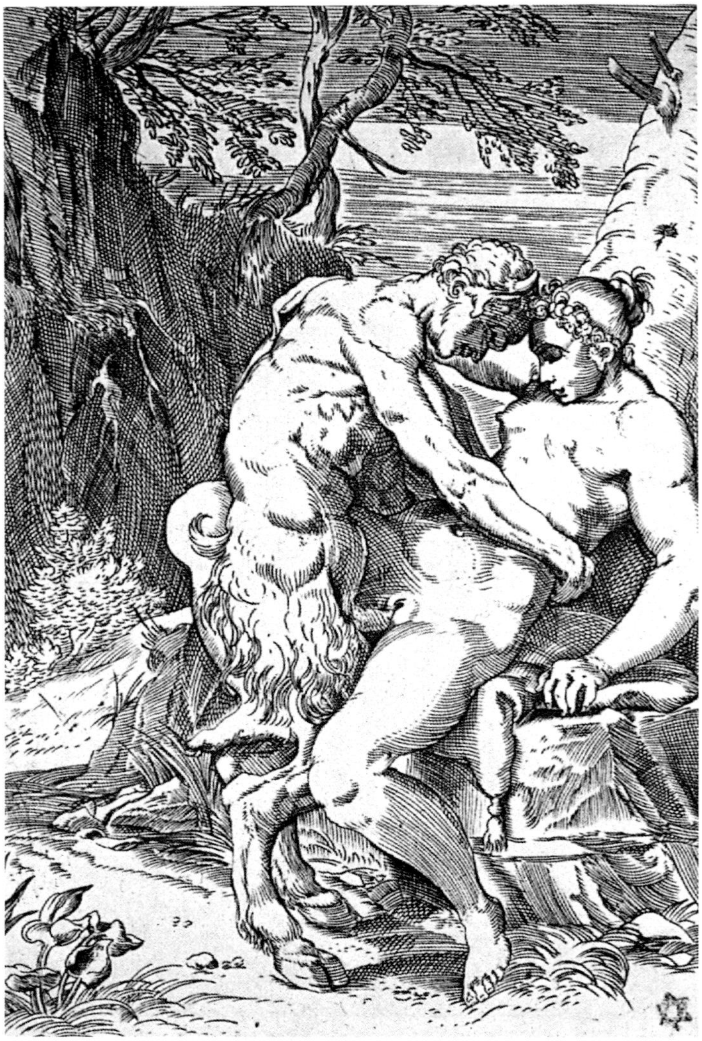

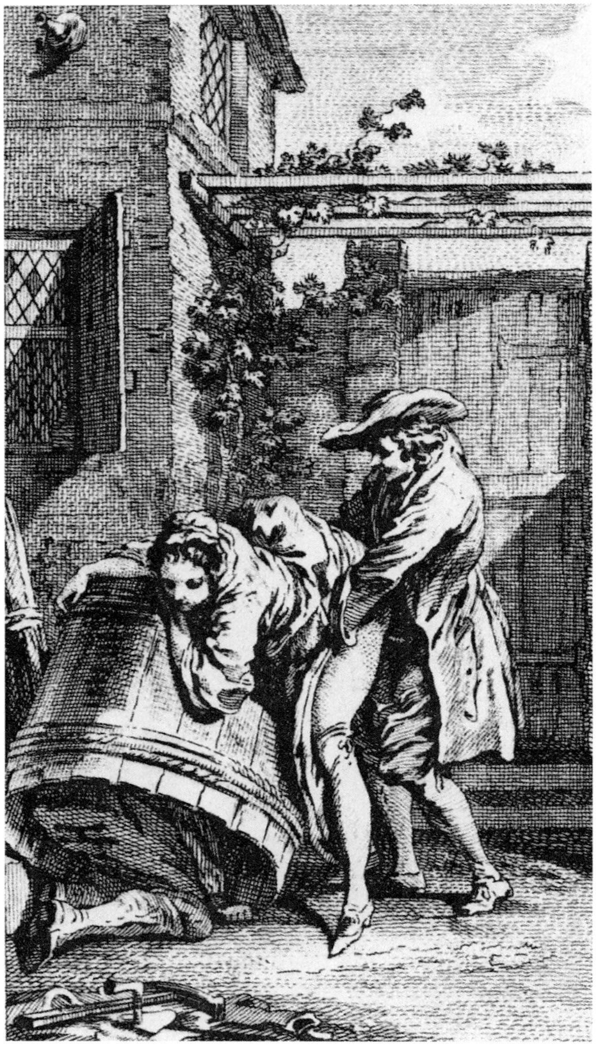

44 Agostino Carracci (1557–1602)

»Satyr und Nymphe«.
Aus einer erotischen Serie.
Kupferstich.
H. 15 cm, B. 10 cm
2.000,– bis 3.000,–

45 Anonym

Zu Boccaccios »Decamerone«.
Frankreich 1757–1761.
Radierung.
H. ca. 14 cm, B. ca. 8 cm
400,– bis 500,–

Von Agostino Carracci, dem Bruder des Annibale und Protagonist des italienischen Frühbarock, existiert u. a. eine ganze Serie gewagter Stiche, in denen neben den klassischen Themen wie »Susanna im Bade« oder »Andromeda« auch flagellantische Themen durchgespielt werden. Leider anonym sind die Illustrationen eines französischen Stechers zum »Decamerone«. Die französische Buchillustration des 18. Jahrhunderts stellt einen Höhepunkt der Gattung überhaupt dar. Kaum jemals wieder wurde auf die exquisite Ausschmückung von Büchern so großen Wert gelegt und waren die Illustrationen so aufwendig und kostbar.

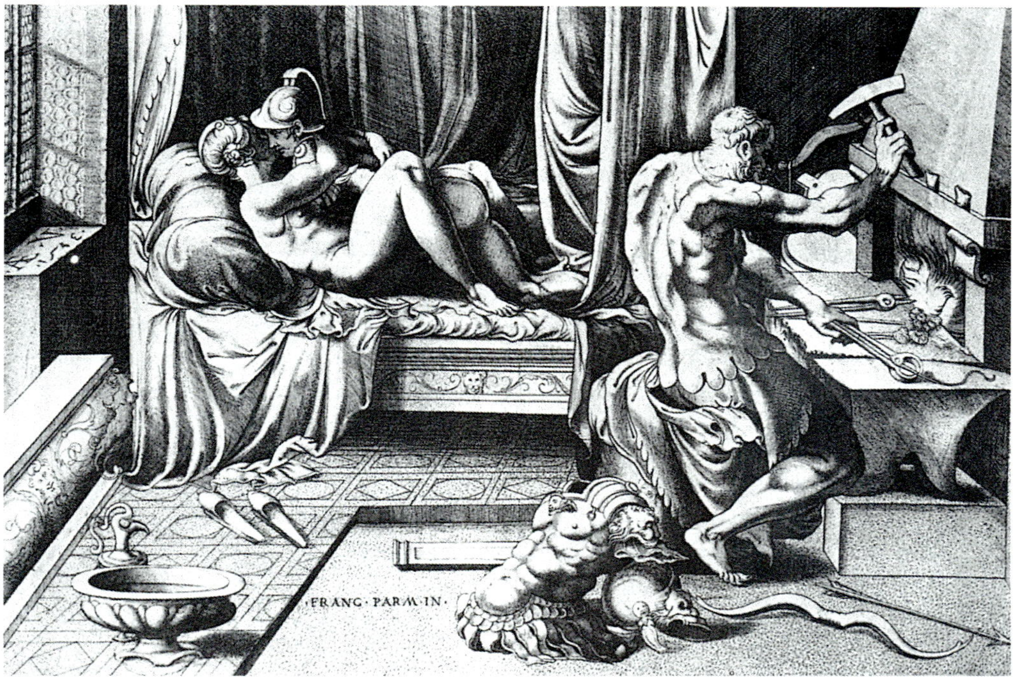

46 Enea Vico (1523–1567)

»Venus, Mars und Vulkan«.
Nach Parmigianino.
Kupferstich.
H. 22,5 cm, B. 34 cm
1.000,– bis 2.000,–

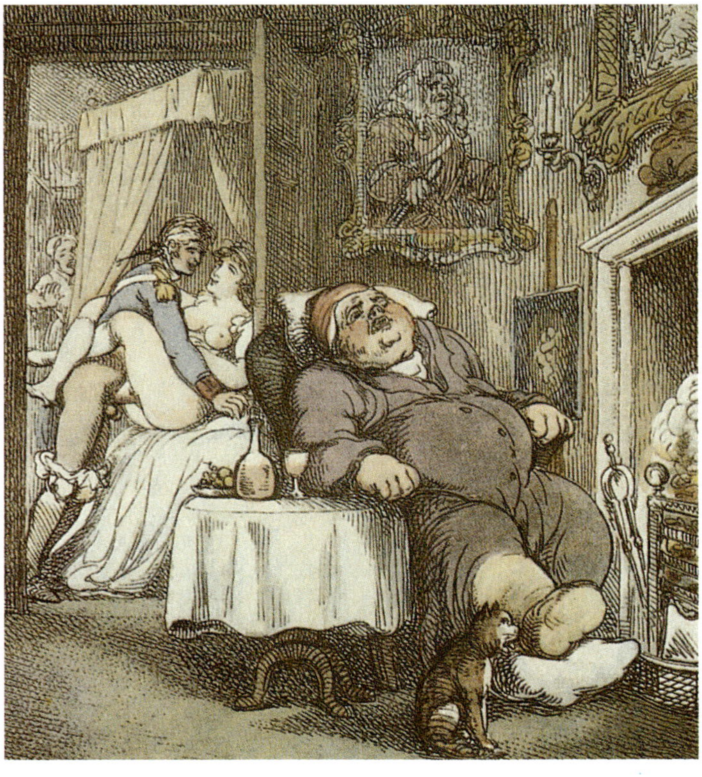

47 Thomas Rowlandson (1756–1827)

»Der alte Ehemann«.
Kolorierte Radierung.
H. 14 cm, B. 13 cm
1.200,– bis 1.500,–

Während der Renaissance und des Barock wurden erotische Darstellungen im antikisch gesonnenen Italien ausschließlich mit mythologischem Personal bestritten. Geil stellten die Satyrn den Nymphen hinterher, und die antiken Götter pflegten Liebschaften der körperlichen Art. Interessanterweise wurde auf dem Stich des Enea Vico das Liebespaar in einem späteren Zustand gelöscht und durch die allein ruhende Venus ersetzt. Prosaischer geht es demgegenüber in Rowlandsons Radierung zu: Aber auch hier ist es ein betrogener Ehemann, über den sich der Sittenschilderer und Satiriker in vergnüglicher Weise lustig macht.

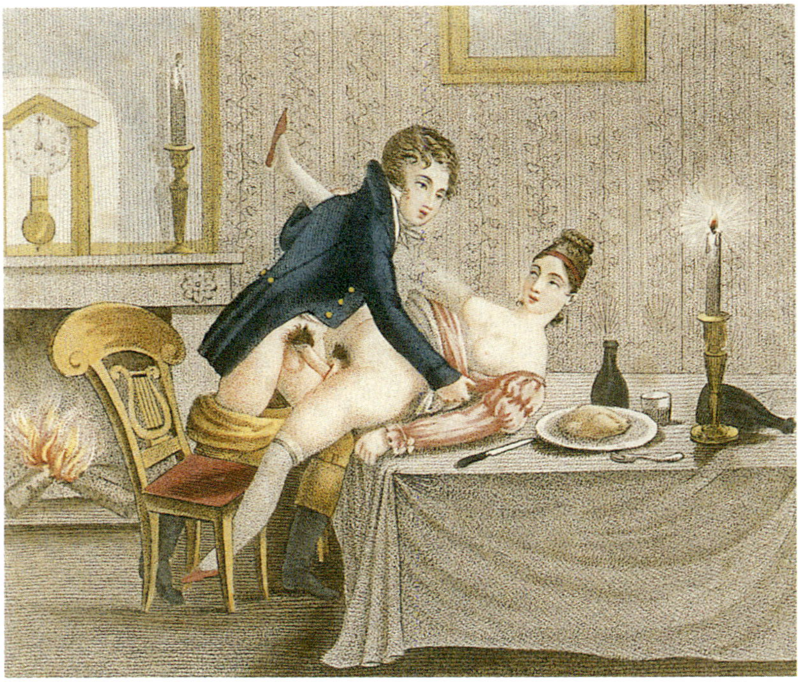

48 Anonym

Frankreich, vor 1800, signiert: London, published by C.
Kupferstich in Crayonmanier aus einer Folge von vier Farbstichen.
H. ca. 14 cm, B. ca. 21 cm
Zus. 1.800,– bis 2.400,–

*

Hier und bei den folgenden Graphiken wird meist der Preis für die Gesamtfolge angegeben. Einzelblätter sollten nur den entsprechenden Bruchteil kosten.

49 Anonym

»Amusements des Satires«.
Frankreich, erste Hälfte 19. Jh.
Aus einer Folge von sechs Lithographien.
H. 23 cm, B. 36 cm
Zus. 3.000,– bis 4.000,–

*

Sehr seltene Darstellung.

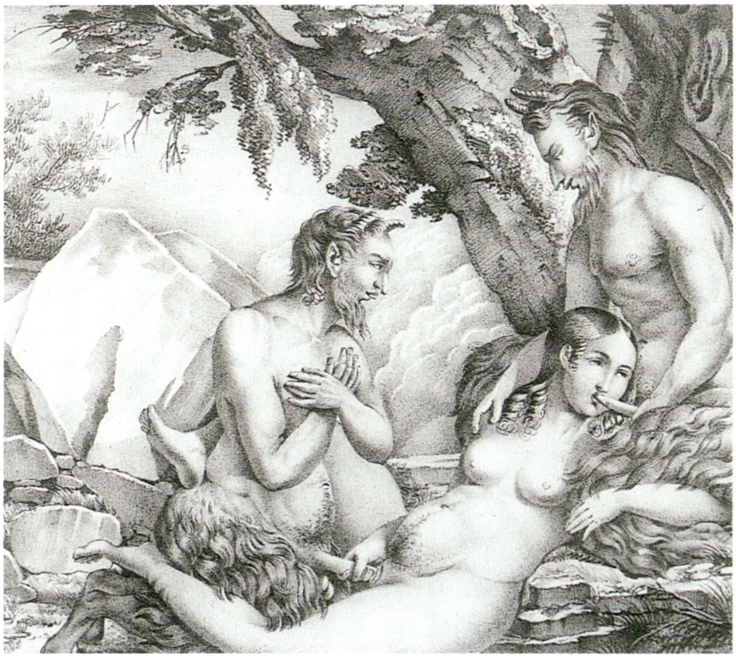

Das Blatt oben stammt aus einer Stichfolge, die Sex in diversen Positionen und auf verschiedenen Möbeln zeigt. Die klassizistische, fast schroffe Kargheit des Interieurs stellt ein antifeudales Statement des Bürgertums dar, bei dem Sexualität in einen privaten Rahmen verlegt wird und nicht in einem pompösen, zeremoniellen Ambiente stattfindet.

An Graphiken des Barock erinnert die Lithographie unten mit putzigen Faunen, deren ursprünglich wilde Natürlichkeit bereits als heile Welt im Sinne Rousseaus daherkommt. Während bei der klassizistischen Folge oben noch die aufwendige Technik der Crayonmanier, bei der mit Rädchen und Punktierstichlen der Effekt einer Kreidezeichnung nachgeahmt wird, angewendet wurde, war bei der Lithographie unten ein direktes Arbeiten mit Kreiden auf dem Stein möglich.

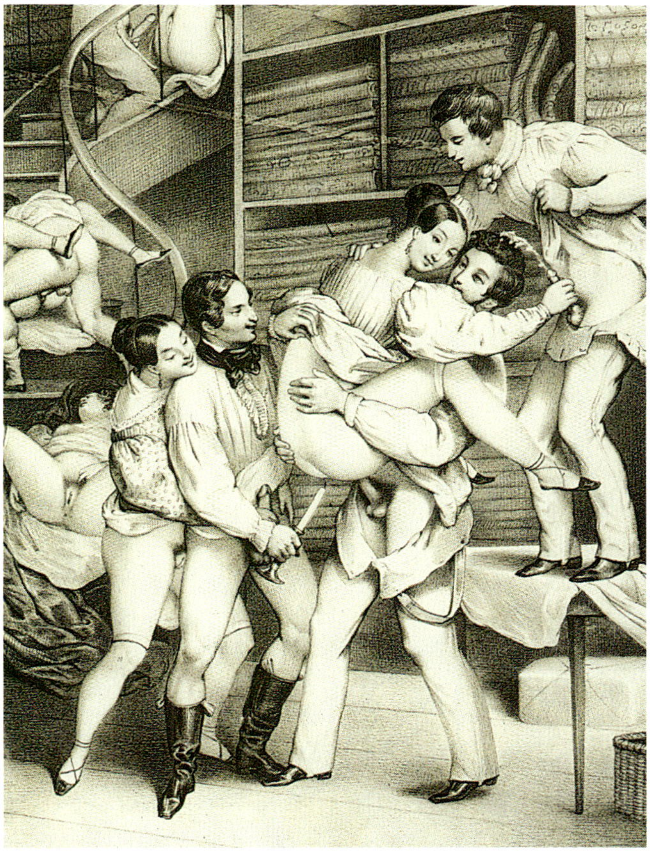

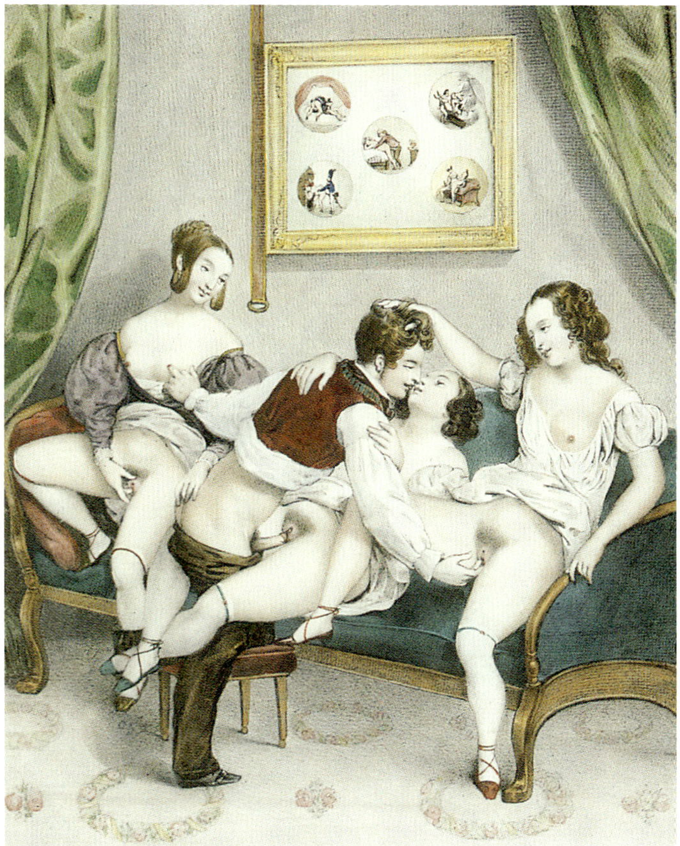

50 Achille Devéria (1800–1857)

»Im Textilkontor«.
Um 1830.
Lithographie.
H. 31 cm, B. 22 cm
800,– bis 1.200,–

*

Prachtvoll-frischer Zustand.

Der Pariser Maler und Lithograph Achille Devéria war zunächst als Porträtist tätig, ehe er die enormen wirtschaftlichen Möglichkeiten der neuerfundenen Technik der Lithographie erkannte. Vor allem mit seinen erotischen bis offen pornographischen Drucken wurde er zu einer Institution.

Neben vielen anderen Büchern illustrierte er auch den berühmt-berüchtigten Roman »Gamiani« von Mussett. Sein Bilder strahlen den Biedersinn seiner Zeit aus, voll sachlicher Genauigkeit und nüchternem Pflichtbewußtsein und kleinbürgerlichem Eifer.

Da er häufig mit seinem Bruder Eugène François (siehe Abb. Nr. 25) und dem Gehilfen Grevedon zusammen arbeitete, treten Zuschreibungsprobleme auf, zumal er seine pornographischen Drucke nicht signierte.

51 Achille Devéria (1800–1857), zugeschr.

»Interieurdarstellungen«.
Frankreich, um 1840.
Aus einer Folge von sechs kolorierten Lithographien.
H. ca. 23 cm, B. ca. 20 cm, unterschiedlich beschnitten
Je Blatt 600,– bis 800,–

*

Siehe auch Abb. S. 17 und 32.

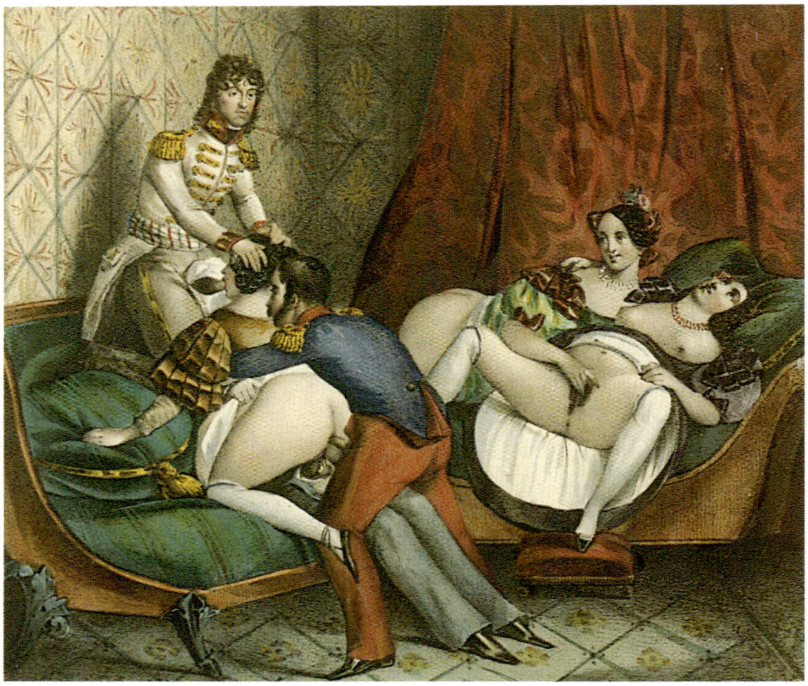

52 Célestin Nanteuil (1813–1873), zugeschr.

»Illustrations lubriques«.
Frankreich, um 1840.
Aus einer Folge von sechs kolorierten Lithographien, die Napoleon und seine Generäle darstellt,
hier: »Murat à Naples«.
H. 21 cm, B. 32 cm
Je Blatt 500,– bis 800,–

*

Es existieren unkolorierte Exemplare ohne Rahmen. Siehe auch Abb. S. 20.

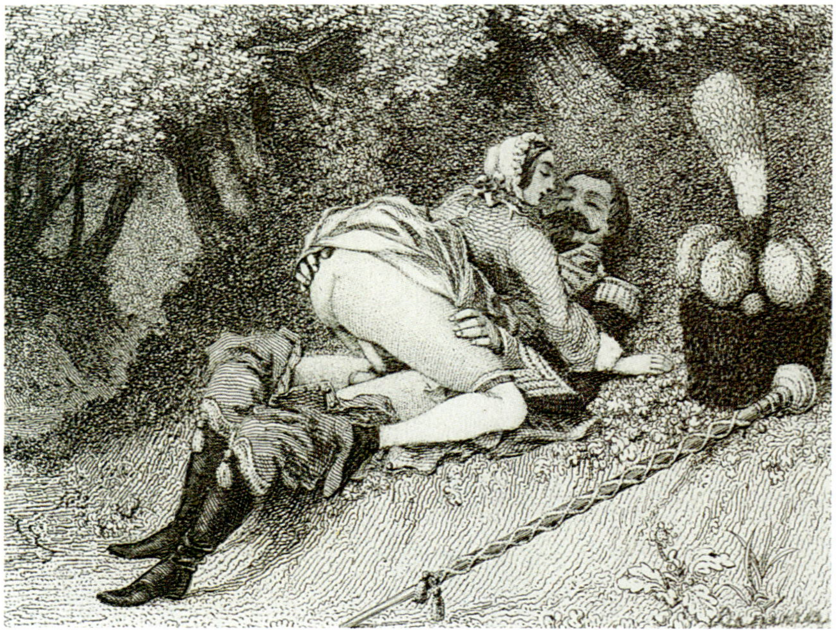

53 Achille Devéria (1800–1857), zugeschr.

Aus einer Folge von französischen Radierungen des Zweiten Kaiserreichs. Zwar signiert, aber es ist fraglich, ob die Signatur authentisch ist.
H. 15 cm, B. 18 cm
Je Blatt 300,– bis 400,–

Die Bilderfolge mit Napoleon und seinen Generälen bei ihren »Eroberungen« im immergleichen Rahmen mit phallisch-vaginalen Grotesken wird Nanteuil zugeschrieben, der sich vor allem mit detailreichen Architekturdarstellungen einen Namen gemacht hatte. Dabei wird das ganze Arsenal pornographischer Stellungen durchgespielt.

Den Drucken sind jeweils dreisprachige Bildlegenden beigegeben; sie waren also für einen internationalen Markt konzipiert.

Während sich Napoleon in Wirklichkeit als Soldat und Staatsmann auszeichnete, war sein Großneffe Napoleon III. tatsächlich berühmt-berüchtigt für seine außerehelichen Eskapaden. Auf der unteren Abbildung treibt er es in voller Uniform im Wald mit einem Mädchen vom Lande. Die Feder an seiner Mütze ragt anspielungsreich empor.

54 Anonym

»Mönch und Mädchen«.
Frankreich, um 1840.
Aus einer Folge von sechs Lithographien.
H. 19 cm, B. 26 cm
Zus. 2.000,– bis 3.000,–

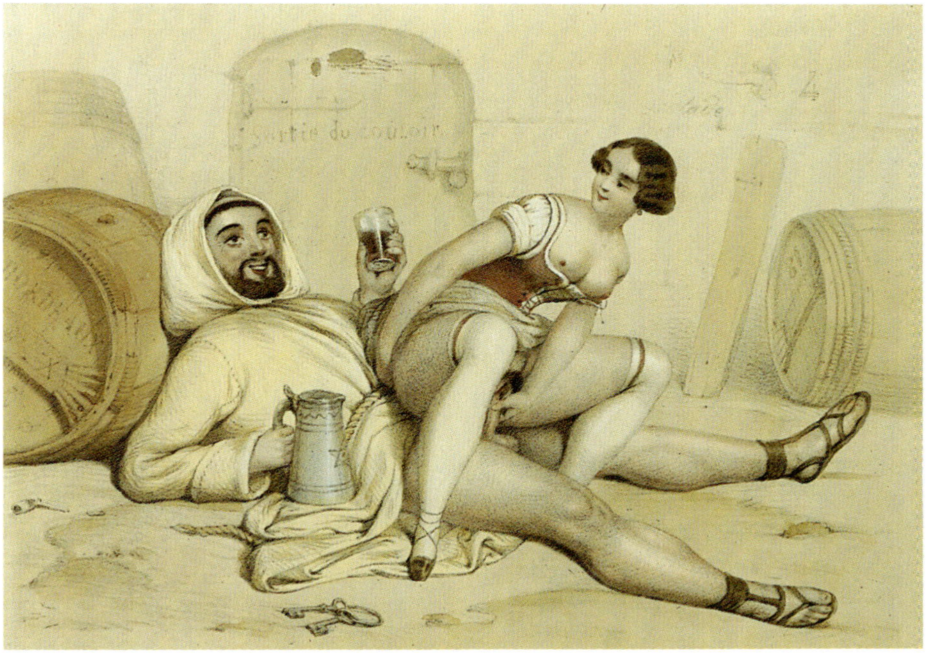

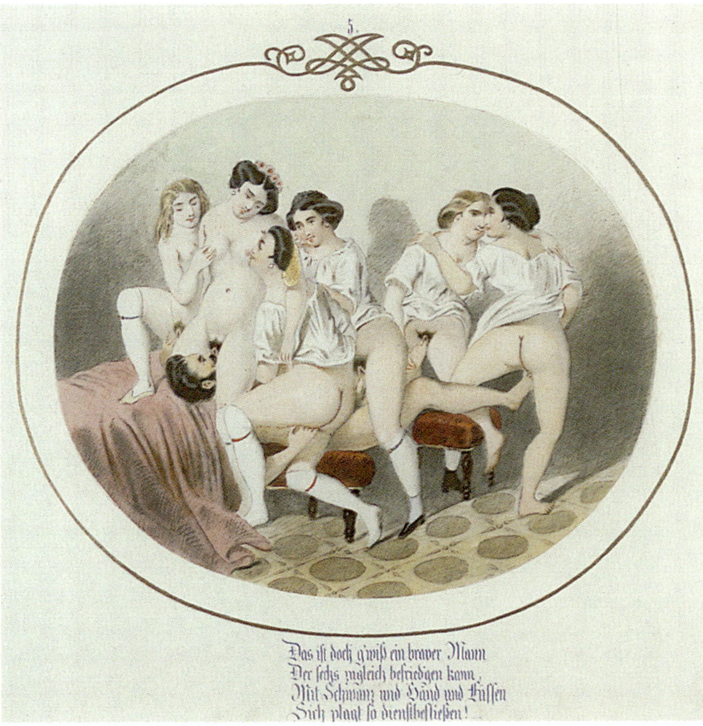
5.
Das ist doch g'wiß ein braver Mann
Der sechs zugleich befriedigen kann,
Mit Schwanz und Händ und Füßen
Sich plagt so dienstbefließen!

55 Wilhelm von Kaulbach (1805–1874), zugeschr.

Deutschland, um 1860.
Aus einem Album mit 15 aquarellierten Zeichnungen.
Zus. 10.000,– bis 15.000,–

In der französischen Folge ist jeweils ein Paar genrehaft dargestellt, teilweise im Freien, teilweise in pittoresken Lokalitäten wie im Weinkeller eines Klosters oder einem Heustadel. Zwei Szenen wurden ins Rokoko verlegt.

Die deutsche Folge ist jeweils mit vier gereimten Zeilen unterlegt. Sie liefert anschauliche Beispiele von Gruppensex im Wasser, zu Lande, im Kloster, mit verbundenen Augen, auf dem Tanzparkett und in den verschiedensten, oft sehr kunstvollen und akrobatische Fähigkeiten erfordernden Positionen.

Ein Vers lautet beispielsweise: »Hingestreckt auf weichen Matten/ ist's nicht schwer, sich zu begatten/ aber künstlich combinieren/das sollt ihr erst probieren!«

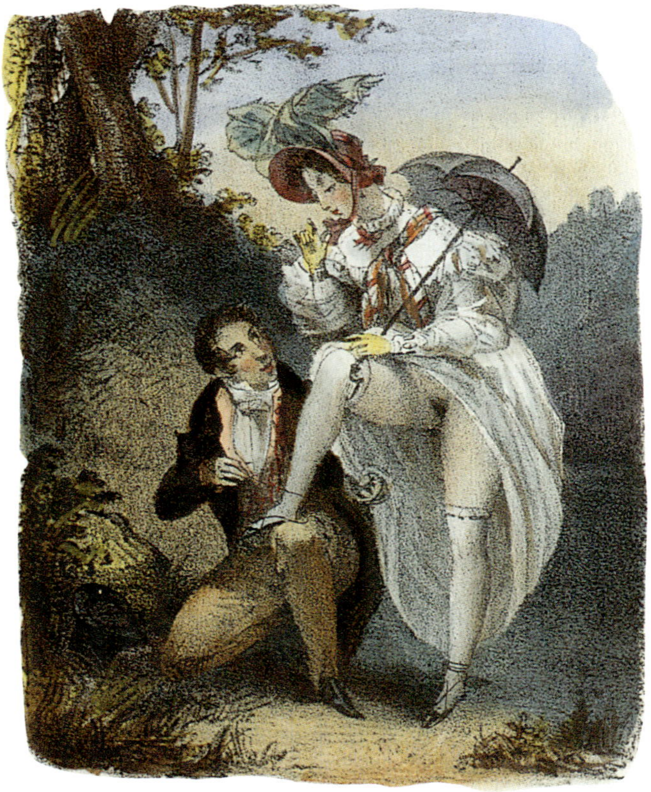

56 Anonym

»Il en veux«.
Frankreich, nach 1832.
Aus einer Folge von zwölf kolorierten Lithographien nach N. Maurin von 1832.
H. ca. 20 cm, B. ca. 13 cm
Zus. 1.200,– bis 1.800,–

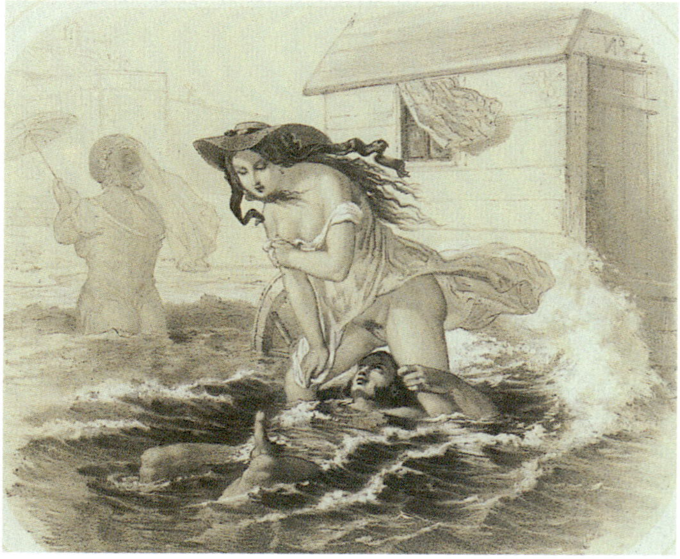

57 Edouard de Beaumont (1812–1888)

»Quatre Saisons«.
Aus einer Folge von vier Lithographien.
Bildlegenden in drei Sprachen (deutsch, französisch, englisch).
H. ca. 22 cm, B. ca. 32 cm
Zus. 2.000,– bis 3.000,–

Das obere Blatt stammt aus einer Folge, die galante Blätter von Maurin in einer malerisch aufgelösten, skizzenhaft vereinfachten Weise modifiziert und zugleich erotisiert. Dabei sind die Röcke im Gegensatz zum Original deutlich hochgerutscht. Die ursprünglichen Bildunterschriften dagegen wurden beibehalten (siehe auch Abb. S. 24).

Die ambitionierte Arbeit eines bekannten Genremalers und Illustrators ist unten zu sehen. Seine Lithographien zeichnen sich durch feinnervige Tonigkeit aus, die durch Kolorierung nur überdeckt würde. Jeder der vier Jahreszeiten wird eine passende erotische Darstellung zugeordnet, wobei die Akteure die gleichen bleiben.

Der damals übliche Badekarren im Hintergrund der Szene diente zum Umkleiden und als eine Art bewegliche Badeinsel.

58 Eugène Le Poitevin (1806–1870)

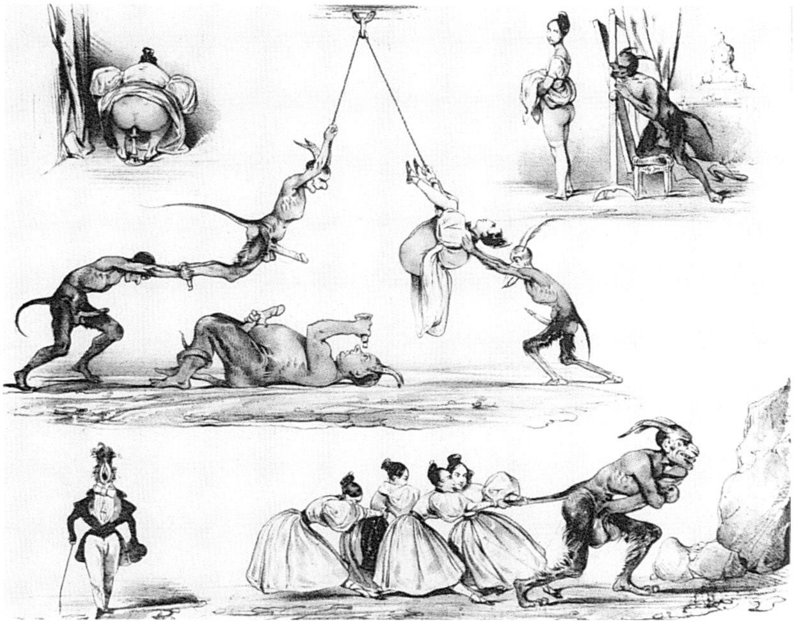

»Charges et decharges diaboliques«. 1832.
Aus einer Folge von zwölf Lithographien.
H. 28 cm, B. 40 cm
Zus. 9.000,– bis 11.000,–

*

Mit diesen Motiven gibt es auch Folgen in kleinerem Format mit jeweils max. vier Motiven, ebenso spätere Drucke mit kleinerem Papierformat, außerdem kolorierte Folgen.

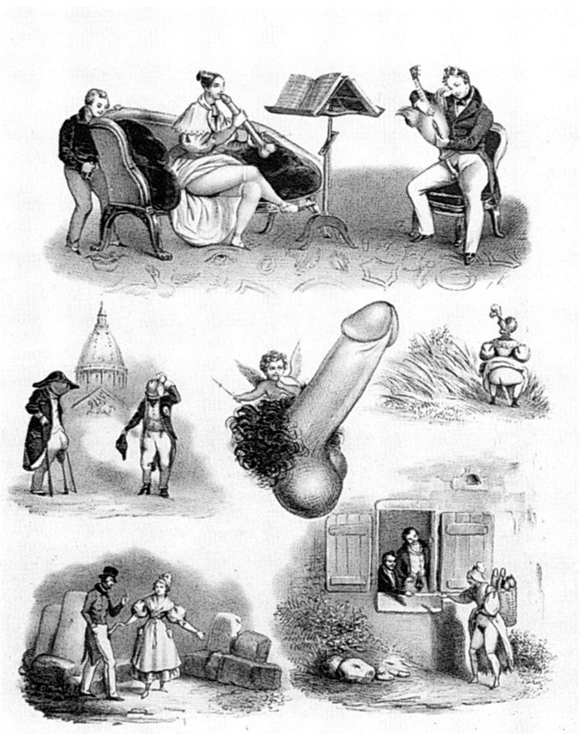

59 Eugène Le Poitevin (1806–1870), zugeschr.

»Passe-Temps«.
Aus einer Folge von zwölf Lithographien.
H. 35 cm, B. 23 cm
Zus. 5.500,– bis 6.500,–

Die erotischen Drolerien oben erinnern an entsprechende Darstellungen an romanischen Domen und Wasserspeiern, in mittelalterlichen Handschriften und der Bilderwelt eines Hieronymus Bosch. In einem querrechteckigen Format sind jeweils einzelne, locker ausgebreitete Szenen arrangiert, auf denen es in phantastischer Weise zur Sache geht. Von Frédéric Bouchot existiert eine vergleichbare lithographische Serie mit dem Titel »Diabolico Foutro Manie«, ebenfalls aus den 30er Jahren.

Auf jedem Blatt der Folge »Passe-Temps« unten sind jeweils mehrere, oft sexualsymbolisch interpretierte Szenen zu sehen, meist drei in horizontaler Schichtung oder einem anderen Anordnungsmodus. Frauen agieren mit Phalli in allen nur denkbaren Größen oder in allen vorstellbaren Assoziationszusammenhängen in einer pansexuellen Welt.

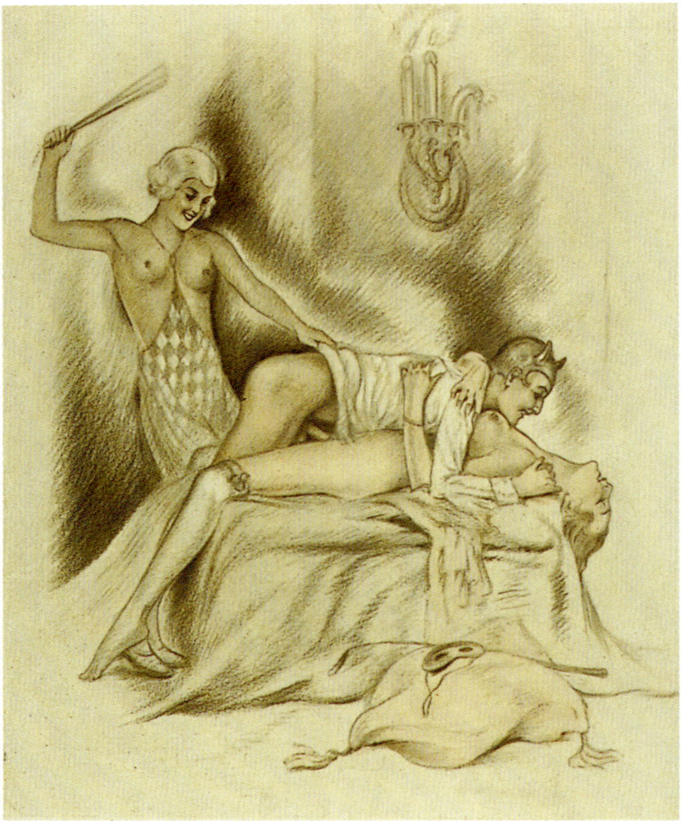

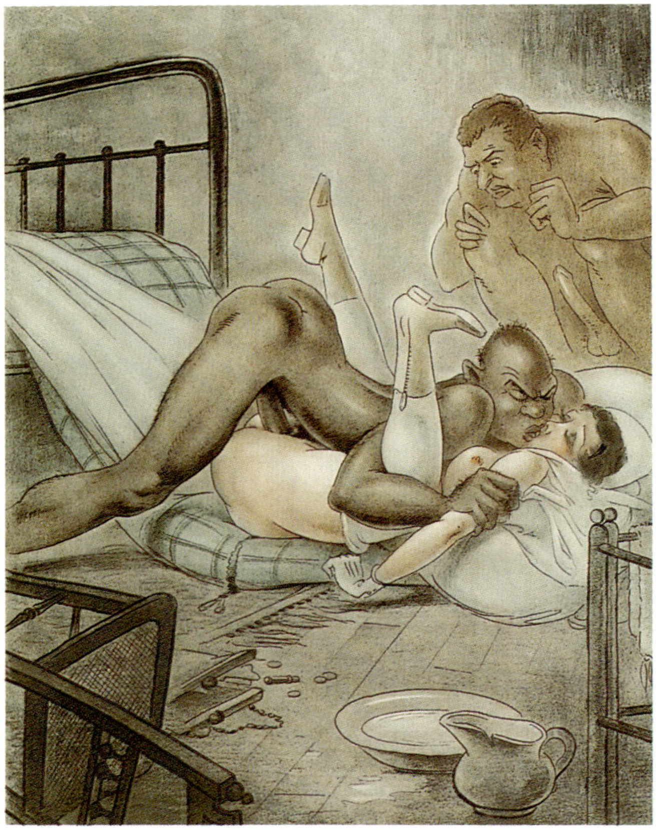

60 Eugène Reunier (alias Breuer-Courth) (geb. 1896)

»Autour de L'Amour«.
1925.
Aus einem Mappenwerk mit 27 zum Teil farbigen Heliogravüren.
Auflage: 300 Exemplare als edition privée in Paris; die ersten 50 Exemplare sind signiert.
H. ca. 25 cm, B. ca. 18 cm
Zus. 4.000,– bis 5.000,–

*

Die Einzelblätter sind von unterschiedlicher künstlerischer Qualität.

Bei Reunier alias Breuer-Courth, einem deutschen Art-déco-Illustrator, reitet der Teufel auf einer jungen, hübschen »Stute« im wilden Galopp, während ihm zugleich von einer eleganten, nach der neuesten Mode frisierten jungen Dame aufmunternde Klapse auf das Hinterteil verabreicht werden. Natürlich haben die Kerzen die dazu passende Form, wobei das Ensemble anzudeuten scheint, daß ein Rennen bereits absolviert, zwei weitere aber noch am Laufen sind.

Der als Stomatologe ausgebildete Arzt und Sammler von – vorzugsweise freien – Exlibris, Jean Morisot, gehört zu den herausragendsten Gestalten der erotischen Graphik des 20. Jahrhunderts. Generaltenor ist das von männlicher Übermacht und Urgewalt überwältigte weiblich zarte, immer elegante Wesen voll praller Sinnlichkeit.

61 Jean Morisot (alias Dr. de Sautevol) (1899–1967)

Um 1925.
Farbige Aquatinta, aus einer Folge von zwölf Heliogravüren in drei Zuständen.
H. 32,5 cm, B. 25 cm
Einfache farbige Folge
zus. 1.900,– bis 2.100,–
In drei Zuständen
zus. 3.000,– bis 4.000,–

62 André Collot

(Lebensdaten unbekannt)
»Jeunesse«.
Frankreich, 1933.
Aus einer Folge von zwölf farbigen Aquatintaradierungen.
Auflage: 60.
H. ca. 19 cm, B. ca. 24 cm
Zus. 3.000,– bis 4.000,–

*

Die schönste Folge von Collot. Sehr selten!

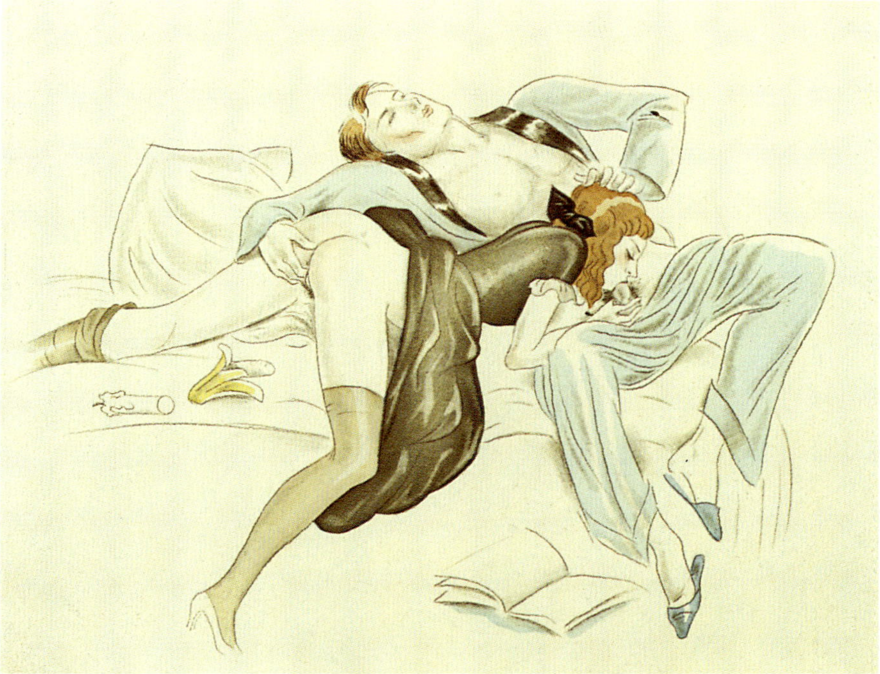

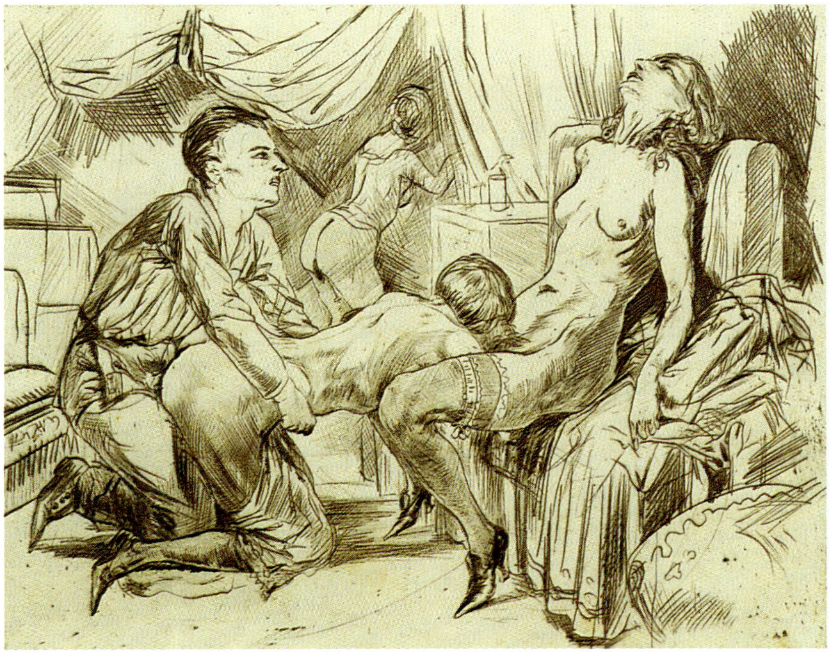

63 Rudolf Schlichter (1890–1955)

»Liebesvariationen«.
Um 1920.
Aus einer Folge von sechs Kaltnadelradierungen.
H. ca. 24 cm, B. ca. 38 cm
Zus. 3.000,– bis 5.000,–

*

Es existieren Abzüge in unterschiedlichen Stadien der Plattenbearbeitung.

Die galanten Modeillustrationen André Collots atmen bereits den flüssigeren, runden, handwerklich vorgetragenen Stil der 30er Jahre. Man sieht hier, wieviel Zeichner der 80er Jahre – etwa Antonio – den 20er und 30er Jahren verdankten. Das Ganze ist elegant, ohne aus dem Rahmen der Schönen und Reichen zu fallen, garniert mit den passenden Spielzeugen und einem Buch als kulturelle Stimulanz.

Dem Kunstkenner ist der Name Schlichters im Zusammenhang mit der Neuen Sachlichkeit geläufig, die in den 20er Jahren die Malerei in Deutschland prägte. Sie stand für harten Realismus, politisches Engagement und kritische Distanz zum Spießertum. Erotica-Sammler kennen Schlichter als Knöpfstiefelfetischisten, der seine Leidenschaft in ungeschönten Radierungen zum Ausdruck brachte.

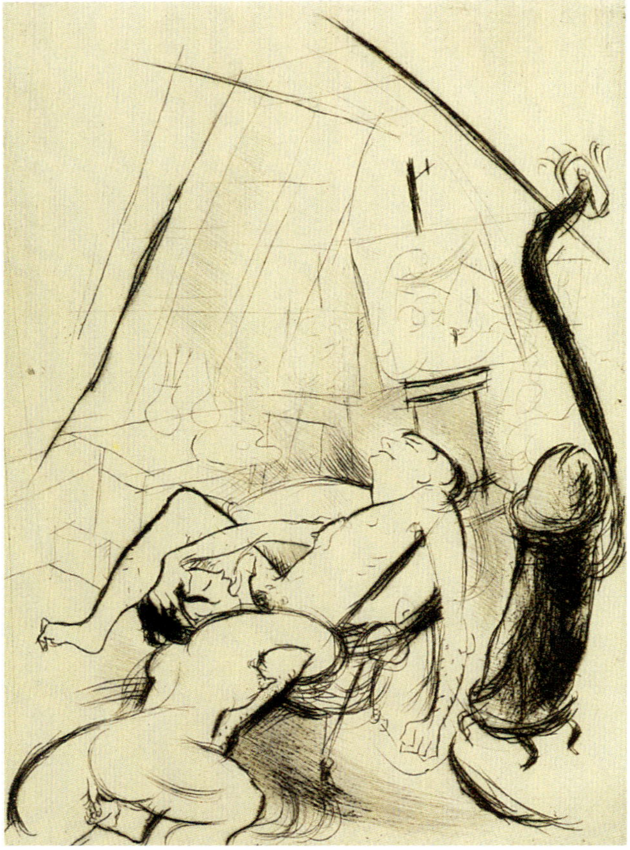

64 Székely de Doba

(Lebensdaten unbekannt)
»L'Amour sans Joie«.
Budapest, 1932.
Aus einem Mappenwerk mit
15 Radierungen, hier: »L'Artiste«.
H. 31 cm, B. 24 cm
Zus. 2.000,– bis 3.000,–

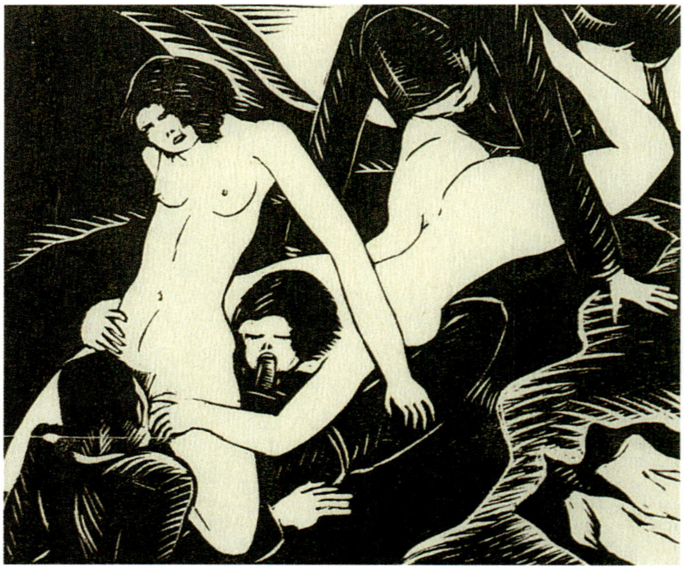

65 Otto Rudolf Schatz (1900–1961)

1927.
Holzschnittfolge unterschiedlichen
Formats auf Japanpapier.
H. ca. 12 cm, B. ca. 15 cm
Je Blatt 800,– bis 1.000,–

In der Folge des ungarischen Graphikers Székely de Doba, die verschiedene Berufsgruppen wie den Senator, den Kollegiaten, den Matrosen, den Studenten oder den Offizier bei ihrem wüsten Treiben schildert, ist die Szene des Künstlers in seinem Atelier trotz ihrer expressiven Stilisierung von besonderer symbolischer Ausdruckskraft: Der gußeiserne Kanonenofen wird zum erigierten Riesenphallus, und auch das Ofenrohr treibt es mit der zur Vagina mutierten Wand.

Das Holzschnitt-Œuvre des bedeutenden österreichischen Illustrators der Zwischenkriegszeit Otto Rudolf Schatz umfaßt allein über 1.000 Blätter, von denen allerdings die wenigsten so gewagt sind wie dieses (siehe auch Abb. Nr. 41).

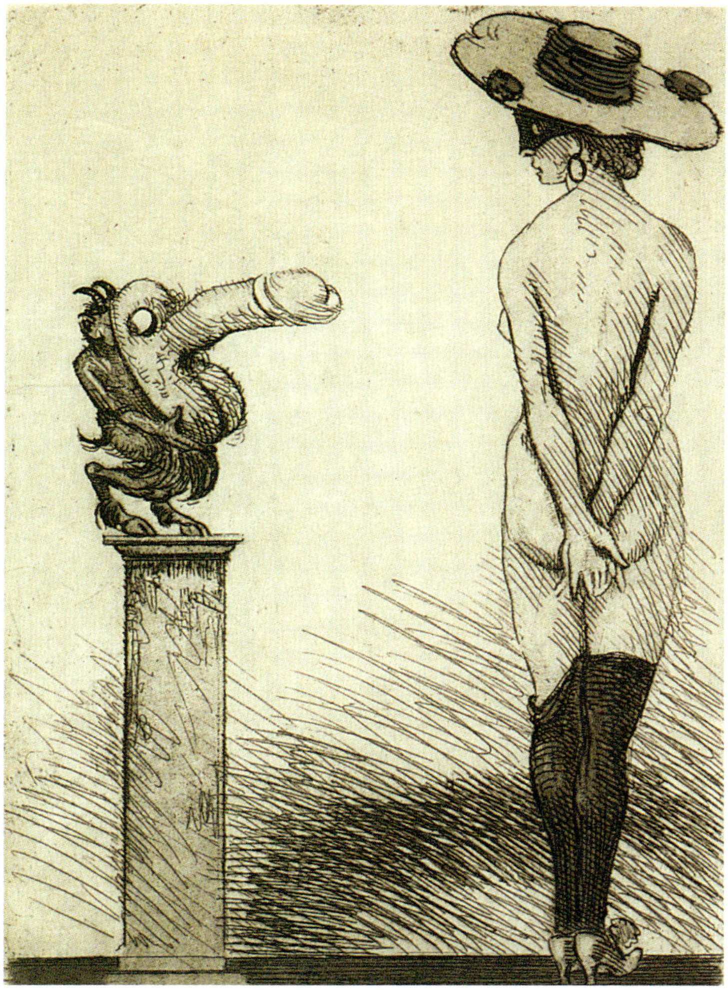

66 Fritz Erler (1868–1940)

Aus: »Der heilige Priapus«.
1926.
Aus zwei Folgen von Radierungen mit zwölf Blatt bzw. zehn Blatt plus Titel. Unterschiedliche Platten- und Papierformate.
Je Folge zus. 1.500,– bis 2.000,–

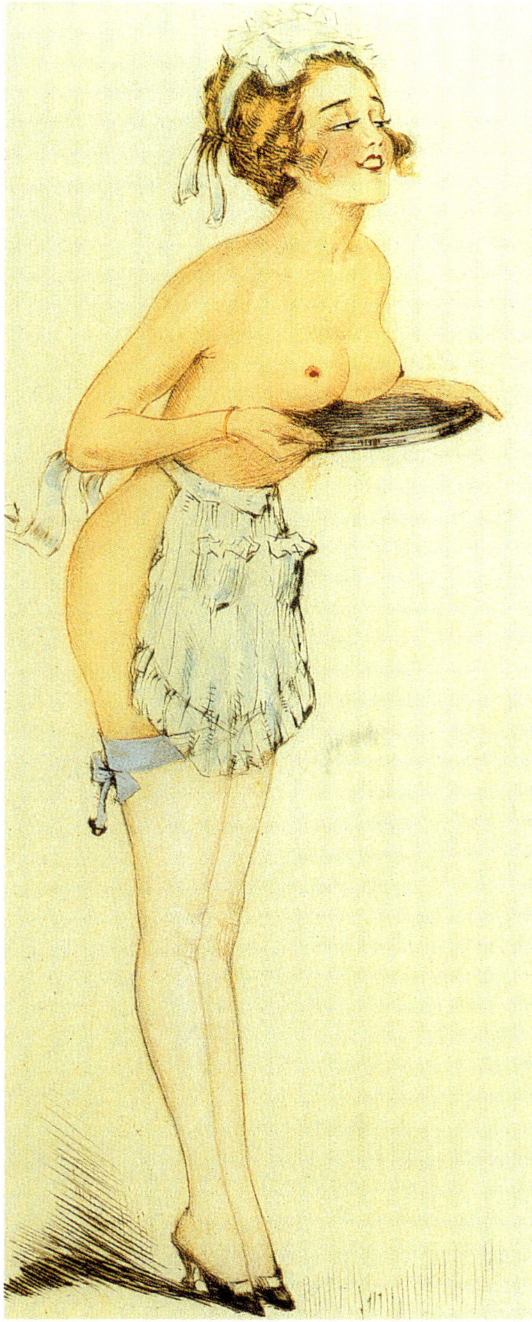

Der in Breslau geborene und ausgebildete Fritz Erler gehörte zu den führenden Graphikern des deutschen Jugendstils. Er war Mitbegründer der Gruppe »Die Scholle« und wichtiger Mitarbeiter der Zeitschrift »Jugend«, zu der er neben Titelbildern Illustrationen und Vignetten beisteuerte.

Max Brüning, Schüler der Leipziger Akademie und Franz von Stucks in München, arbeitete hauptsächlich in Berlin. Die Radierung wurde zum Hauptbetätigungsfeld seiner meist erotisch angehauchten, sinnlich-heiteren Darstellungen. Hier präsentiert eine kesse junge Dame auf dem Serviertablett ihre kugelig rotbeknospten Brüste mit einem gewinnenden, vielversprechenden Lächeln.

67 Max Brüning (geb. 1887)

»Auf dem Tablett«.
Ende 1920er Jahre, signiert.
Farbradierung mit Kaltnadel.
H. 29 cm, B. 14 cm
500,– bis 700,–

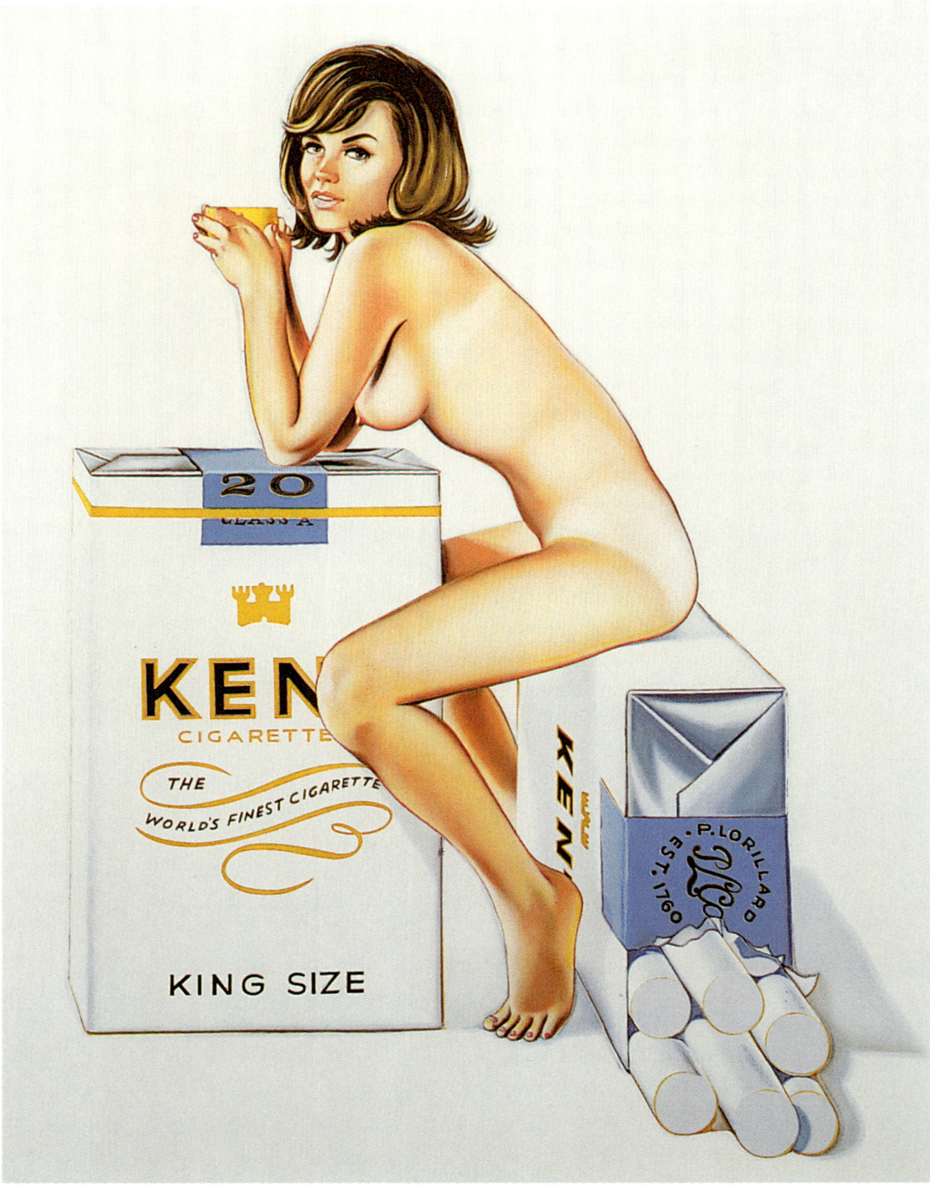

68 Mel Ramos (geb. 1935)

»Micronite Mary«.
USA, 1997.
Farblithographie mit Siebdruck.
Auflage: 200 + 50 A. P.
H. 70 cm, B. 50 cm
1.300,– bis 1.400,–

Im sonnigen Sacramento in Kalifornien geboren, verkörpert Mel Ramos eine Spielart der Westküsten-Pop-art. Nach Anfängen mit cremig gemaltem »Superman« und anderen Comic-Helden bereits Anfang der 60er Jahre, geht es Ramos seither hauptsächlich um das Thema des amerikanischen Pin-up-Girl.

Unser Siebdruck wiederholt dabei Ramos' wohl berühmteste Bilderfindung, das Gemälde von 1965, in dem es sich eine aus dem »Playboy« übernommene Nackte auf zwei riesigen Zigarettenschachteln bequem gemacht hat. Sie entstammt einer ganzen Serie, in der sich vollbusige Mädchen entweder nackt in einem Fruchtsalat räkeln, auf Zahnpastatuben bzw. Frischkäsepackungen posieren oder Motoröldosen, Schokoriegelverpackungen und Bananenschalen entsteigen. In einer späteren, ebenfalls sehr berühmten Serie kombinierte er plastisch-aggressiv herausgearbeitete Girls mit wilden Tieren, wie Pandabären, Nashörnern oder Orang-Utans.

Ein weiterer Clou war Ramos' Adaption von Meisterwerken der abendländischen Malereigeschichte, wie Manets »Olympia«, Ingres' »Quelle« oder Davids »Amor und Psyche«. Es ist eine Ironie der Kunstgeschichte, daß das Pin-up just zu der Zeit, als es aus der populären Kunst zu verschwinden begann, mit Mel Ramos in die museale Hochkunst Einzug hielt.

Skulptur

Umfaßt die Malerei auch den Bereich der Landschaft, des Stillebens, des Interieurs und der Historie, ist der Themenbereich der Skulptur wesentlich beschränkter. Hauptgegenstand ist und bleibt der menschliche Körper, meist als Aktfigur. Daher besitzt die Skulptur bereits von ihren medialen Möglichkeiten her ein enges und natürliches Verhältnis zur Erotik.

So ist es auch zu verstehen, daß in der Skulptur monumentale und öffentliche Objekte mit eindeutig erotischem Ausdruck antreffen sind, ja daß die Skulptur selbst dann nicht selten ein erotisches Flair ausstrahlt, wenn dies gar nicht unbedingt beabsichtigt war.

Antike

Vorbild und Maßstab der abendländischen Skulptur ist die Kunst der Antike, wie sie sich in Griechenland im 5. und 4. Jahrhundert v. Chr. im Zeitalter der Klassik entwickelt hatte. Im Gegensatz zu ägyptischen Statuen waren die männlichen Figuren der griechischen Archaik von Anfang an nackt, egal, ob sie als Weihegeschenk im Tempelbereich standen oder als Grabmal dienten. Unbekleidete weibliche Figuren traten demgegenüber erst ab der Klassik auf und waren von Beginn an erotisch besetzt.

Explizit erotische Gruppen finden wir dann im Zeitalter des griechischen Hellenismus etwa ab dem 3. Jahrhundert v. Chr., wo die Oberflächenreize insbesondere bei den weiblichen Figuren weiter differenziert wurden. Überhaupt entwickelte sich damals die Darstellung der Nacktheit in der antiken Welt geradezu zu einer Konvention, so daß auch römische Herrscher, wie Kaiser Augustus, oder Damen aus vornehmem Hause sich im Porträt mit den idealisierten Körpern von griechischen Athleten oder Venusstatuen darstellen lassen konnten. Entsprechendes ist im christlichen Abendland nie üblich geworden.

Mittelalter, Renaissance und Barock

Die erotischen Möglichkeiten der mittelalterlichen Skulptur waren stilistisch beschränkt. Daß man sich nicht aus Zimperlichkeit zurückhielt, beweisen die drastischen Wasserspeier an gotischen Kirchen, die mitunter recht derb ausfallen. Erst in der Renaissance gelang es den Künstlern wieder, den menschlichen Körper organisch und damit auch erotisch durchzubilden. Der Manierismus legte Wert auf geschraubte Bewegungen und erotisches Raffinement, das sich etwa in berühmten Brunnenensembles ausdrückte. Dominanter Meister dieser Zeit war Giovanni da Bologna, dessen Entwürfe in kleinem Format regelrecht in Serie gingen.

Gegenüber der geschraubten Eleganz liebte es der Barock draller und deftiger, was das Rokoko wiederum ins Gezierte und nicht selten Affektierte hin verfeinerte. Gartenskulpturen kamen groß in Mode und verbreiteten eine heiter-erotische Grundstimmung.

> **Wichtig für Sammler:**
>
> - Von vielen Skulpturen gibt es spätere Nachgüsse, die deutlich niedriger bewertet werden.
> - Sprünge, abgebrochene Finger usw. wirken stark wertmindernd.
> - Art-déco-Figuren werden in großem Maßstab reproduziert und gefälscht.

Klassizismus bis Gegenwart

Der sinnlich-flatterhaften Attitüde und den lasziven Oberflächen des Rokoko setzte der Klassizismus eine markige Entschlossenheit und kühle Glätte entgegen, wobei man sich mit akademischem Eifer wieder auf die antiken Vorbilder zurückorientierte. Zum Skandal wurde die von Canova gemeißelte, halbnackt dargestellte Paolina, Schwester Napoleons, die heute streng und würdevoll anmutet. Von naturalistischer Weichheit bis zu impressionistischer Formauflösung ging der weitere Weg der Skulptur im 19. Jahrhundert.

Der Jugendstil liebte die wellig schwingende Linie, der er alle Formen zu unterwerfen trachtete, während das Art déco sich von der geometrischen Abstraktion des Kubismus inspiriert zeigte. Nach der naturtümelnden und sonnenanbeterischen Erotik um 1900 zeigten sich die wilden 20er Jahre in ihren erotischen Nippesfiguren aus Bronze, Elfenbein oder einer Kombination aus beidem mondän bis pervers, eine Haltung, die der Wiener Zach idealtypisch verkörpert.

Danach verschwand die erotische Skulptur im Zuge der Abstraktion aus dem Repertoire der Kunst, um in unseren postmodernen Tagen mit Macht ihre Stellung wiederzuerlangen. Furore machten die Skulpturen Jeff Koons'. Dieser lieferte zwar nur die Entwürfe (die Ausführung übernahmen professionelle Schnitzer aus Oberammergau), posierte aber zusammen mit seiner damaligen Frau, der ehemaligen Pornoqueen und italienischen Abgeordneten Cicciolina, in eindeutigen Stellungen.

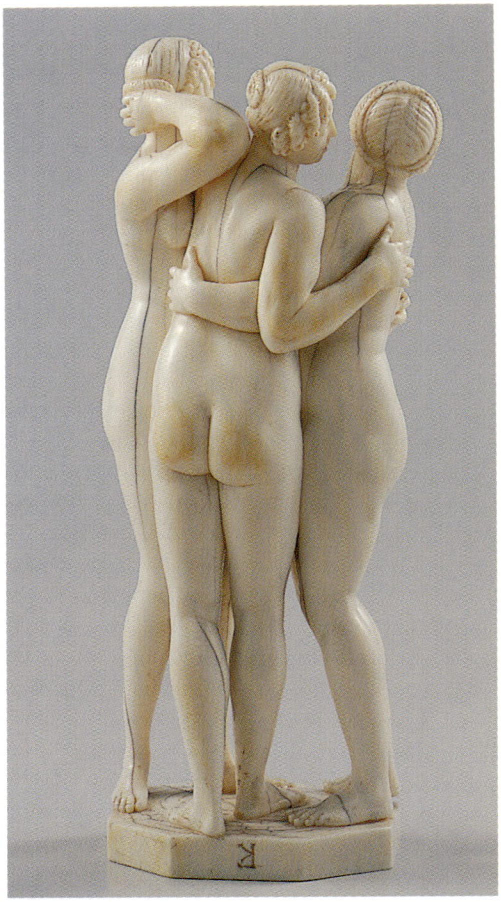

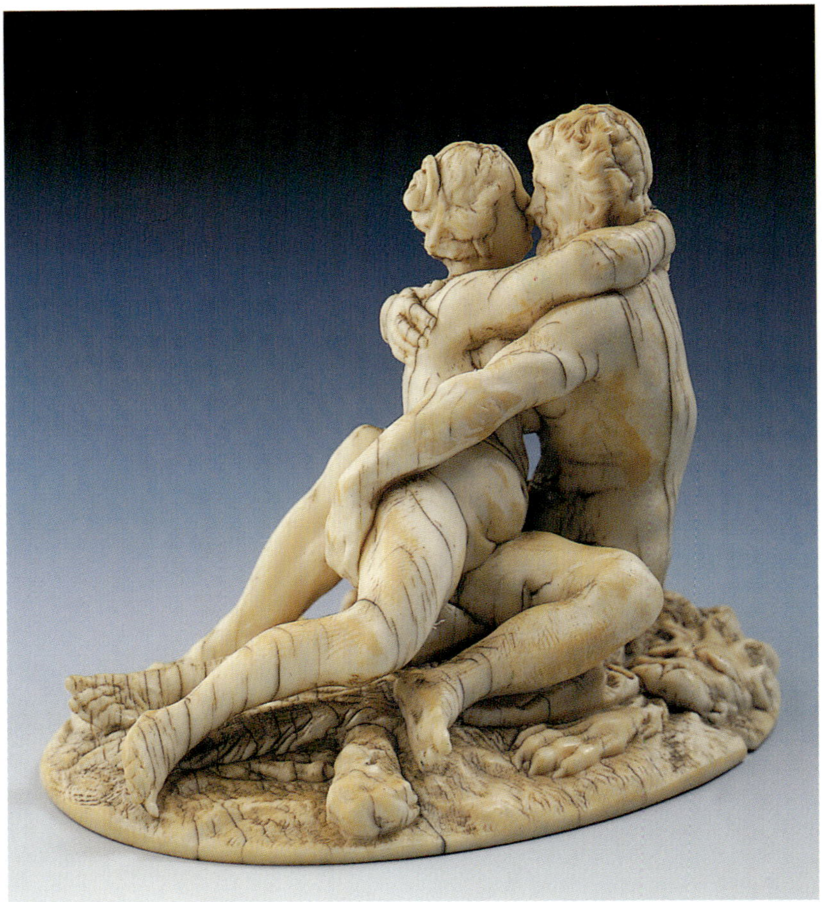

69 Leonard Kern (1588–1662)

»Drei Grazien«.
Um 1640/50, monogrammiert.
Elfenbein.
H. 27 cm
Liebhaberpreis

✻

Bedeutendes Werk von musealer Qualität.

Leonard Kern gehört zusammen mit Georg Petel zu den Vorreitern der Blüte barocker Elfenbeinplastik im deutschsprachigen Raum. Zunächst an großen Bildwerken tätig, beschränkte er sich später ganz auf die kleinen Formate der Bein- und Buchsbaumschnitzerei, wobei seine Erzeugnisse in ganz Europa wegen ihrer Feinheit und subtilen Ausführung begehrt waren. Sein Hang zu derber Sinnlichkeit, die auch vor Häßlichkeit nicht zurückschreckt, geht auf flämischen Einfluß zurück.

Verkörpern die drei Grazien eine kultivierte Erotik, gehen Herkules und Omphale energischer zur Sache. Dabei symbolisierte Omphale für die damalige Zeit die über den Mann herrschende Frau, da sie den antiken Helden zum Tragen von Frauenkleidern und zu typischen Frauenarbeiten bewegte.

70 Süddeutsch/italienisch

»Herkules und Omphale«.
Um 1650.
Elfenbein.
H. 9,5 cm, B. 11,5 cm
55.000,– bis 65.000,–

✻

Wäre der Meister zu benennen, müßte dieses bedeutende Werk preislich sicherlich höher anzusetzen sein.

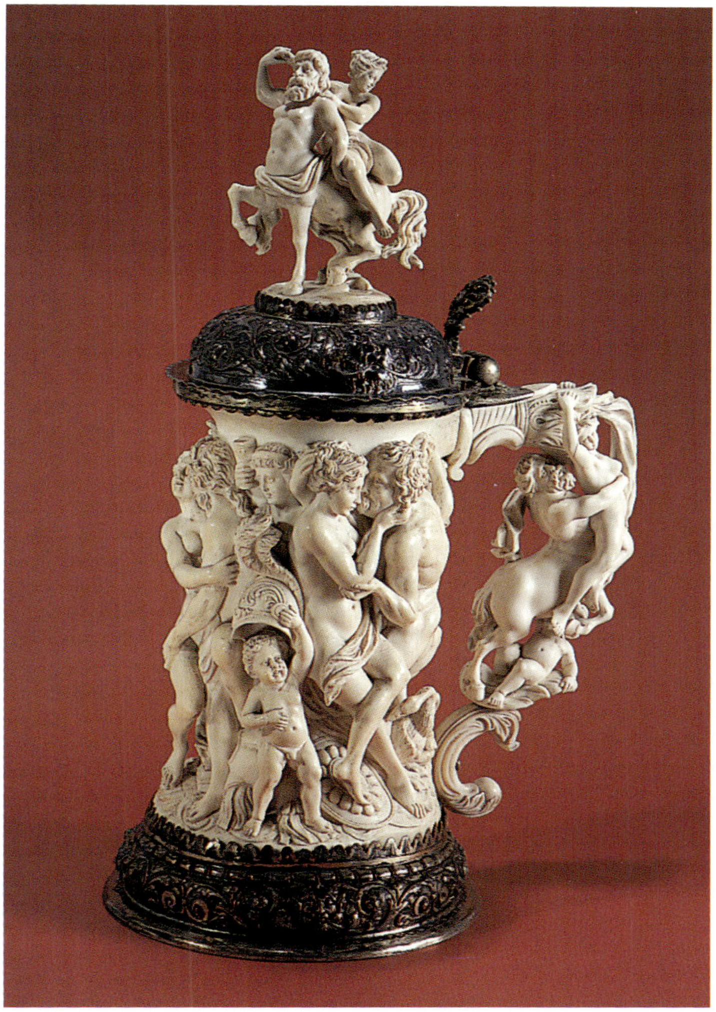

71 Elfenbeinhumpen

Um 1860.
Beschnitztes Elfenbein, silbermontiert.
Figuren der griechischen Mythologie.
H. 40 cm
35.000,– bis 40.000,–

*

Ambitioniertes, außergewöhnliches Werk des Historismus.

72 Zigarettenspitze

»Liebespaar«.
Wohl Wien, Ende 19. Jh.
Meerschaum, Bernstein.
L. ca. 15 cm
2.000,– bis 3.000,–

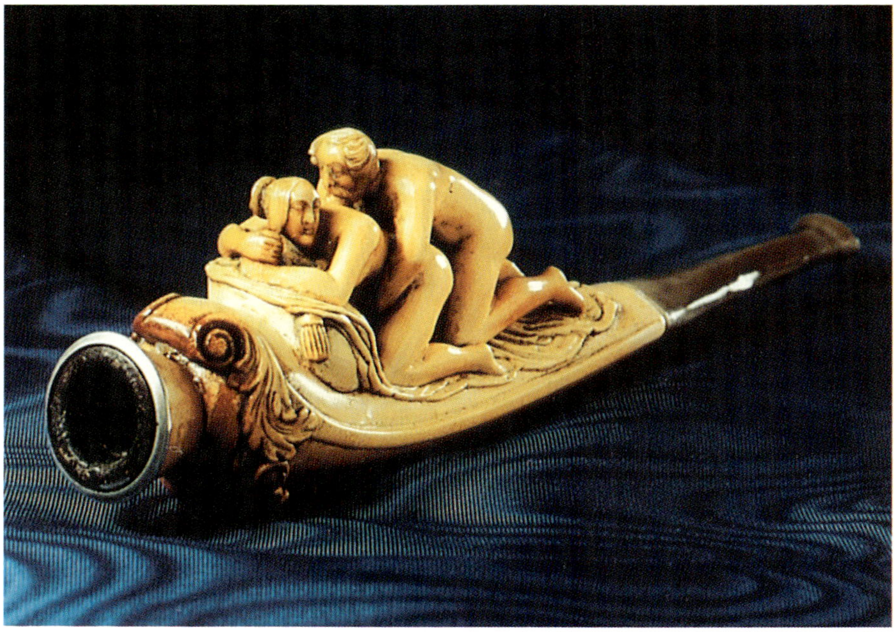

Ab dem Barock wurden Elfenbeinkrüge mit prallen, in tiefem Relief geschnitzten Figuren beliebt, bei denen sich meist mythologische Aktfiguren in allen möglichen Kombinationen tummeln. Im 19. Jahrhundert erlebte diese Kunst eine historistische Wiederbelebung. Besonders aufwendig kombiniert sind hier die Zentauren mit ihren weiblichen Begleiterinnen.

Während es bei Trinkgefäßen meist bei mehr allgemein lebenslustigen Darstellungen mit erotischem Unterton blieb, ging es bei den privateren Rauchutensilien (siehe auch Abb. Nr. 99 ff.) deftiger zur Sache.

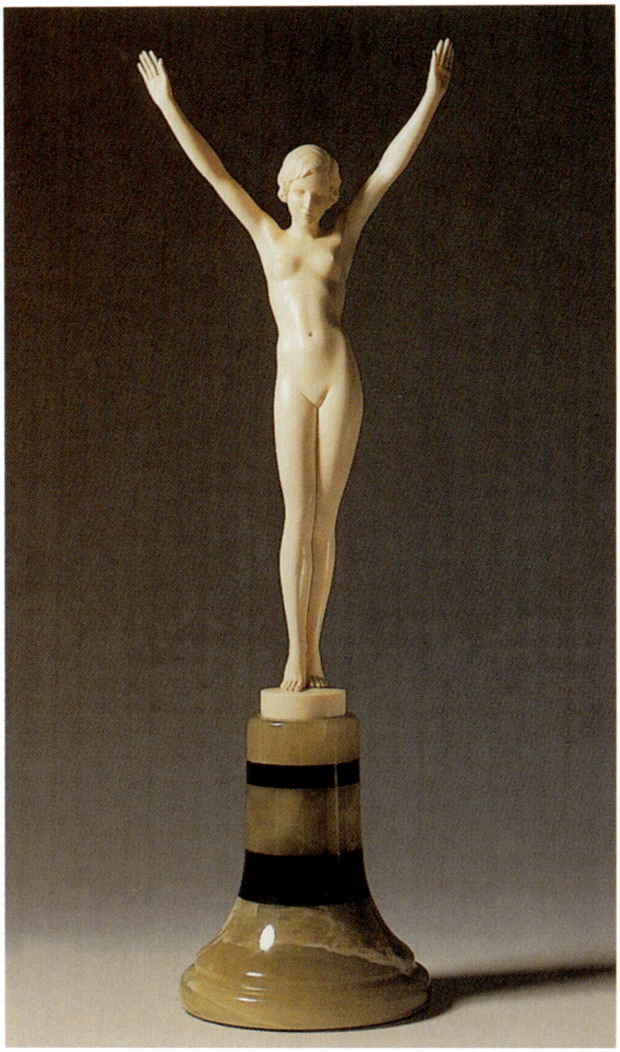

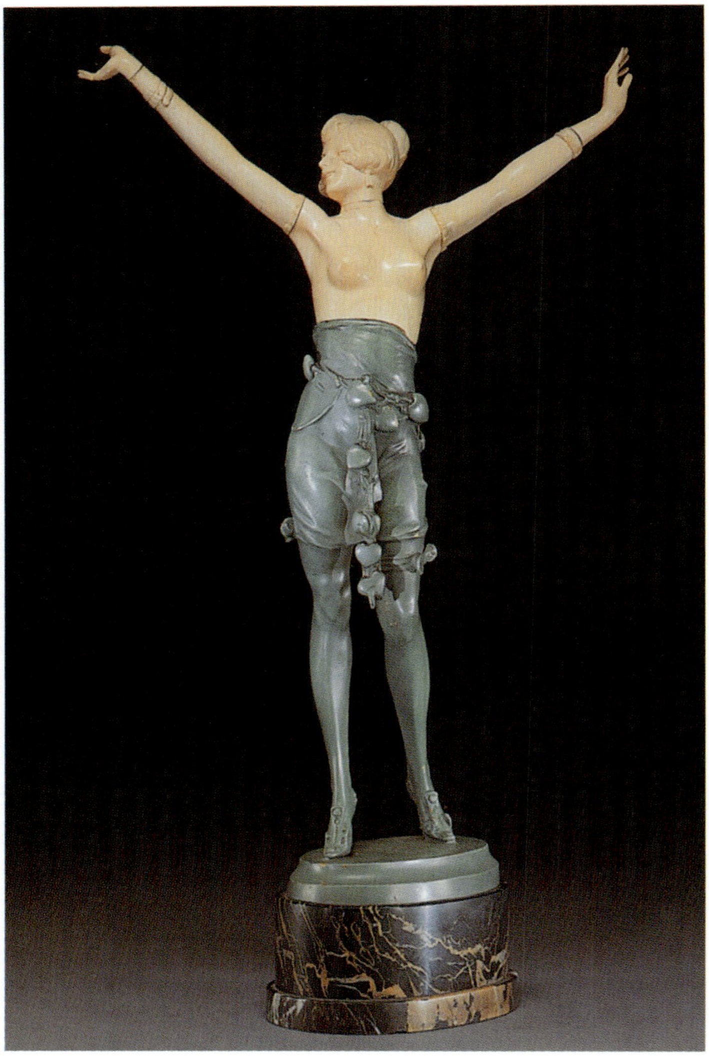

73 Ferdinand Preiss (1882–1943)

»Weibliche Aktfigur«.
Um 1928.
Elfenbein auf Marmorsockel.
H. 45,4 cm
15.000,– bis 25.000,–

*

Sehr fein geschnitzte, erotisch anspruchsvolle Figur des berühmten Art-déco-Elfenbeinschnitzers.

Belgien verschenkte in den Jahren vor dem Ersten Weltkrieg Elfenbein an bildende Künstler, um sie zu einem verstärkten Einsatz dieses Materials zu animieren. Daraufhin entwickelte sich eine regelrechte Renaissance der Elfenbeinschnitzerei in Europa, an der Ferdinand Preiss, der aus dem traditionellen Elfenbeinschnitzerort Erbach im Odenwald stammte, maßgeblich beteiligt war.

Wenig bekannt ist vom Leben des Bruno Zach, der in Wien arbeitete und dessen Figuren einen eher fetischhaften und mitunter perversen Zug tragen und direkt Sacher-Masochs berühmtem Buch »Venus im Pelz« entsprungen zu sein scheinen.

74 Bruno Zach

(Lebensdaten unbekannt)
»Gebrochene Herzen«.
Wien, 1920er Jahre.
Elfenbein und kaltbemalte Bronze.
H. 65 cm
10.000,– bis 15.000,–

*

Sog. Chryselephantinfiguren, die Elfenbein und Bronze (oder Gold) kombinieren, sind handwerklich anspruchsvoller als nur Elfenbein- oder Bronzefiguren und liegen im Preis meist höher.

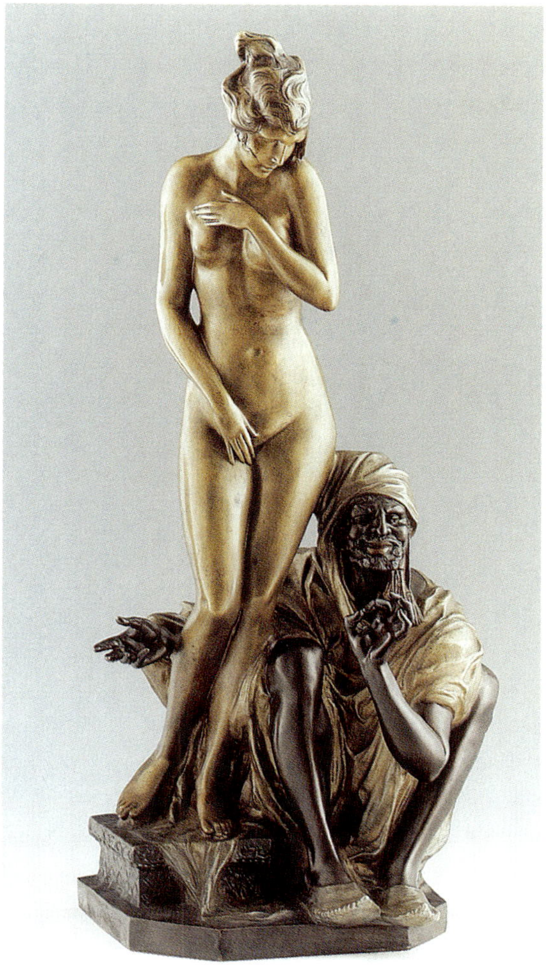

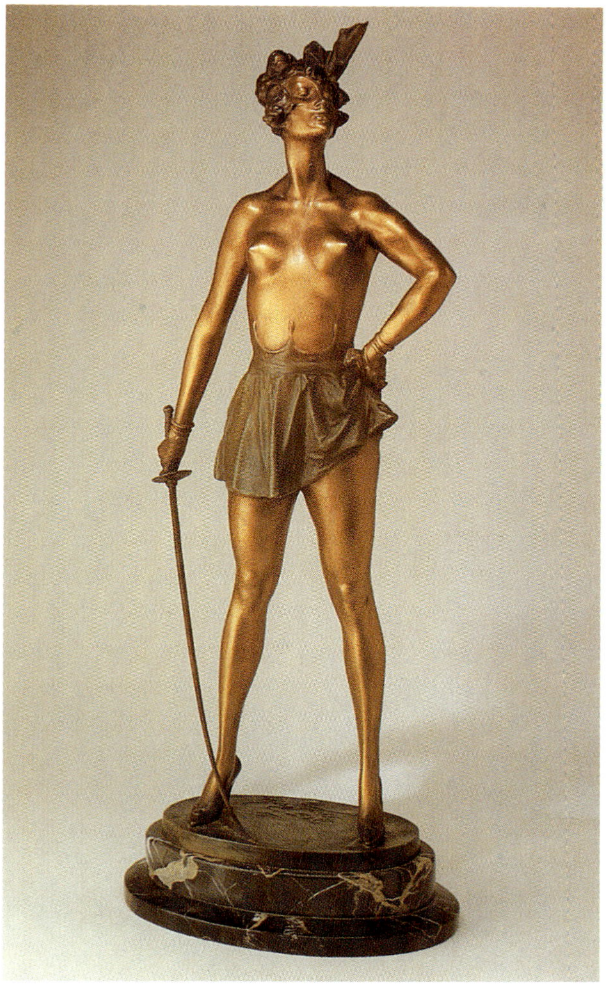

75 Bruno Zach

(Lebensdaten unbekannt)
»Sklavenhändler«.
Wien, wohl 1920er Jahre, signiert.
Bronze, mehrfarbig patiniert.
H. 66 cm
10.000,– bis 15.000,–

*

Obwohl es sich bei den Figuren von Bruno Zach um Auflagenobjekte handelt, liegen die Preise bereits im fünfstelligen Bereich.

In der qualitätvollen Bronze mischen sich stilistisch die weichen fließenden Formen des Jugendstils mit dem burschikosen Gehabe des Art déco. Die spezifisch sadistischen Züge, die bei Zach nicht selten durch Reitpeitschen eigens unterstrichen werden, sind durch die Gesamtszenerie artikuliert. Die Sklavin wird hier nackt von einem fremdländischen Widerling in einer anzüglichen Geste feilgeboten und somit der Willkür des Kunden bzw. der Phantasie des Betrachters ausgeliefert (siehe auch Abb. Nr. 84 und 98).

Das Pendant dazu ist das in der Haltung herrisch auftretende Weib mit den fetischhaften Insignien ihrer Herrschaft: Stöckelschuh, kurzer Rock und gertenhaftes Florett.

76 Bruno Zach

(Lebensdaten unbekannt)
»Fechterin«.
Wien, 1920er Jahre, signiert.
Kaltbemalte, patinierte Bronze.
H. 72,6 cm
10.000,– bis 15.000,–

*

Bruno Zach genießt in Erotik-Sammlerkreisen Kultstatus.

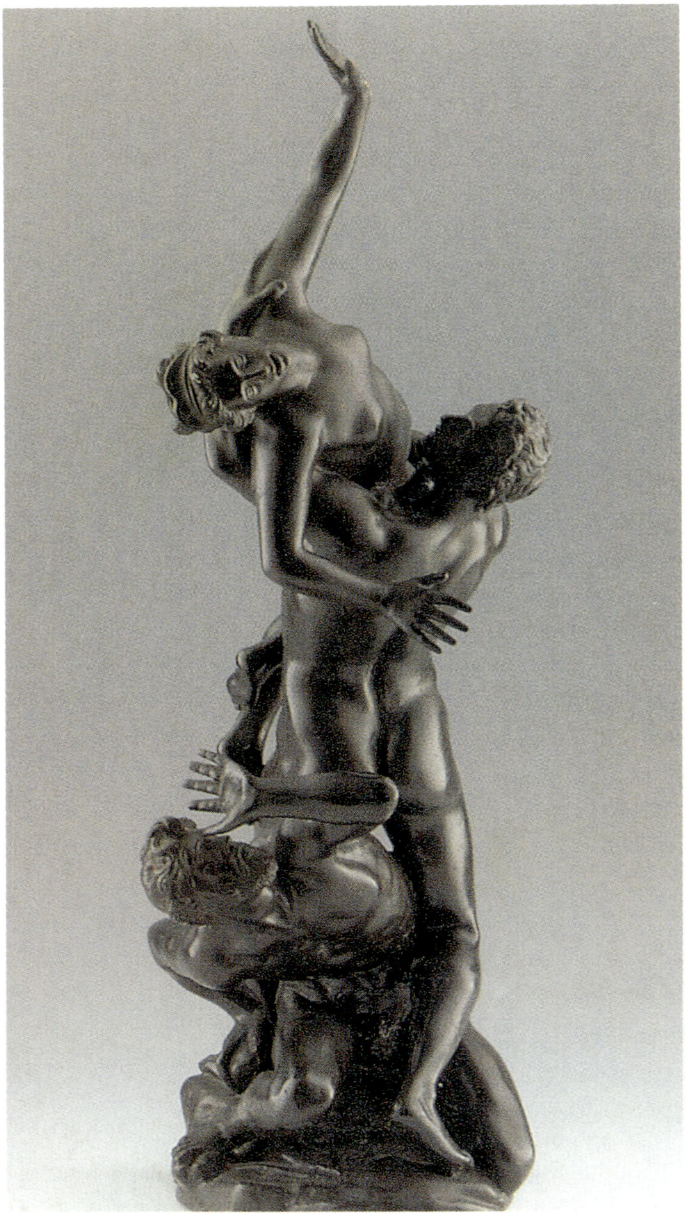

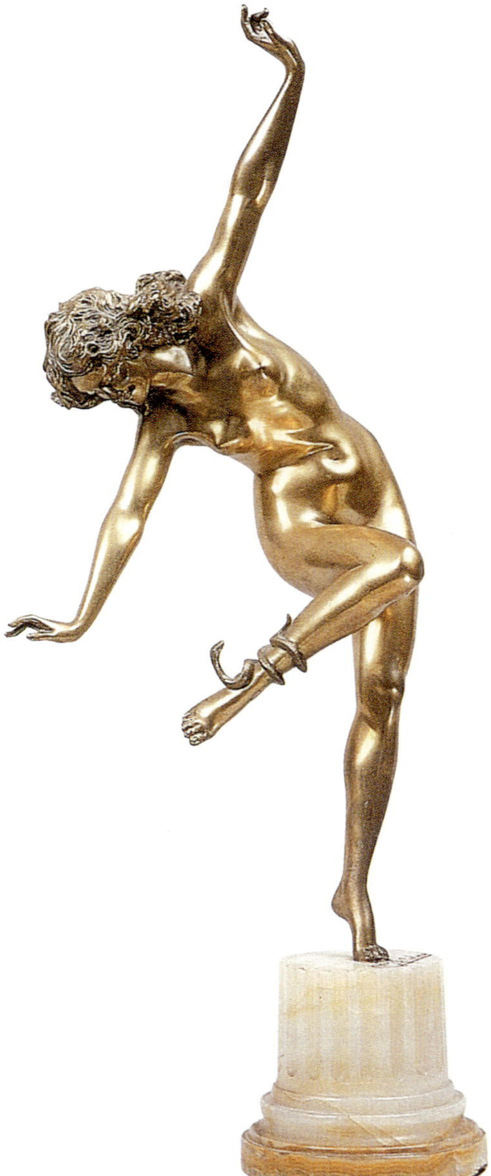

77 Nach Giovanni da Bologna (1524–1608)

»Raub der Sabinerinnen«.
Erste Hälfte 19. Jh.
Bronze.
H. 61,5 cm
8.000,– bis 15.000,–

*

Die gleiche Figur aus der Werkstatt des Meisters hätte einen annähernd hundertfachen Wert.

Das Vorbild dieser berühmten Gruppe nach Giovanni da Bologna steht in der Loggia dei Lanzi in Florenz. Sie ist ein Prototyp jener als Figura serpentinata benannten Skulpturen, bei denen man um die Figur herumgehen muß, um sie zu erfassen.

Eine Neuerfindung des Art déco ist jene graziös-betörende Schlangentänzerin. Ihre Schöpferin war eine belgische Künstlerin, deren Figuren heute wieder sehr begehrt sind.

78 Claude Jeanne Roberte Colinet

(Lebensdaten unbekannt)
»Schlangentänzerin«.
Wohl 1920er Jahre, signiert.
Bronze, vergoldet.
H. 50 cm
10.000,– bis 20.000,–

*

Die belgische Bildhauerin gehört zu den gesuchten Entwerferinnen von Art-déco-Bronzen.

79 Joseph-Charles Marin (1759–1834), zugeschr.

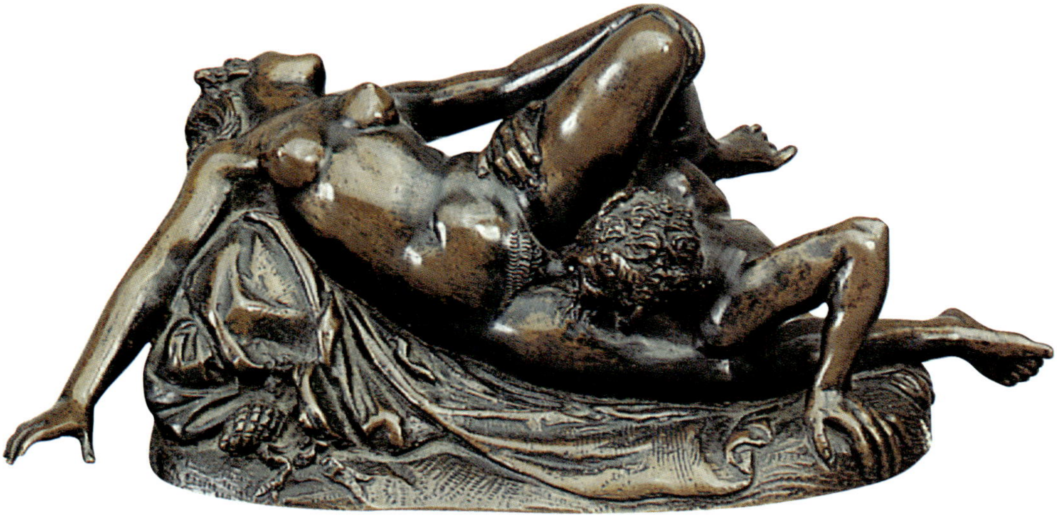

»Nymphe und Satyr«.
Dunkel patinierte Bronze nach antikem Vorbild.
H. 8,5 cm, B. 22,5 cm
8.000,– bis 15.000,–

*

Im Vergleich zu Abb. Nr. 80 fällt das Exemplar künstlerisch feiner und differenzierter durchgearbeitet aus.

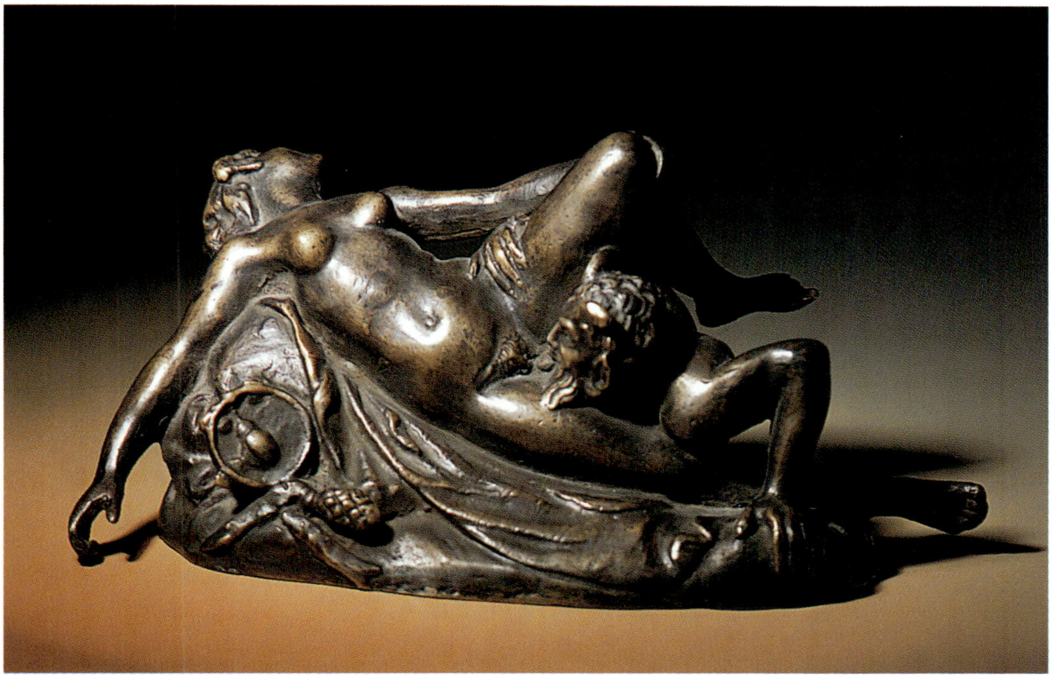

80 Anonym

»Nymphe und Satyr«.
19. Jh.
Bronzeguß nach antikem Vorbild.
H. 12 cm, B. 21 cm
1.100,– bis 1.300,–

In der Geschichte der pornographischen Skulptur steht diese Gruppe aus der Antike an prominenter Stelle. Sie zeigt einen Satyr mit einer Nymphe, die sich seine mündliche Zuwendung gerne gefallen läßt. Satyrn sind Gestalten der griechischen Mythologie, halb Mensch, halb Bock, und galten als besonders triebhaft. Als Verkörperungen männlich-sexueller Abenteuerlust haben sie auch die erotische Ikonographie des christlichen Abendlandes bereichert, allerdings selten in so expliziter Form. Die Tatsache, daß Repliken und Variationen gerade in der erotischen Kunst so häufig sind und die berühmten Erfindungen immer und immer wieder kopiert, zitiert und abgewandelt werden, zeigt den geringen Erneuerungsdruck auf dem Mangelmarkt der erotischen Kunst, aber auch die Universalität und Zeitlosigkeit der Erotik.

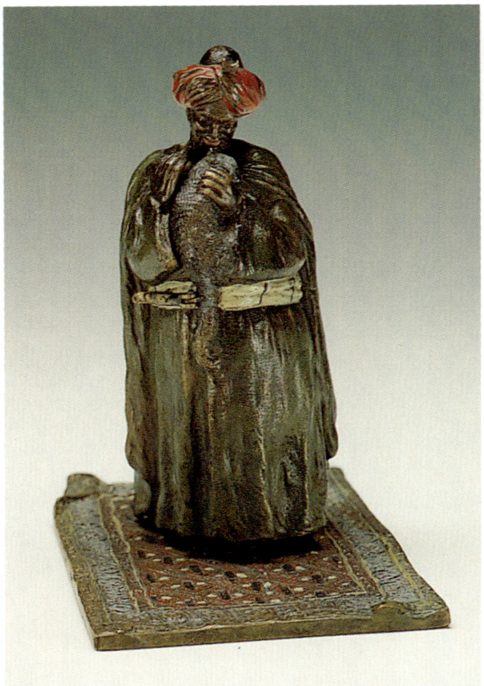
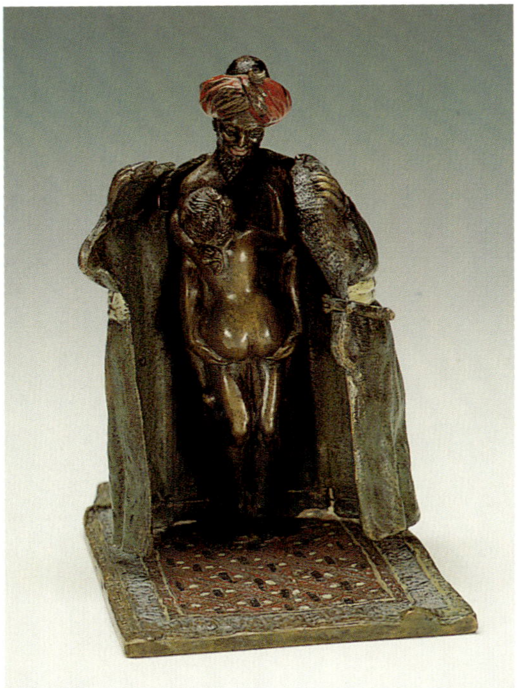

81 a + b Wiener Bronze

»Die Katze des Scheichs«.
Wien, Fa. Franz Bergmann, um 1910.
Durch Knopfdruck öffnet sich der Mantel.
H. ca. 20 cm
2.500,– bis 3.000,–

*

Mechanische Spielereien erhöhen den Wert.

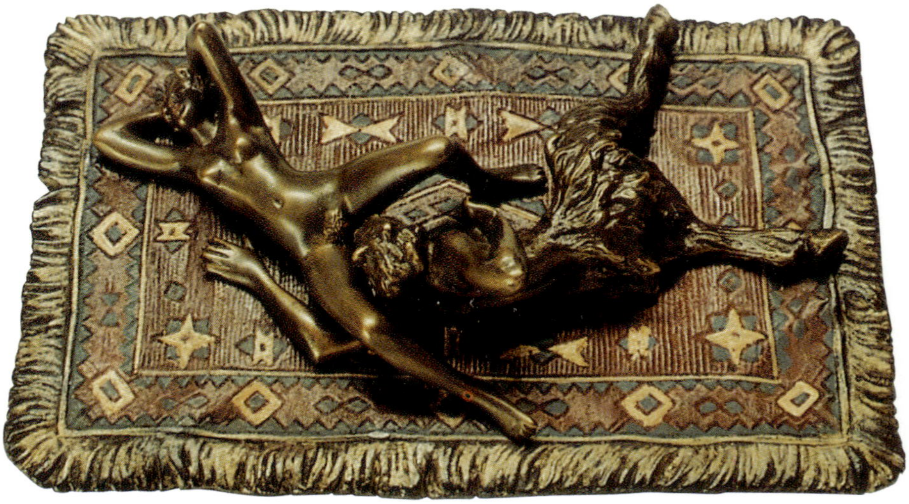

82 Wiener Bronze

»Nymphe und Faun«.
Wien, Fa. Franz Bergmann, um 1910.
Patinierte und kalt bemalte Bronze.
L. je Figur ca. 10 cm
Zus. 1.500,– bis 2.000,–

*

Meist gilt: je größer und aufwendiger die Figur, desto teurer.

Kleine Bronzen waren bereits im Biedermeier eine Spezialität der Kunsthandwerker der Stadt Wien. Bemalte Stücke kamen aber erst in den 80er Jahren des 19. Jahrhunderts auf.

Neben putzigen Tieren – nicht selten in vermenschlichter Gestalt und Tätigkeit – waren es auch erotische Spezialitäten, die dieses Miniaturformat magnetisch anzog. Ihr Spielzeugcharakter inspirierte hier zu einem Spielzeug für Erwachsene mit allerlei ergötzlichen Mechanismen und Kombinationsmöglichkeiten. So ist der Araber, der im »geschlossenen« Zustand eine »Muschi« streichelt, in geöffnetem Zustand mit einer jungen Frau zugange.

Bei der anderen Bronze sind Frau und Faun zwei getrennte Teile und erhalten erst, wenn man sie auf geeignete Weise kombiniert, ihren pikanten Reiz.

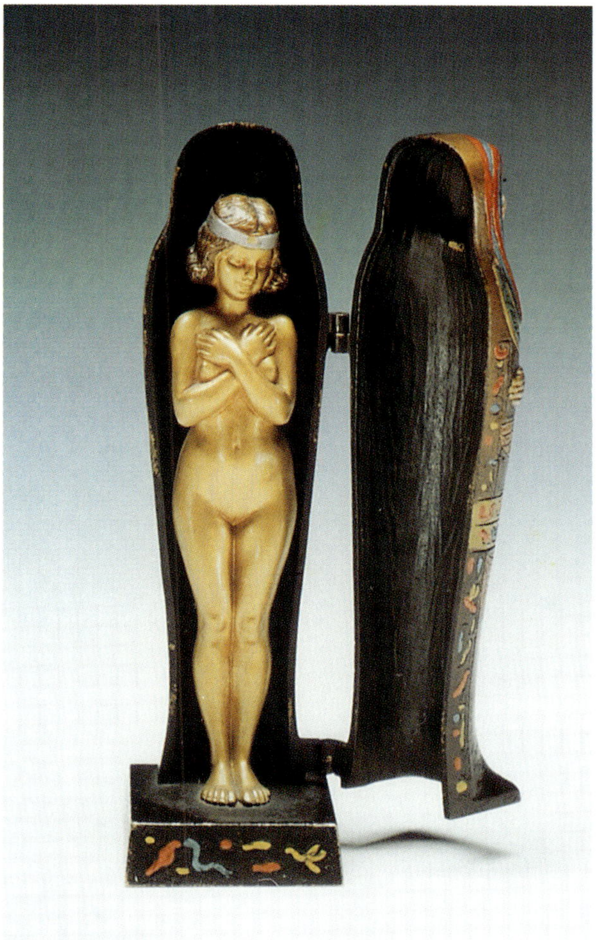

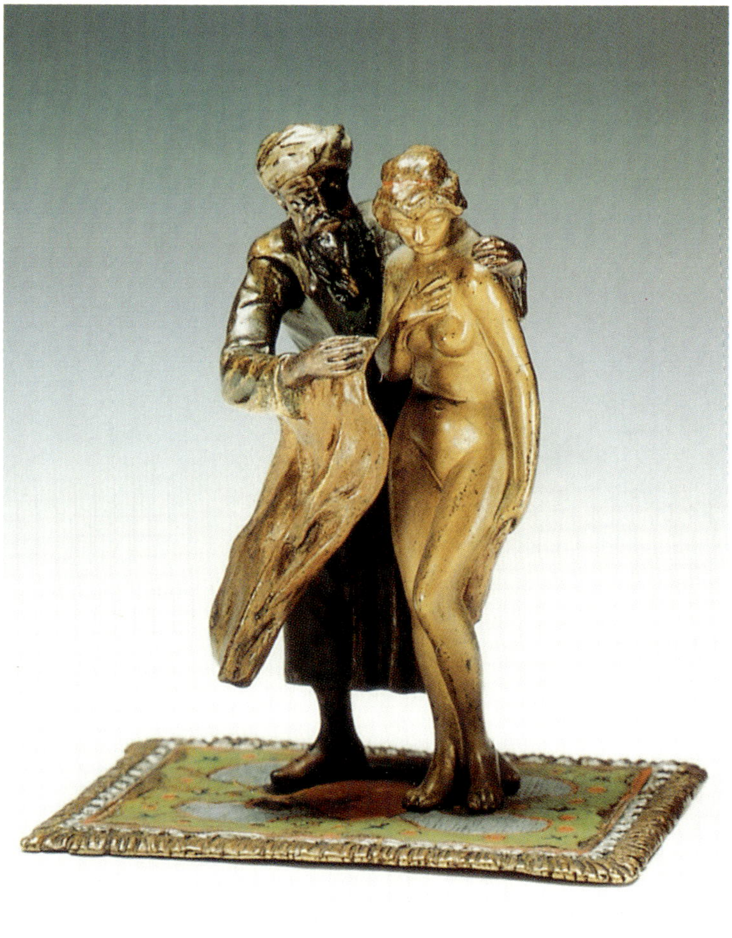

83 Wiener Bronze

»Sarkophag mit nackter Mumie«.
Wien, Fa. Franz Bergmann, um 1910.
Patinierte und kalt bemalte Bronze.
H. ca. 20 cm
1.500,– bis 2.000,–

*

Vorsicht: Bei Wiener Bronzen kursieren zahlreiche Fälschungen! Alte Wiener Bronzen zeichnen sich durch gebrochene und differenzierte Farbtöne aus.

Klappmechanismen waren bei erotischen Wiener Bronzen besonders beliebt. Sie mechanisierten sozusagen das auch in der Graphik übliche Spiel einer dezenten und einer pikanten Version (siehe Kasten S. 61). Im Gegensatz zur Graphik verhält es sich hier umgekehrt: Wir sehen eine an sich harmlose und den damaligen Vorstellungen von Moral und Sittsamkeit entsprechende Figur, die sich mittels Knopfdruck oder eines beweglichen Teils in ein erotisches Objekt verwandeln läßt. Die existenzielle Doppelnatur des Menschen als triebhaftes und kultiviertes Wesen gelangt hier zu einem adäquaten Ausdruck. Nicht zuletzt deshalb üben derlei Spielereien bis heute einen fast magischen Reiz aus.

84 Wiener Bronze

»Araber mit Mädchen«.
Wien, Fa. Franz Bergmann, um 1910.
Patinierte und kalt bemalte Bronze.
H. 20 cm
2.000,– bis 2.500,–

*

Achten Sie auf die Qualität und Feinheit der Bemalung.

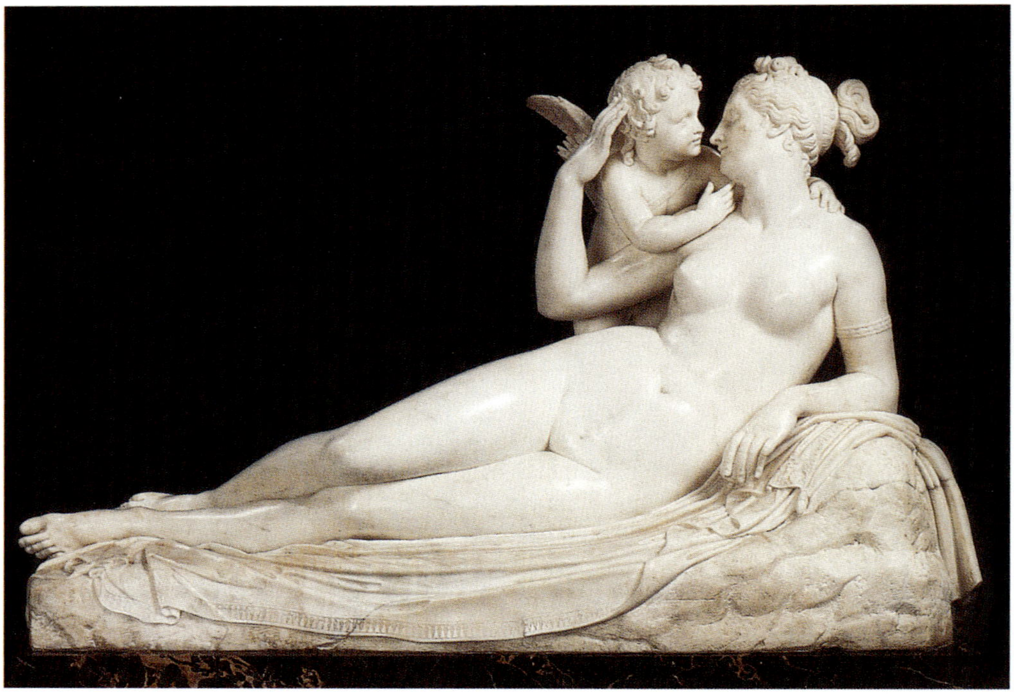

85 Adamo Tadolini (1788–1868)

»Venus und Amor«.
Um 1816.
Weißer Marmor.
H. 89 cm, B. 134,5 cm
150.000,– bis 200.000,–

*

Kapitales Hauptwerk eines regional bedeutenden Meisters.

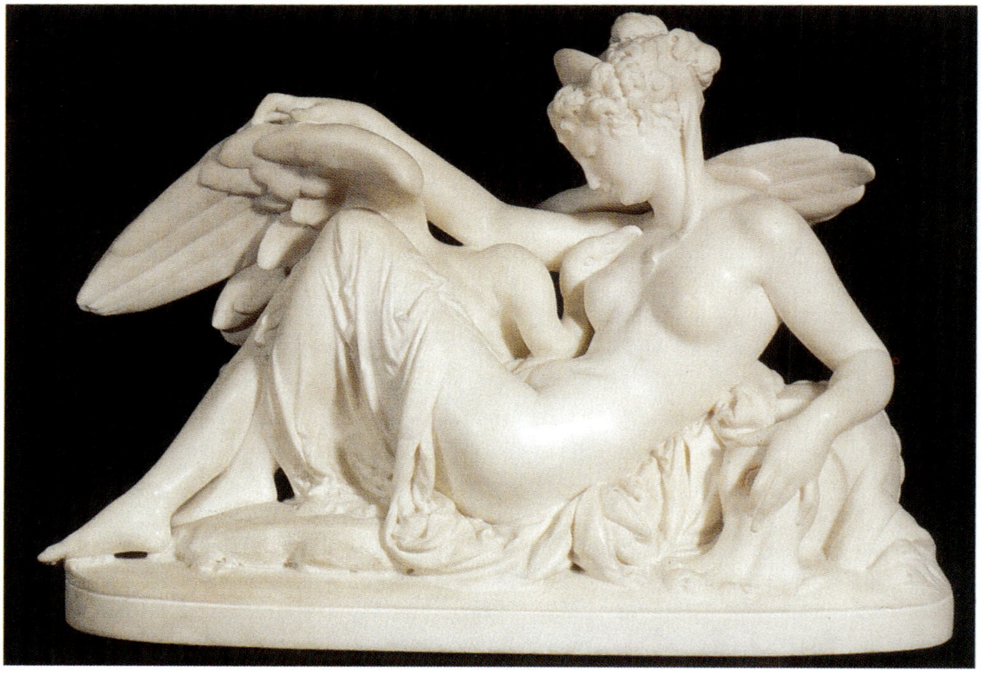

86 Albert-Ernest Carrier-Belleuse (1824–1887)

»Leda mit dem Schwan«.
Paris, um 1875, signiert.
Carrara-Marmor.
H. 41 cm, B. 57 cm, T. 30 cm
60.000,– bis 90.000,–

Der italienische Bildhauer Tadolini war zeitweise Mitarbeiter von Canova, dem berühmtesten Vertreter der klassizistischen Skulptur in Italien. Deutlich ist in dieser Venusstatue das Bemühen um einfache, klare Linienführung und Gemessenheit, fast Ernsthaftigkeit des Ausdrucks, zu erkennen. Während der Klassizismus eine Reaktion auf die verwirrende Vielfalt und Frivolität des Rokoko darstellt, ist bei Carrier-Belleuse bereits wieder eine Gegenbewegung zu den allzu glatten und bald als langweilig und tot empfundenen Formen des Klassizismus festzustellen, etwa in dem auffälligen Gekräusel der Gewandfalten.

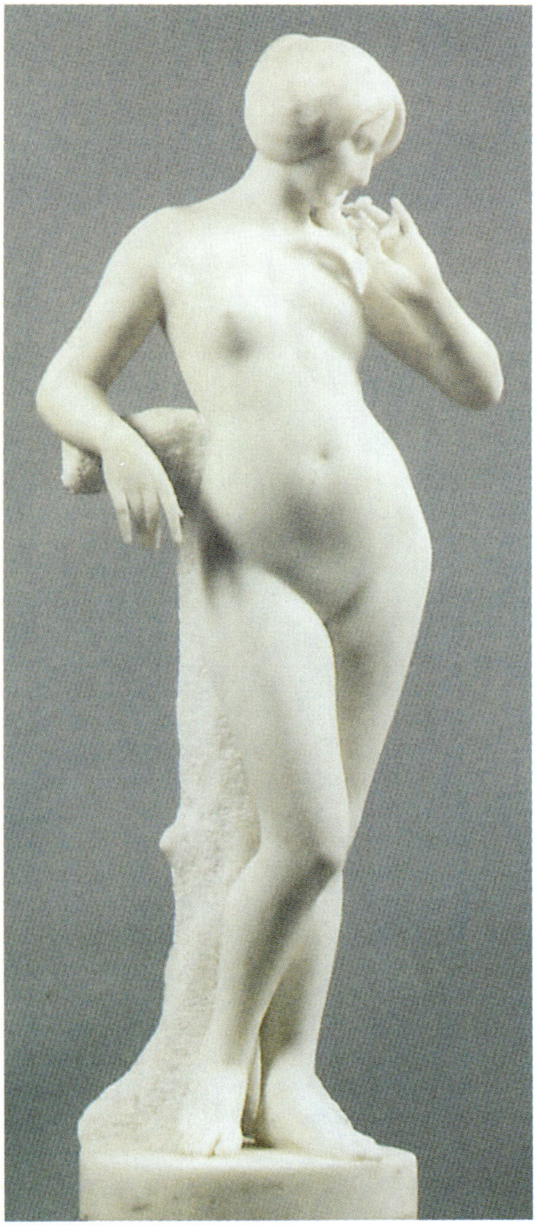

87 Emil Kiemlen (geb. 1869)

»Weiblicher Akt«.
Um 1900.
Weißer Marmor.
H. 57 cm
10.000,– bis 20.000,–

*

Dekorativ-erotische Figur eines weniger bekannten Bildhauers.

88 Axel Poulsen (geb. 1887)

»Erste Liebe«.
Signiert und datiert 1913.
Carrara-Marmor.
H. 167 cm
50.000,– bis 70.000,–

*

Bedeutendes, ambitioniertes Werk von zeittypischem, aber eigenwilligem Charakter.

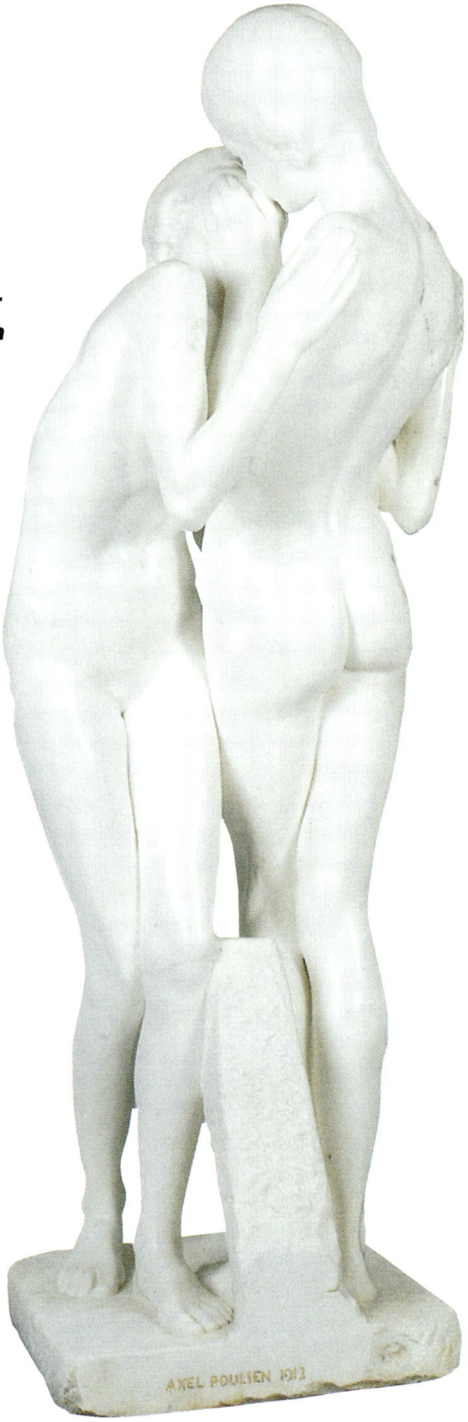

Obwohl sich bei Emil Kiemlens Frauenskulptur stilistisch bereits deutlich die fließenden Formen des Jugendstils abzeichnen – etwa in der Frisur –, bleibt er dem Weiblichkeitsideal der Gründerzeit verhaftet, die einen reiferen, voluminös ausladenden Frauentyp bevorzugte. – Demgegenüber zeigt Axel Poulsen nicht nur bereits etwas »erkaltete« und auf das Art déco vorausweisende Jugendstilformen, sondern auch den Jugendlichkeitskult einer Zeit, in der Nacktkörperkultur und Wandervogelbewegung die Jugend begeisterte. Der schwülen Dekadenz des Fin de siècle steht hier ein modernes, mitunter pathetisch propagiertes Sexualitätsverständnis gegenüber, das bereits auf die Hippiebewegung der 60er Jahre vorausweist.

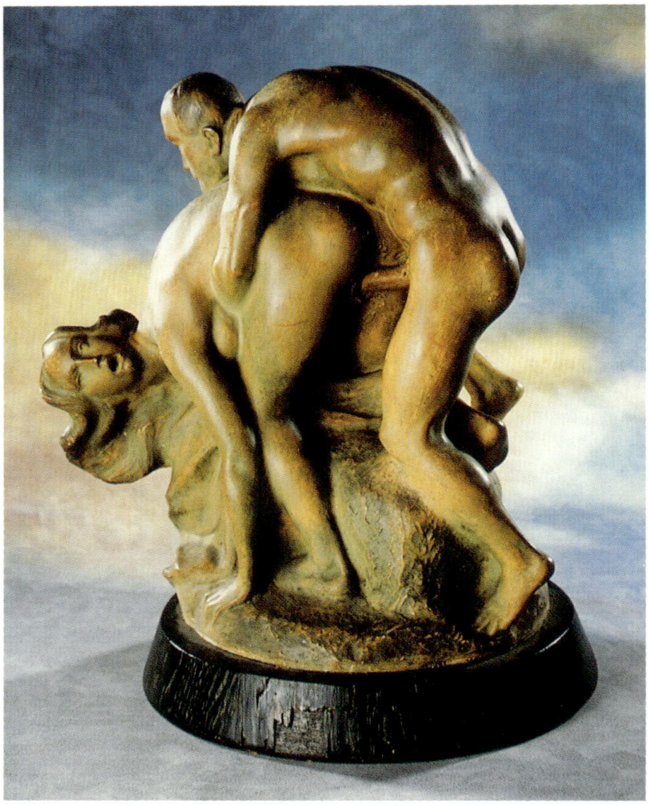

89 Anonym

»Coitus a tergo«.
Um 1900.
Unglasierte Terakottafigur auf Holzsockel.
1.500,– bis 2.000,–

*

Anonymes Werk eines akademisch ausgebildeten Bildhauers.

90 Jose Mariano de Creeft (1884–1983), zugeschr.

»Satyr mit Nymphe und vier Eroten«.
Signiert.
Terrakotta.
H. 26 cm
4.000,– bis 7.000,–

*

Künstlerisch charaktervolles Werk von hoher Professionalität.

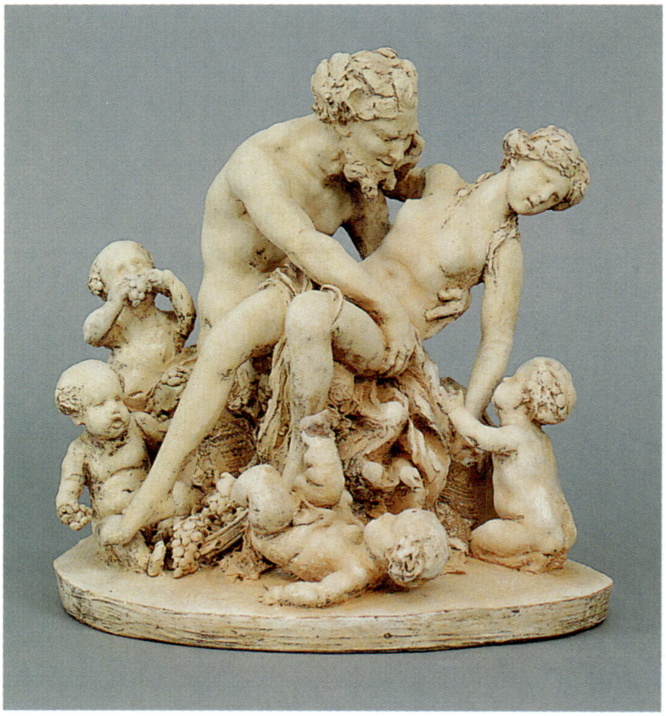

Die beiden Figurengruppen, die etwa der gleichen Zeit entstammen, dokumentieren zwei gegensätzliche Auffassungen von Skulptur und Materialbehandlung. Konzipierte der eine Künstler seine Gruppe möglichst blockhaft und vermied weitgehend alle abstehenden Formen und Zwischenräume, entlockte der andere dem zerbrechlichen Material in artistischer Geschicklichkeit filigrane Formen.

Auch der erotische Aspekt wird konträr aufgefaßt: Während der eine der Darstellung des sexuellen Aktes Priorität einräumt und das »Beiwerk« auf das Notwendigste beschränkt, ist dieses beim anderen die Hauptsache, wohingegen der eigentliche Geschlechtsakt nur angedeutet wird.

91 Egidio Casarotti

(Lebensdaten unbekannt)
»Liebespaar«.
Um 1925.
Terrakotta.
H. 15 cm, L. 33 cm
1.800,– bis 2.000,–

*

Erotisch etwas herbe, künstlerisch nicht uninteressante Darstellung.

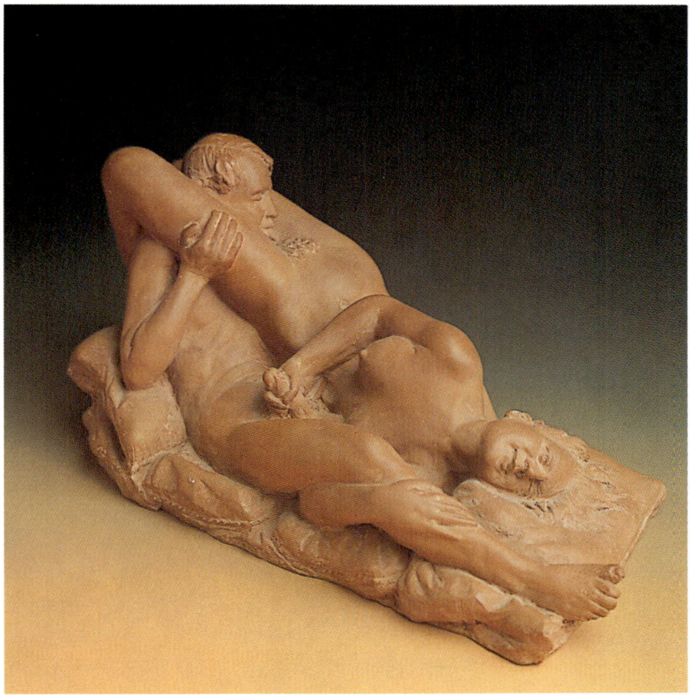

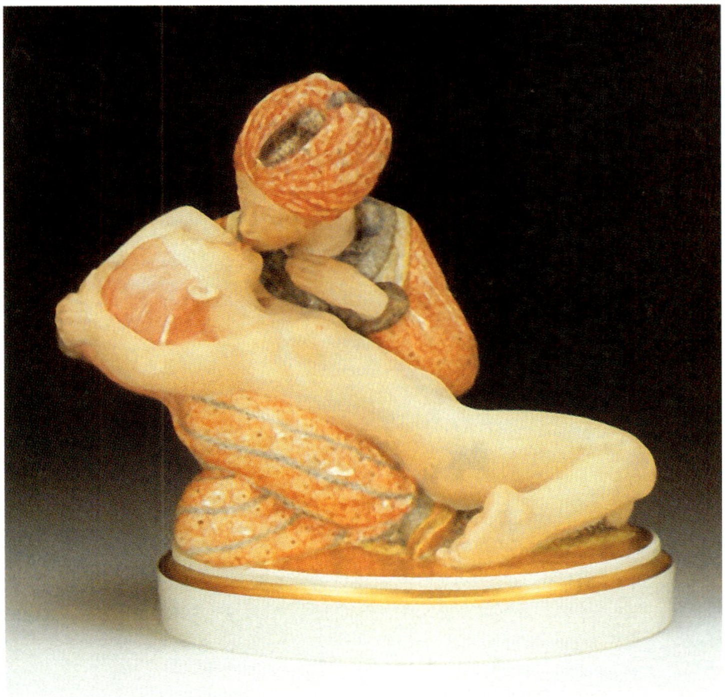

92 Gerhard Henning (1880–1967)

»Orientalisches Liebespaar«.
Kgl. Kopenhagen, Modellnr. 1664,
bezeichnet und datiert 1926.
Porzellan mit Aufglasurbemalung.
H. 20,5 cm
1.500,– bis 2.000,–

*

Anmutiges Werk eines namhaften Entwerfers.

Terrakotta, was soviel wie gekochte Erde bedeutet, war als billiges und leicht zu bearbeitendes keramisches Material für explizit erotische Skulpturen ohne wirklich repräsentativen Anspruch sehr beliebt. Das »Liebespaar« des Casarotti läßt Anklänge an entsprechende Satyr-Nymphen-Gruppen (siehe Abb. Nr. 79, 80) erkennen.

Die Porzellanfigur des schwedischen Bildhauers Gerhard Henning fällt demgegenüber vergleichsweise keusch aus. Stilistisch gehört sie trotz ihrer eleganten, fast noch jugendstilhaft wirkenden Schönlinigkeit bereits eindeutig der Epoche des Art déco an.

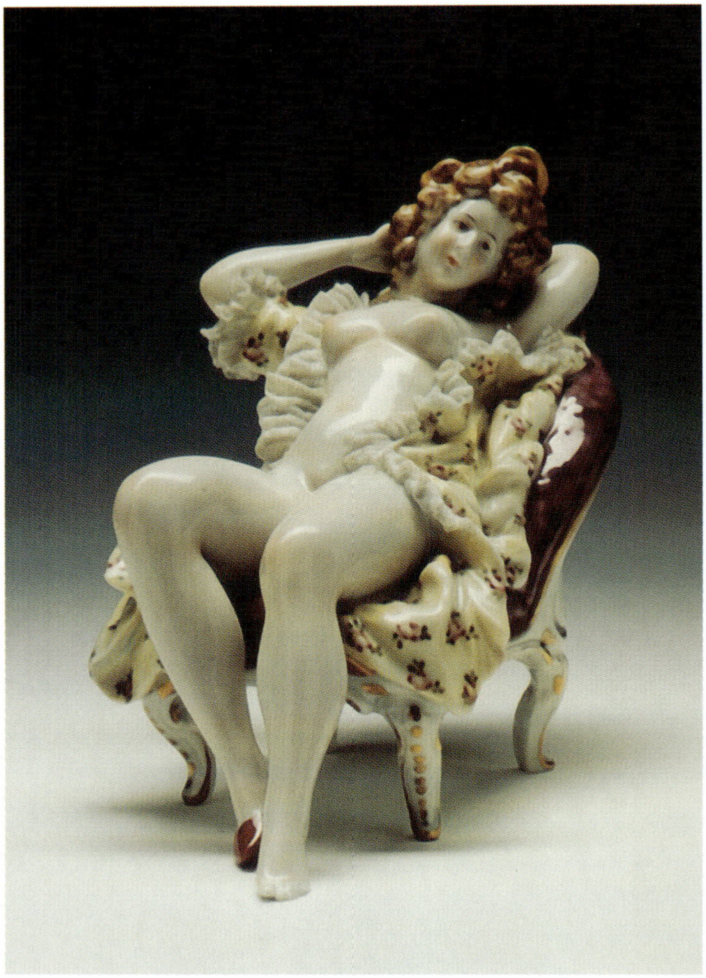

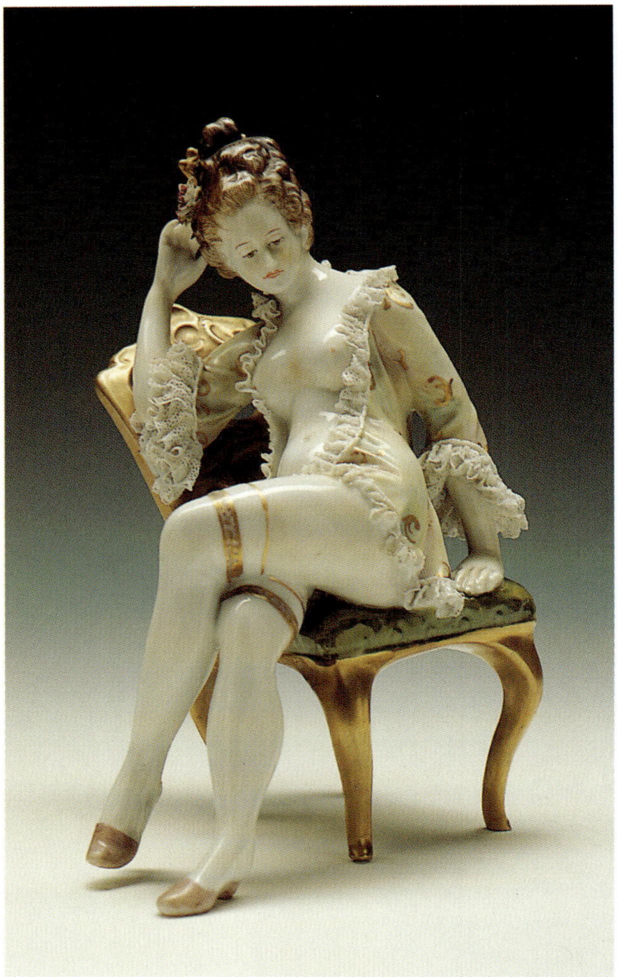

93 Nippesfigur

Thüringen, 1920er Jahre.
Porzellan, polychrom bemalt,
Porzellanspitze.
H. ca. 10 cm
700,– bis 900,–

*

Hübsche, künstlerisch aber unbedeutende Figur.

Auf Rokokosesseln räkeln sich in kessen Rüschen, die sie mehr entblößen als bedecken, zwei attraktive junge Damen. Das bemalte Porzellan aus Thüringen stammt aus den 20er Jahren. Eine Spezialität ist die Porzellanspitze. Hierfür wird Tüllspitze in flüssige Porzellanmasse getaucht, auf der Figur drapiert und gebrannt. Dabei verbrennt der Tüll vollständig, und nur das zart durchbrochene Porzellan bleibt übrig.

Im Gegensatz zu manchen drastischeren Darstellungen sind die erotischen Figuren hier ambitioniert ausgeführt.

94 Nippesfigur

Thüringen, 1920er Jahre.
Porzellan, polychrom bemalt,
Porzellanspitze.
H. ca. 15 cm
700,– bis 900,–

*

Kurvenreiche Schönheit in historischem Gewand.

95 Nippesfigur

»Liebespaar im Bett«.
Wien, Mitte 19. Jh.
Bisquitporzellan, polychrom bemalt.
B. ca. 8 cm
1.500,– bis 1.800,–

✻

Reizvolle Figurengruppe.

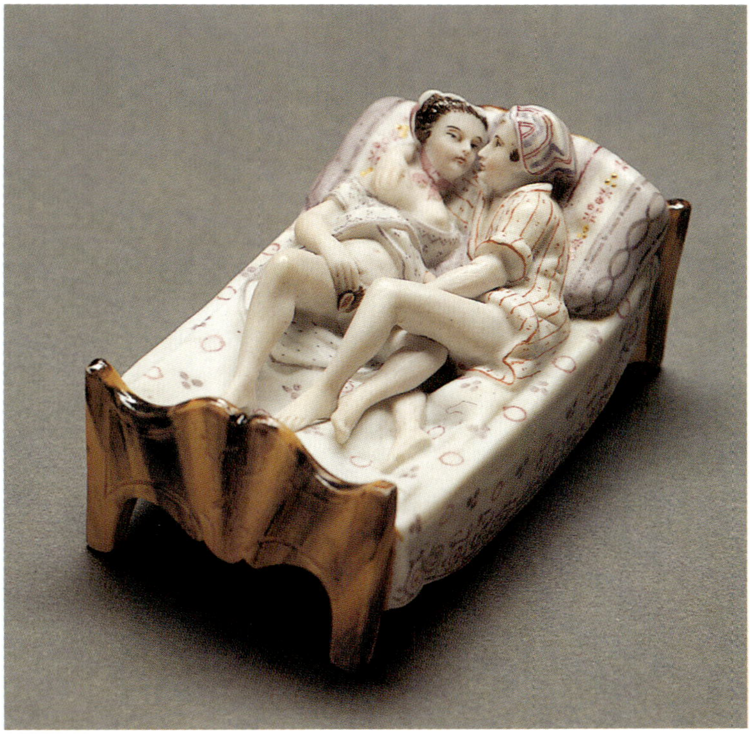

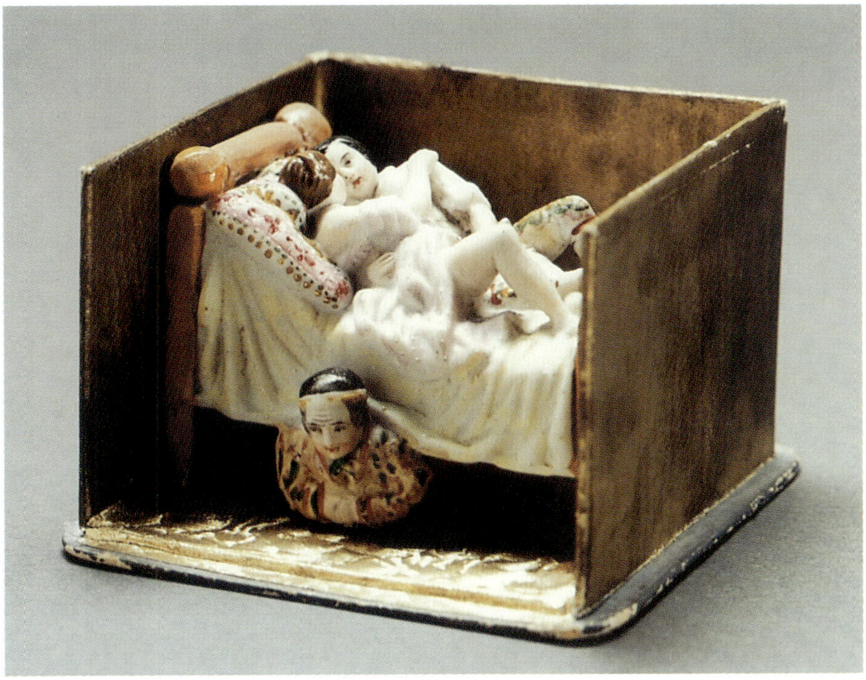

96 Nippesfigur

»Die neugierige Schwiegermutter«.
Wien, zweite Hälfte 19. Jh.
Bisquitporzellan, polychrom bemalt.
B. ca. 6 cm
1.500,– bis 1.800,–

✻

Vor allem wegen des erotischen Motivs interessant.

Während sich ein Paar im Bett vergnügt, lauscht unter diesem die Schwiegermutter. Die Gruppe ist weniger ihrer künstlerischen, als vielmehr ihrer erotischen Eindringlichkeit wegen bemerkenswert. Im Grunde handelt es sich hier um einfache, mit billigen Effekten wie Goldfolie und süßlicher Bemalung aufgepeppte Kitschobjekte, die aber dennoch einen anrührenden Charme besitzen. – Dies gilt auch für das Paar mit Nachtmütze und Nachtgewand, das sich durch auffällig infantile Gesichtszüge auszeichnet.

Dosen, Miniaturen und andere Kleinigkeiten

Da Sexualität als flüchtiges Erlebnis auf kein kontinuierlich gleichbleibendes Interesse hoffen kann, wie etwa ein Stilleben, werden für sexuelle Darstellungen Medien gewählt, die diesem Umstand Rechnung tragen.

Dosen

Auf Dosen und Schachteln wurden und werden Darstellungen angebracht, die mitunter recht frei sind, weil man die Dosen etwa in der Tasche trägt oder in einer Schublade verbirgt. Überhaupt geht es hier häufig um kleine Darstellungen, die einen Überraschungseffekt in sich bergen, wobei die Größe des Interesses oft in einem witzigen Kontrast zu der Winzigkeit der Abbildung steht. Außerdem sind Dosen zugleich Symbole des weiblichen Geschlechts.

Die Mode des Tabakschnupfens kam im 17. Jahrhundert auf. Für die Aufbewahrung des teuren Tabaks verwendete man oft kostbar verzierte oder mit Miniaturen versehene Tabaksdosen oder Tabatieren. Noch heute legendär sind die kostbaren Tabaksdosen des Alten Fritz.

Ausgesprochen beliebt wurden Porzellan- und Lackdosen. Besondere Berühmtheit genießen unter Sammlern die Dosen der 1762 gegründeten Braunschweiger Lackwarenmanufaktur Stobwasser. Sie stellte neben Galanteriewaren aller Art sowie Kleinmöbeln vorwiegend Dosen aus Pappmaché her, die kunstvoll lackiert und mit Kopien von Gemälden, lokalen Ansichten und Porträts bemalt wurden. Mitunter enthalten die Dosen auf der Außenseite – öfter aber auf der Innenseite – erotische Szenen. Meist stellt sich das Ganze so dar, daß das gleiche Paar außen züchtig zu sehen ist, um sich im Inneren heftigem Liebestreiben zu ergeben.

Auch andere Firmen hängten sich an den Erfolg des Braunschweiger Unternehmens an. Die Dosenproduktion ging nach 1830 jedoch zunehmend zurück, da das Tabakschnupfen aus der Mode kam.

Wichtig für Sammler:

- Gerade im Bereich der Dosen und ähnlicher erotischer Spielereien wurde viel »gebastelt«. Oft klebte man ganz einfach in eine normale Dose – etwa aus Pappmaché – eine erotische Graphik.
- Die Preisbewertung von sehr speziellen und individuellen erotischen Objekten ist schwierig. Hier kann man wohl mit Fug und Recht von Liebhaberpreisen sprechen.
- Dagegen orientieren sich bei Porzellanobjekten (z. B. Meißener Tabaksdosen die Preise an den üblichen Bewertungen der einzelnen Manufakturen oder Künstler.

Rauchutensilien

Mit der im Lauf des 19. Jahrhunderts aufkommenden Sitte des Zigarettenrauchens gab es für die Männer ein weiteres Spielzeug, das Zigarettenetui mit häufig galanten Darstellungen auf der Außenseite und mitunter recht gewagten Szenen auf der Innenseite. Hinzu kamen noch entsprechend verzierte Feuerzeuge. Überhaupt waren die Utensilien des Rauchens nicht selten erotisch besetzt (siehe z. B. die Zigarettenspitze auf Abb. Nr. 72).

Miniaturen

Vorzugsweise im 18. und 19. Jahrhundert waren Miniaturmalereien sehr beliebt, die auf den unterschiedlichsten Materialien angebracht wurden. Es gab sie auf Porzellan, Elfenbein, Holz- und Kupfertafeln usw. Die Darstellungen waren oft kunstvoll gerahmt oder in einem Kästchen verschließbar. Ihr künstlerischer Wert ist vor allem bei galanten Darstellungen mitunter sehr hoch, nicht selten aber bei explizit pornographischen Szenen, bei denen die erotische Attraktion die künstlerische überwiegt, eher gering.

97 Ovale Schildpattdose

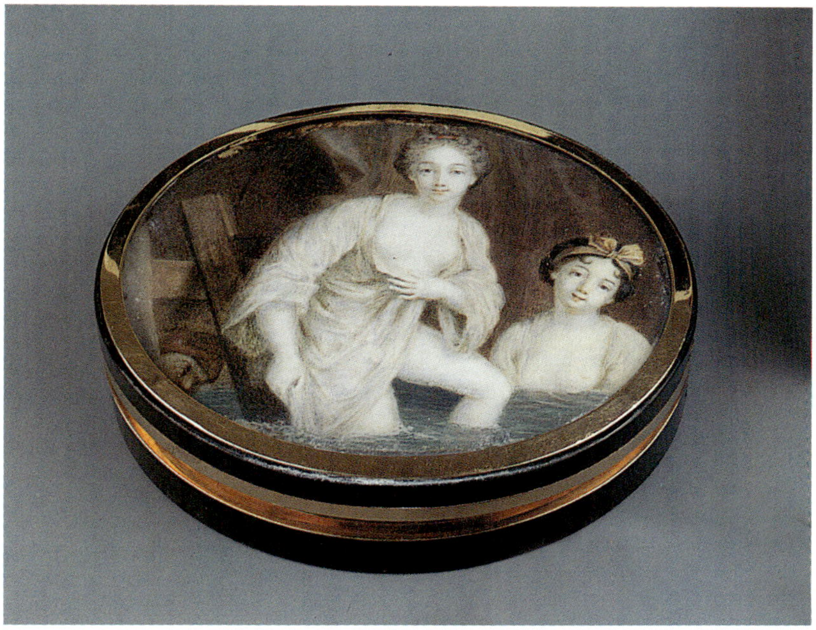

»Badende Mädchen«.
Frankreich, um 1780.
Mit verglaster Miniatur. Gouachemalerei in Rotgoldfassung.
B. 8,8 cm
3.000,– bis 6.000,–

*

Künstlerisch differenziert ausgearbeitete, zeitspezifisch interessante Miniatur.

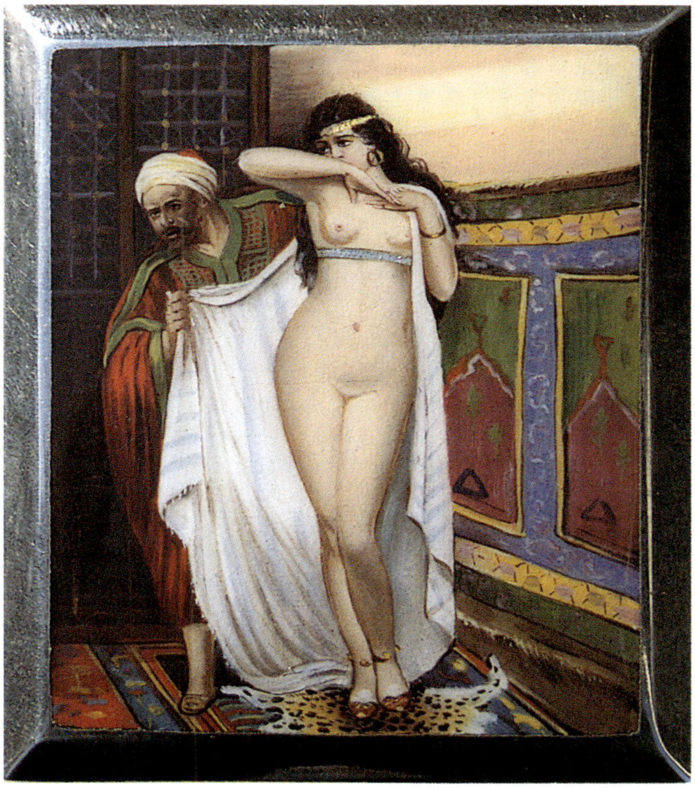

98 Zigarettenetui

Um 1920.
Alpacca, farbige Emailmalerei.
H. 9 cm, B. 8 cm
1.500,– bis 1.700,–

Baden war in der Zeit des Rokoko weniger eine Sache der Körperreinigung als vielmehr der Erotik, wobei in der Praxis eher selten gebadet wurde. Der Kontakt mit dem feuchten Element galt sogar als gesundheitsschädlich, und zur Schönheitspflege zog man Puder und Parfum vor. Das Bad diente ganz einfach als Vorwand, um ganz oder teilweise unbekleidete Frauenkörper zu zeigen.

Das Zigarettenetui ist mit einem relativ häufig vorkommenden Sujet verziert (siehe auch Abb. Nr. 75, 84).

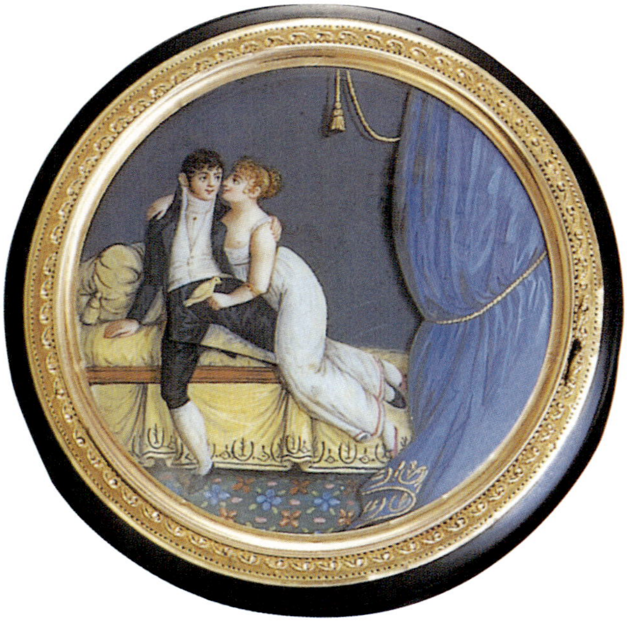

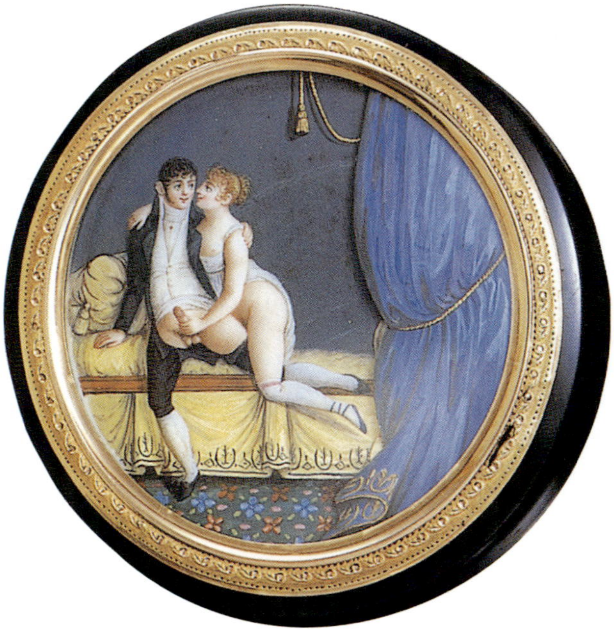

99 a + b Schnupftabaksdose

Frankreich, um 1810.
Miniatur auf Elfenbein.
Bewegungsmechanismus.
D. 8 cm
20.000,– bis 30.000,–

*

Kostbare Dose mit künstlerisch sehr feiner, qualitätvoller und erotisch äußerst pikanter Darstellung.

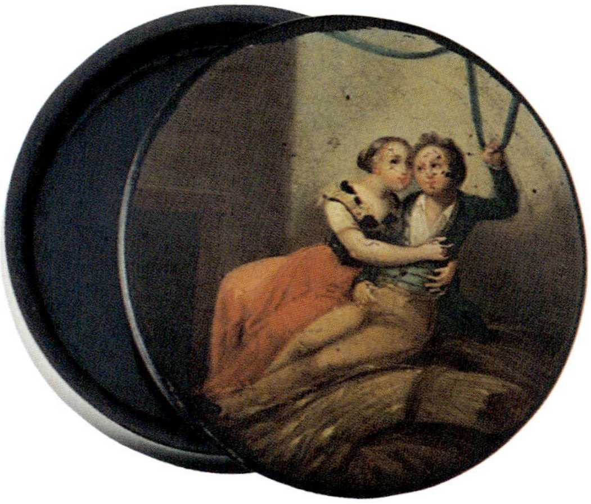

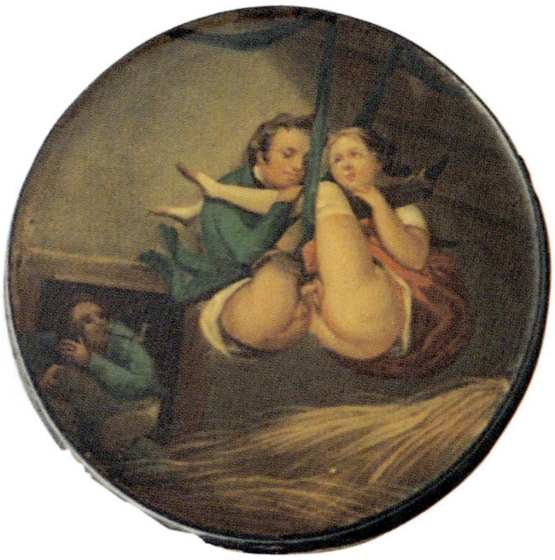

100 a + b Lackdose

»Liebespaar in Scheune«.
19. Jh.
Lackmalerei auf Papiermaché. Erotische Darstellung auf doppeltem Boden.
D. 7 cm
1.500,– bis 2.000,–

*

In Material und Ausführung bürgerliches Gegenstück zu dem aristokratischen Objekt auf den oberen Abbildungen.

Über die pornographische Szene, bei der das weitgehend entblößte Mädchen dem jungen Mann an sein erigiertes Glied faßt, läßt sich ein bemaltes Teilstück an einem Drehgelenk so plazieren, daß die bekleidete Frau in der gleichen Stellung eine Taube auf ihrer Hand hält. Die Kante des Abdeckungsteils ist am rechten Oberschenkel des Mannes deutlich zu erkennen, wenngleich vom Armband der Frau kaschiert.

Die Lackdose in der Art der Firma Stobwasser zeigt ein anderes Grundprinzip. Auf der Deckeldose ist ein Paar in »bedecktem Zustand« zu sehen. Öffnet man die Dose, wird ein verborgener Einsatz sichtbar, auf dem es in wahrlich akrobatischer Weise zur Sache geht.

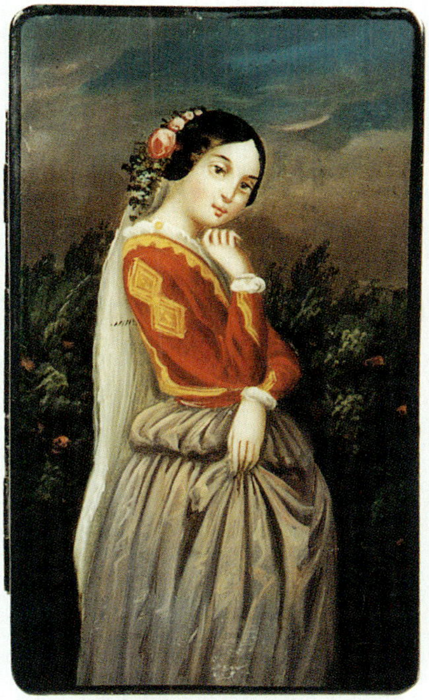

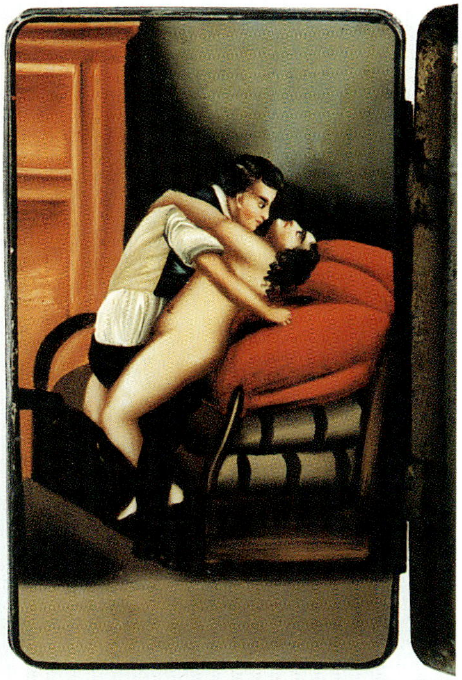

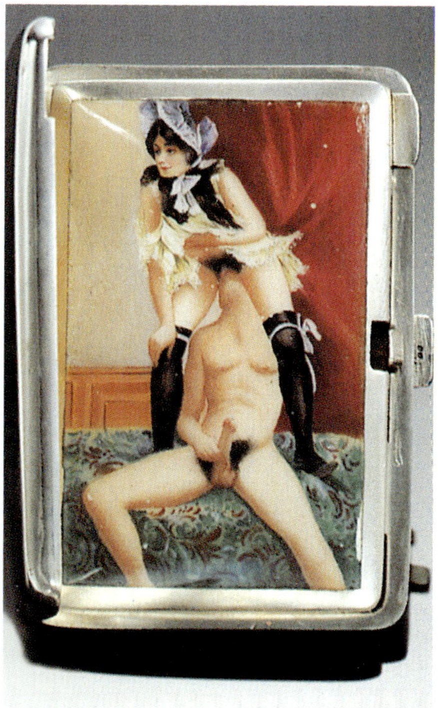

101 a + b Tabaksdose

Deutsch, um 1840.
Blech, außen schwarz, innen golden lackiert. Außen schüchternes Mädchen, innen nackt auf dem Bett mit Liebhaber.
H. 11,5 cm, B. 7 cm
2.000,– bis 3.000,–

✳

Liebenswertes Sammlerstück. Malerei von kunsthandwerklicher Qualität.

Auf der Außenseite spielt die Schöne mit den Rosen im Haar die keusch-zurückhaltende Dame. Ganz im Gegensatz dazu schlingt innen das gleiche Mädchen – nun nackt und mit aufgelösten Haar – leidenschaftlich Arme und Beine um ihren Geliebten. Das rote Bett ist in fast aufdringlich vaginaler Anmutung ausgebreitet.

Die pornographische Darstellung der Frau mit neckischem Kapotthut und kessen Strumpfbändern, die auf dem Gesicht des Mannes sitzt, besitzt einen ausgesprochen intimen Charakter und gehört nicht zu den gängigen Darstellungssujets. Solche Szenen waren immer der Innenseite von Dosen vorbehalten, die nur zum privaten Gebrauch bestimmt waren.

102 Zigarettenetui

Um 1910.
Silber, innen mit erotischer Szene in Emailmalerei.
H. 9 cm, B. 6,2 cm
2.000,– bis 4.000,–

✳

Exquisites und künstlerisch bemerkenswertes Sammlerstück.

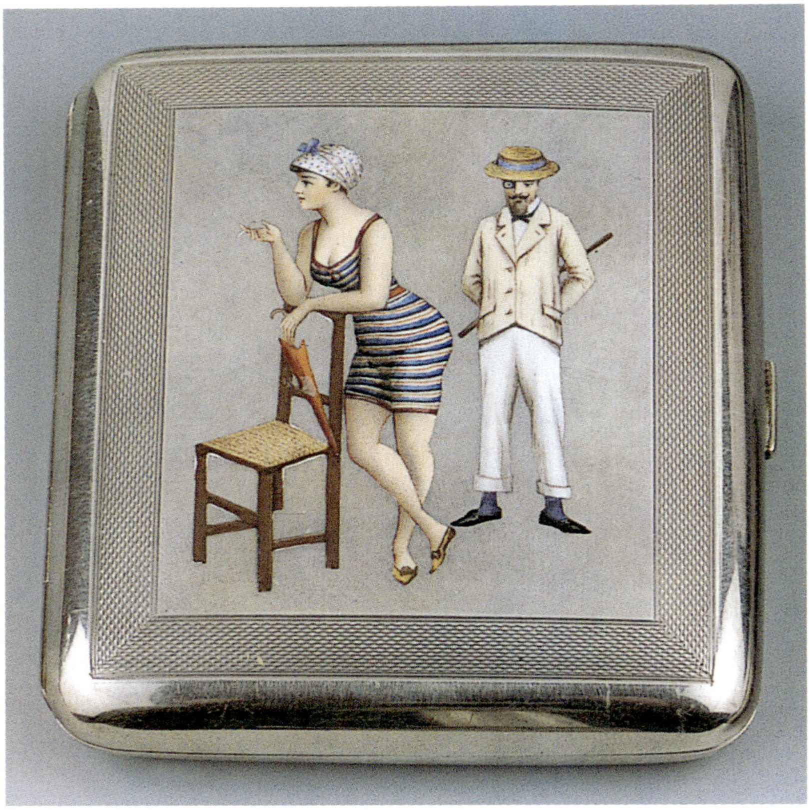

103 Silbertabatiere

»Der Badeanzug«.
Wien, um 1910, Meistermarke A. B.
Silber, Punzen »Wien 900«.
Buntes Email in guillochiertem Rahmen.
H. 9 cm, B. 8 cm
1.500,– bis 2.500,–

✻

Dezent erotisches Sammlerstück.

Auf der relativ harmlosen Dose oben lenkte der Blick des männlichen Betrachters die Aufmerksamkeit auf jene wohlgeformte Wölbung der kessen Frau, die sich in die Rundungen effektvoll betonenden Querstreifen famos präsentiert und dabei, ganz lässig auf einen geflochtenen Stuhl gelehnt, der verstohlenen Aufmerksamkeit scheinbar nicht achtet.

Erotische Darstellungen sind im Zusammenhang mit Feuerzeugen häufig. So wie dieses die Zigarette entzündet, so setzt die dargestellte Frau das Herz des männlichen Betrachters in Brand.

104 Taschenfeuerzeug

Frankreich, um 1910.
Signiert »Helios Nr. 343«.
Frackzünder. Vorderseite mit erotischer Emailbemalung.
H. 4,5 cm
300,– bis 600,–

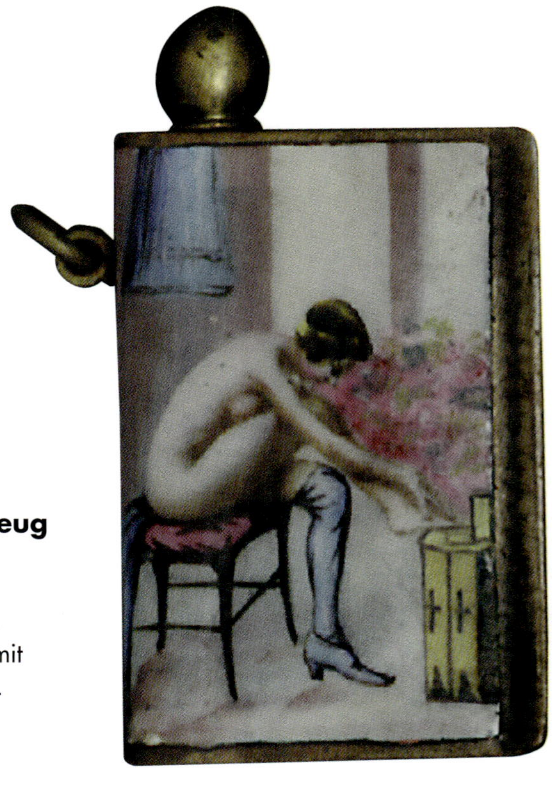

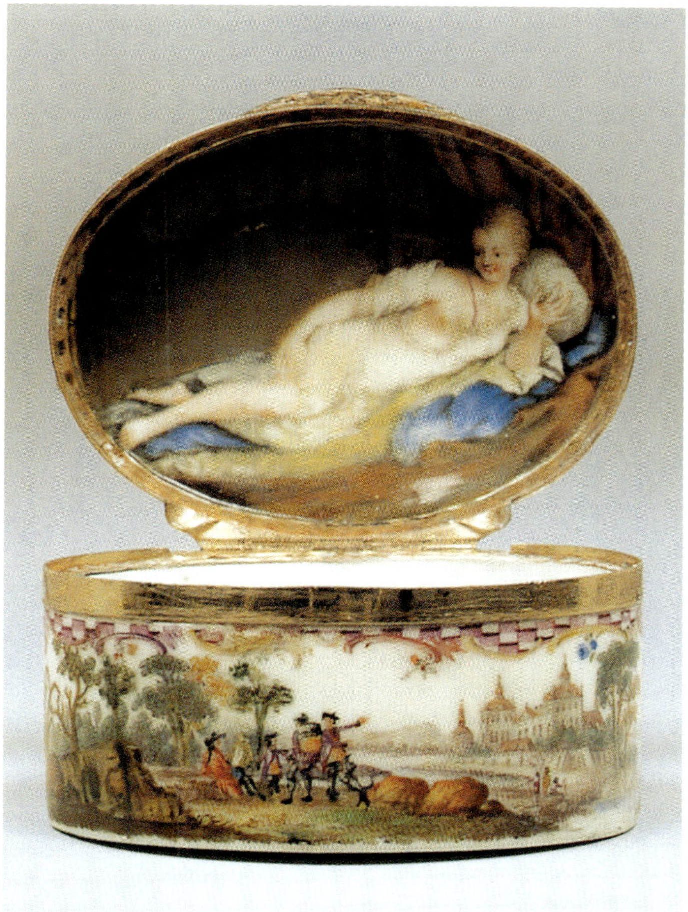

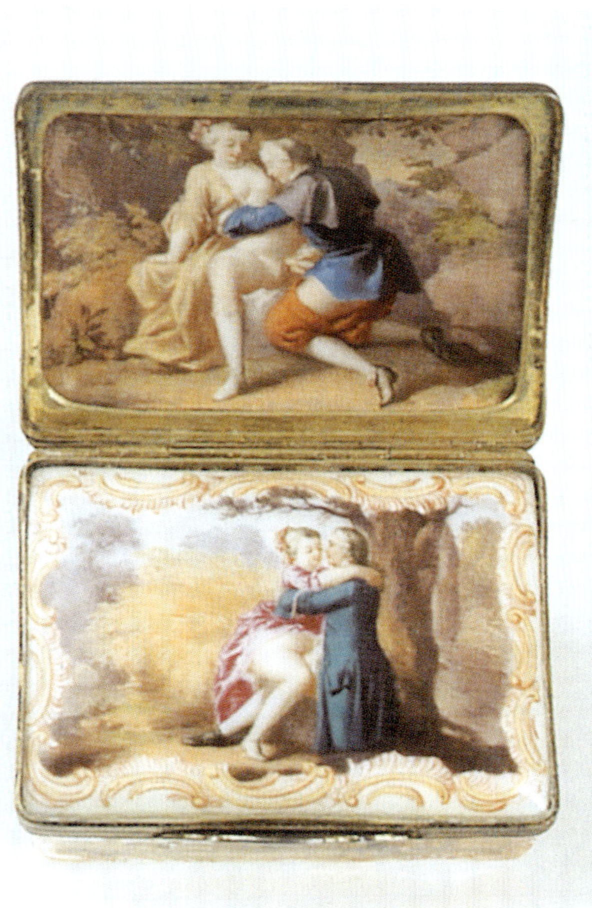

105 Tabatiere

Meißen, um 1760.
Porzellan mit polychromer Bemalung.
Floral gravierte Goldmontierung.
Deckelinnenseite mit leichtbekleideter Liegender.
H. 3,5 cm, B. 6,5 cm
15.000,– bis 25.000,–

*

Frühes Meißener Porzellan ist gesucht und extrem teuer.

So wie die Erotik im täglichen Leben eine offizielle und eine privat-intime Seite hat, so besitzen nicht wenige Dosen einen repräsentativ-honorige Außenseite und eine mehr oder weniger intime und delikate Innenseite. Dabei sind größere und repräsentativere Dosen, die man im Zimmer herumstehen läßt, wiederum zurückhaltender als solche, die man in die Tasche steckt, die also außer dem Besitzer – oder ausgewählten Vertrauten – niemand zu Gesicht bekommt. Keine Frage, daß solche erotischen Dosen die Attraktion jeder Herrenrunde darstellten.

106 Dose

Meißen, um 1765.
Porzellan mit polychromer Bemalung.
15.000,– bis 25.000,–

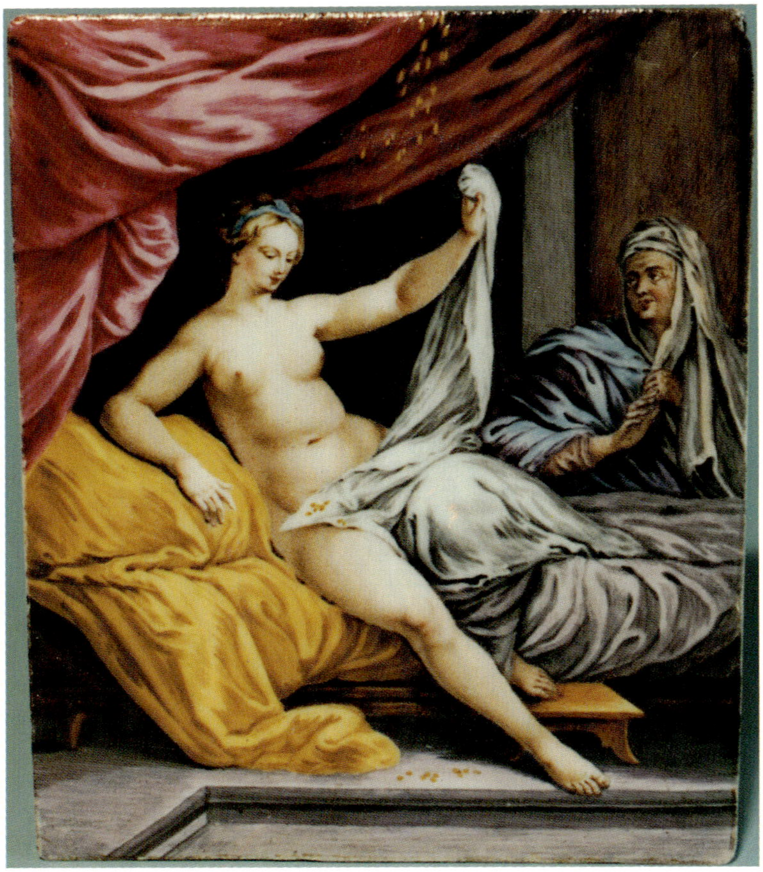

107 Porzellanplakette

»Danae«.
Meißen, G. E. Schicker, signiert und datiert 1775.
Porzellan.
H. 11,4 cm, B. 13,6 cm
Liebhaberpreis

*

Bedeutende und seltene Porzellanmalerei der führenden Manufaktur.

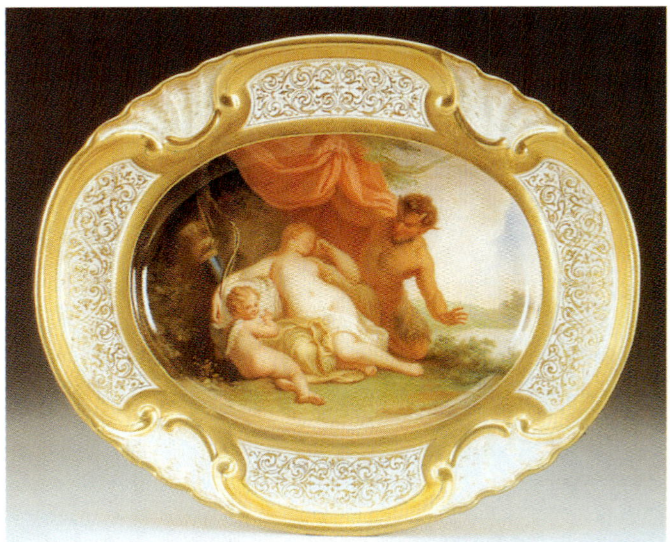

108 Zierplatte

»Faun und Venus mit Amor«.
Meißen, 19. Jh., Darstellung nach Antoine Coypel (1661–1722).
Porzellan mit polychromer Bemalung.
L. 23 cm, B. 19,5 cm
15.000,– bis 20.000,–

Die bedeutende Porzellanplakette zeigt die oft dargestellte Szene der Danae, die in einem Turmgeschoß eingesperrt von Zeus in Form eines Goldregens geschwängert wird.

Coypel war als Hofmaler eine der führenden Figuren im Frankreich des Übergangs vom Barock zum Rokoko. In seinen mytholgischen Szenen ging es ihm vor allem um die Darstellung erotisch verführerischer nackter Körper. Die Szene zeigt eine schlafend hingegossene unbekleidete Venus, auf die ein lüsterner Faun eben im Begriff ist sich zu stürzen. Amor, der kleine Schelm, sitzt dabei und grinst Beifall heischend zum Betrachter.

109 Miniatur

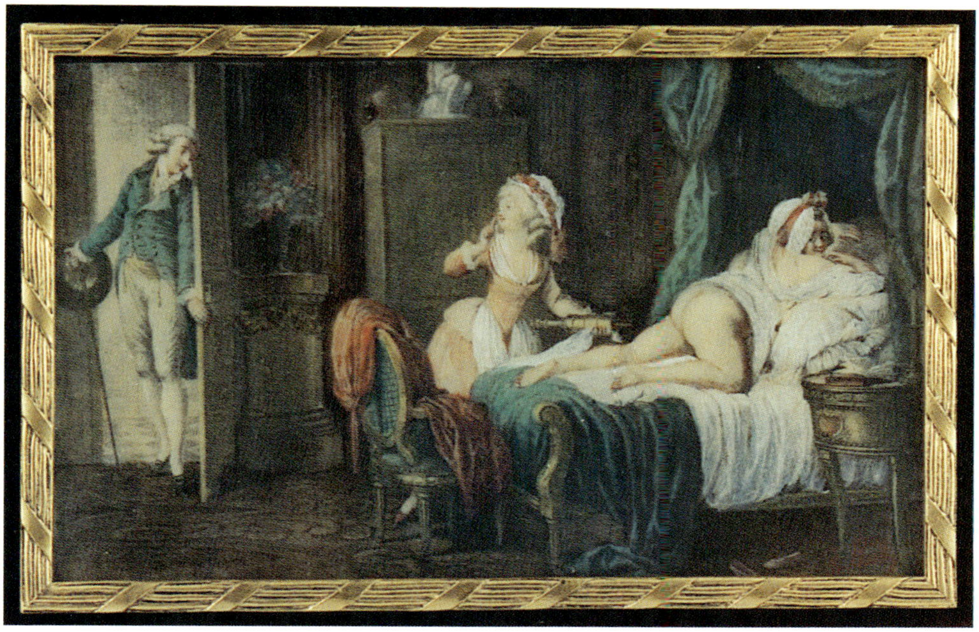

»Das Klistier«.
Frankreich, wohl um 1900.
Elfenbeinminiatur, auf Karton aufgezogen, in Messingrahmen mit Samtbezug.
H. 8,2 cm, B. 13,5 cm
1.000,– bis 1.500,–

*

Kopie nach einem Stich, deren späte Datierung für den moderaten Preis verantwortlich ist.

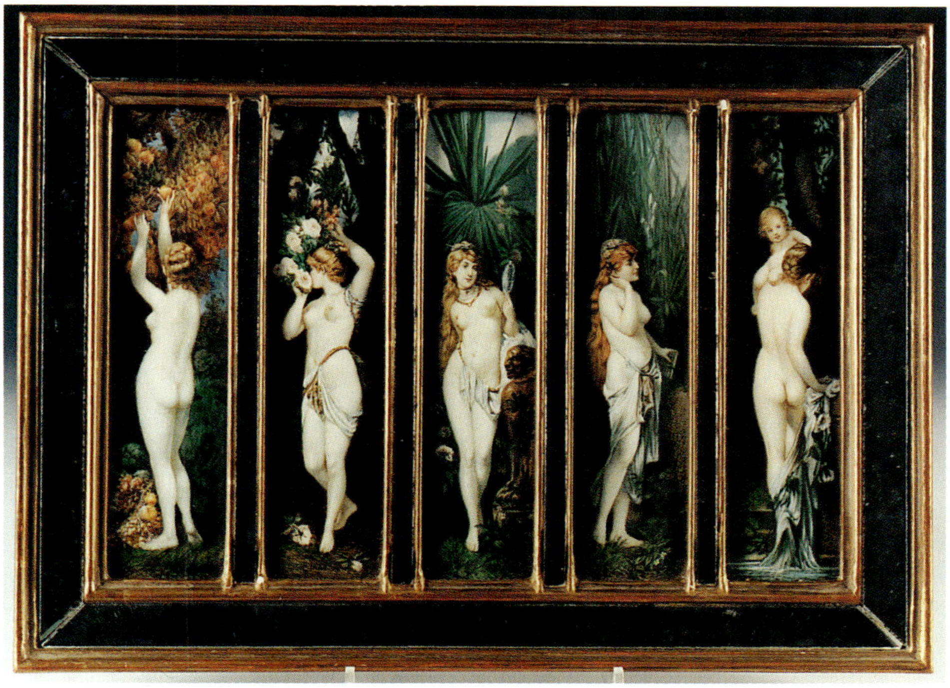

110 Miniaturen

»Die Fünf Sinne«.
Um 1900, nach Hans Makart (1840–1884).
Fünf Miniaturen in spiegelverziertem Rahmen.
Je H. 13,3 cm, B. 3,3 cm
Zus. 4.000,– bis 7.000,–

*

Anmutige Miniaturkopie eines berühmten Vorbildes.

Die Miniatur oben wiederholt einen berühmten französischen Stich nach Frédéric Schall (1748 bis 1808). Schall war ein Nachzügler des Rokoko, dessen ganze Freizügigkeit und Frivolität er in naiv-raffinierten Arrangements verkörpert. Die Miniatur zeigt eine Dame auf einem Himmelbett mit entblößtem Hinterteil, der ihre Zofe gerade mit einer Klistierspritze einen Einlauf macht. Im Einverständnis mit der Zofe wird ein junger Galan Zeuge der Szene, deren erotische Pikanterie er sehr wohl zu schätzen vermag. – Weit harmloser geben sich dagegen die nackten Damen nach monumentalen Bildern des Wiener Erfolgsmalers Hans Makart, die mit ihren wohlgebauten Körpern die fünf Sinne symbolisieren.

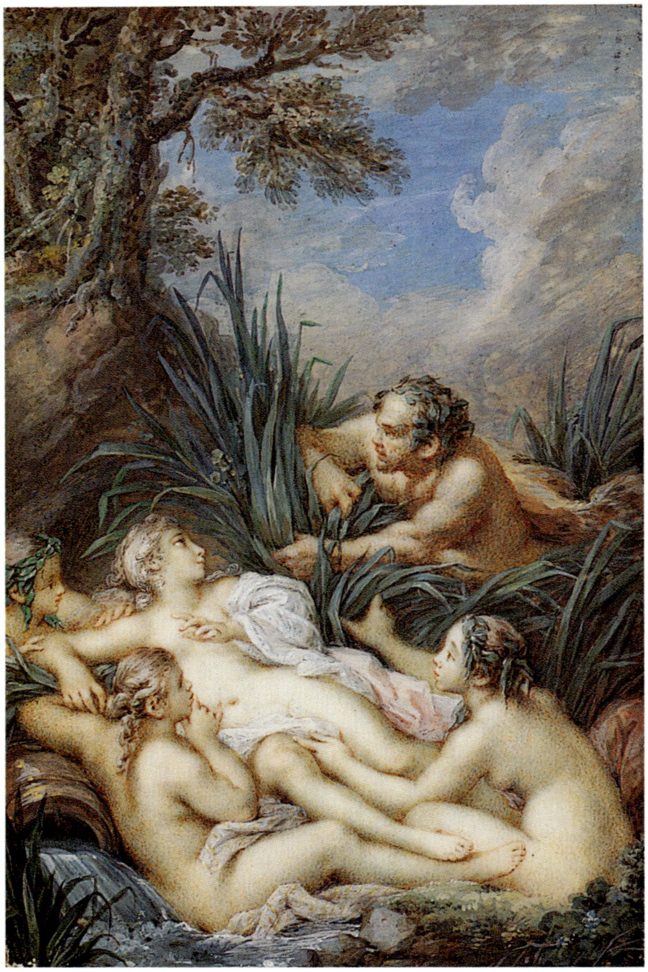

111 Jacques Charlier (1720–1790)

»Von Satyr überraschte Nymphen«.
Frankreich, um 1770.
Aquarell auf Elfenbein in Messingrahmen.
H. 18 cm, B. 12 cm
14.000,– bis 18.000,–

*

Künstlerisch bedeutende Miniatur eines zu seiner Zeit bereits hochgeschätzten Meisters.

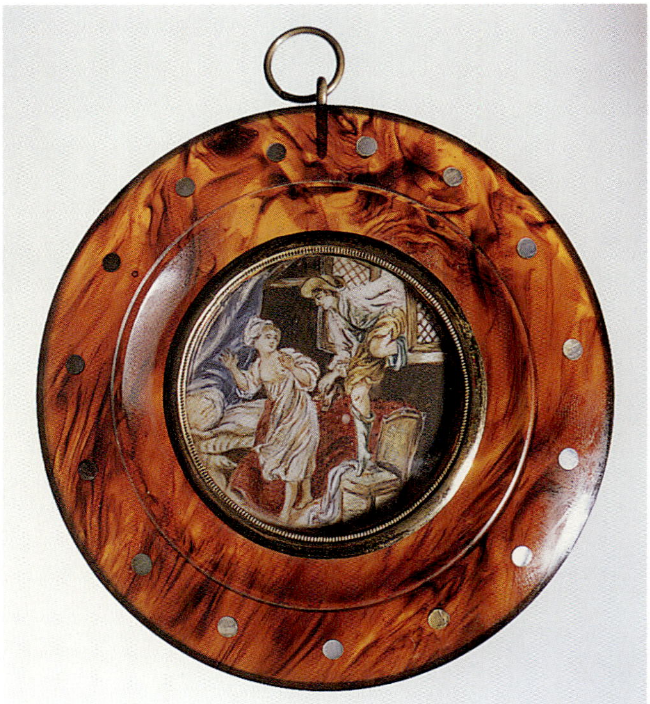

112 Miniatur

»Der heimliche Besuch«.
Französisch, um 1820, signiert »Leber«, nach dem Kupferstich von P. P. Choffard nach P. A. Baudoin.
Gouache auf Elfenbein. Rahmen aus Schildpatt mit Perlmutteinlagen.
D. 4 cm/8 cm
1.400,– bis 1.600,–

Die Darstellung von in das Schlafgemach ihrer Angebeteten eindringenden Burschen war im Frankreich des 18. Jahrhunderts ein weitverbreiteter Gegenstand. Da Vorbild unserer Miniatur stammt von P. A. Baudoin, das P. P. Choffard im Stich verbreitet hat. – Gegenüber diesen, der zeitgenössischen Lebenswelt entnommenen Darstellungen spielte im Zeitalter des Rokoko die mythologisch verbrämte Version mit Venus und Diana, den Nymphen und Grazien eine mindestens ebenso wichtige Rolle. Hier übernimmt den Part des Herrenbesuchs der Satyr. Während die meisten Miniaturen gerade auch des erotischen Fachs qualitativ bescheiden ausfallen, haben wir es bei Charliers Miniatur mit einem wahren Meisterwerk zu tun.

113 Miniatur

»Beglückung von hinten«.
Frankreich, Ende 19. Jh., signiert.
Runde Elfenbeinminiatur in quadratischem Kästchen.
D. ca. 6 cm
1.800,– bis 2.000,–

*

Detailreiche und ambitionierte Darstellung eines gewagten Motivs.

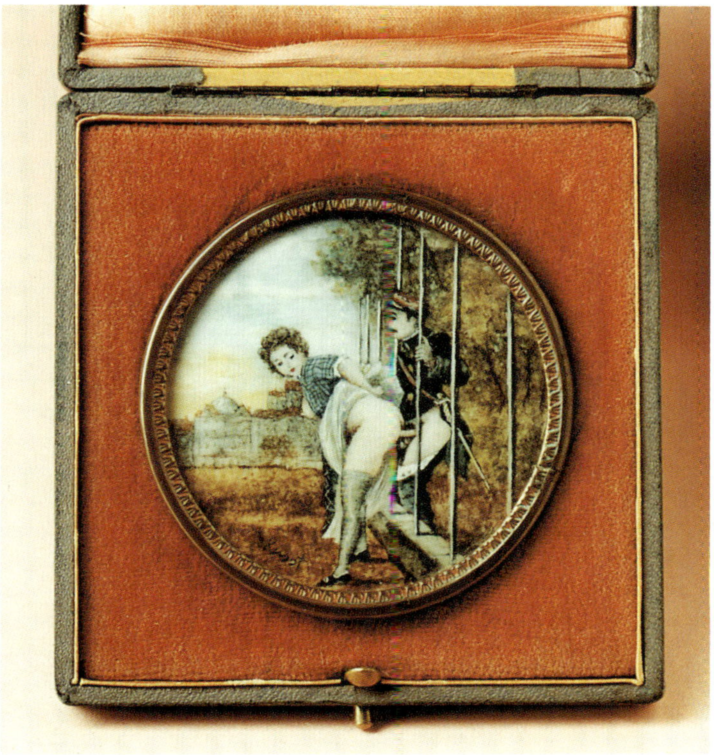

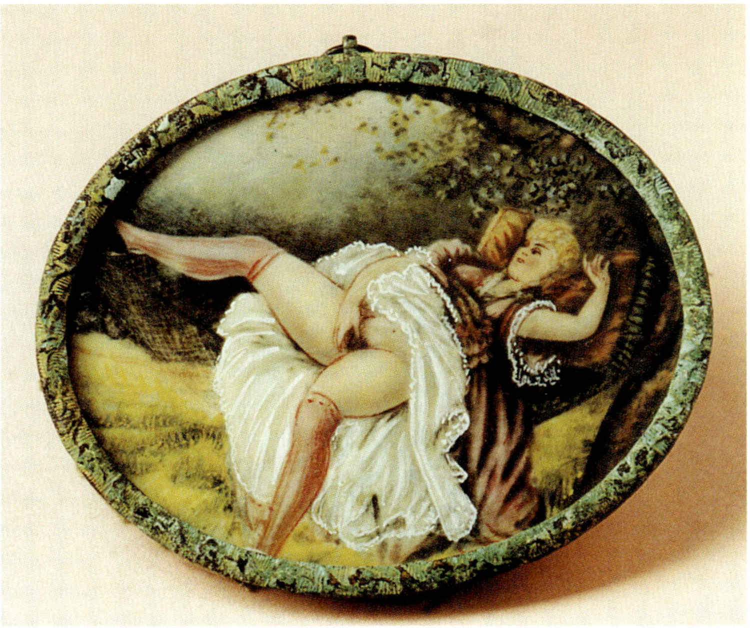

114 Miniatur

»Einsame Freuden«.
Ende 19. Jh.
Miniatur auf Elfenbein. Auf dem vergoldeten Rahmen Blumengirlanden.
H. 6 cm, B. 9 cm
1.500,– bis 1.800,–

*

Erfrischend kitschig.

Wo immer solche Bildchen gehangen haben mögen: Im normalen bürgerlichen Haushalt waren sie nicht denkbar. Schon eher lassen sich Vergleiche zu heutigen Pin-up-Girls ziehen, die dort, wo Männer einsam oder in Gruppen zusammenkommen, nicht selten die Wände zieren.

Bei solch deftigeren Szenen, wie sie die obere Miniatur bietet, empfahl es sich schon aus Gründen der Sittsamkeit nach dem Betrachten über dem Bild einen Deckel zu schließen, wie er oben angebracht ist.

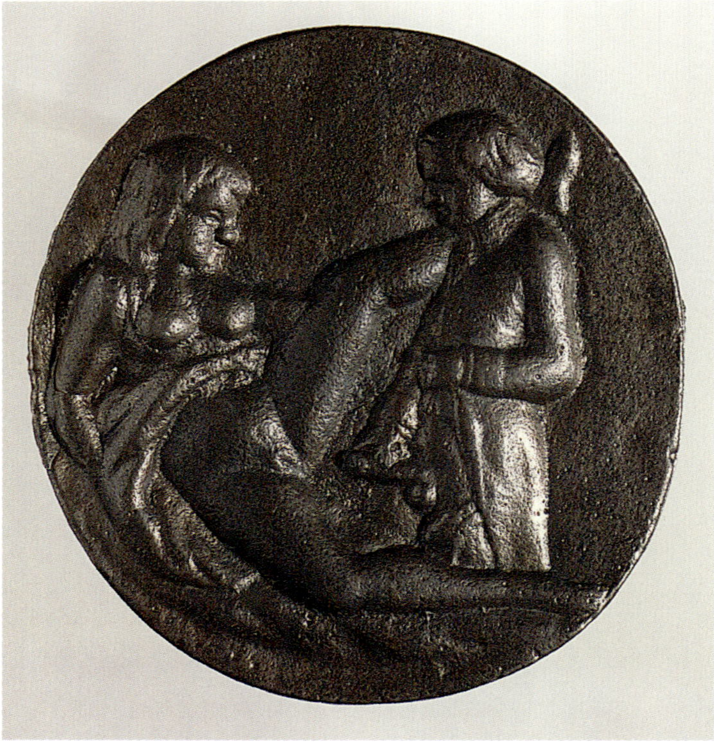

115 Plakette

Um 1900.
Nach einer römischen Gemme aus der Gemmensammlung Goethes.
Gußeisen.
D. 5 cm
140,– bis 160,–

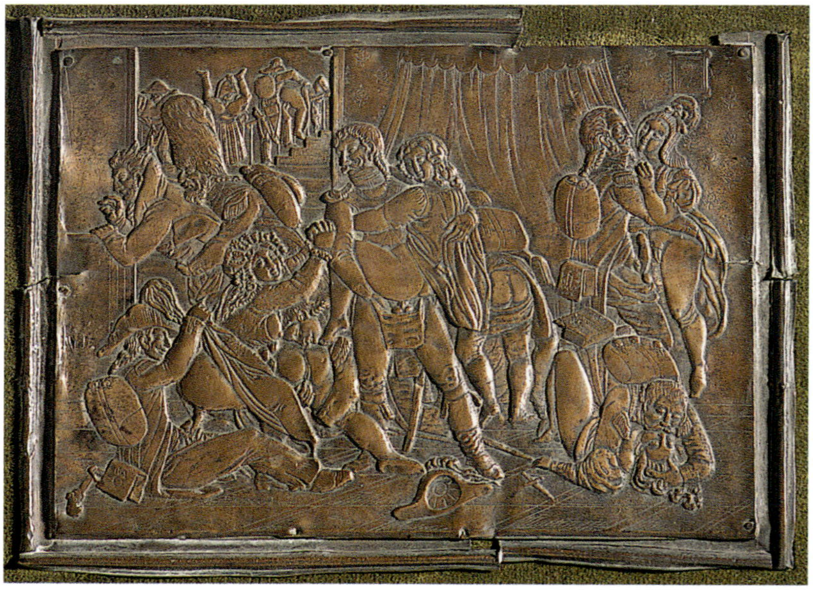

116 Einbandverzierung

Für ein Mappenwerk.
»Einfall der Franzosen in ein Freudenhaus«.
Frankreich, um 1810.
Getriebenes Kupfer.
H. 15 cm, B. 21 cm
1.400,– bis 1.600,–

Gelungene erotische Darstellungen wurden in späterer Zeit häufig entweder kopiert oder aber modifiziert, etwa indem man den Akteuren eine andere Haartracht oder Aufmachung verpaßte. Im Besitz Goethes, der ein leidenschaftlicher Sammler antiker Kunst bzw. von Abgüssen danach war und außerdem eine bekannte Sammlung von Erotica sein eigen nannte, befand sich eine römische Gemme, die dieser Plakette als Vorbild diente.

Eine Neuerfindung stellte demgegenüber der »Einfall der Franzosen in ein Freudenhaus« dar, wobei es sich, wie die flehende Bitte der Frau vermuten läßt, um Vergewaltigungen handelte. Die eroberungsfreudigen Franzosen waren in der Napoleonischen Zeit teilweise sehr unbeliebt, wobei ihnen unter anderem ihr »Frauenkonsum« zum Vorwurf gemacht wurde.

Pin-ups: Magazine, Kalender, Postkarten, Kartenspiele und Sonstiges

Die Kunst des 20. Jahrhunderts spaltete sich auf in die Hochkunst, die den Weg der Abstraktion, des Experiments, der ständigen Erneuerung und der Esoterik ging, und die angewandten Künste, die voll im Leben stehend in vielen Bereichen zwar Höchstleistungen hervorbrachten, aber – von wenigen Ausnahmen abgesehen – vom Kulturestablishment praktisch nicht wahrgenommen werden. Und als einer der Tiefpunkte bezüglich Geschmack, Gesinnung und ideologischer Korrektheit wird hierzulande das Pin-up angesehen.

Obwohl sich die populäre Kultur in den USA besonders dynamisch entwickelte, liegen die Wurzeln des Pin-up in Frankreich. Hier hatte schon vor dem Ersten Weltkrieg eine bedeutende Produktion erotischer Postkarten und frecher Magazine – allen voran das »Vie Parisienne« – einen hohen Grad an Glamour und Raffinement entwickelt.

Die Salonmalerei hatte die Standards erotisch-prickelnder Sujets gesetzt, die um 1900 einen nicht unerheblichen Teil der malerischen Produktion ausmachten und in Form von Postkarten, Büchern und Kalendern reproduziert wurden. Künstler wie Angelo Asti (Abb. Nr. 29) oder Raphael Kirchner (Abb. Nr. 4) wurden so schon vor dem Krieg in den USA bekannt.

Als die US-Soldaten aus dem Ersten Weltkrieg zurückkamen, brachten sie die frechen französischen Postkarten mit. Daraufhin entstanden in den USA Magazine, die sich vor allem über ihr Cover verkauften. Auf diesem prangte meist ein glamouröses Girl, ganz egal, ob sich die Zeitschrift an Mann oder Frau, den Krimi- oder Filmstar-Fan richtete. Das Glamour- oder Pin-up-Girl wurde in der amerikanischen Kultur allgegenwärtig. In der Werbung war es unverzichtbar, und die hübschen Mädchen der Coca-Cola-Werbung setzten Maßstäbe. Anders als in der traditionellen europäischen Kultur waren sie nicht eindeutig erotisch besetzt, sondern standen für Erfolg, Gesundheit, Demokratie, nationale Sicherheit, Glück und gute Nachbarschaft. Glamour-Girls schmückten die Nasen der Bombenflugzeuge, und Pin-up-Künstler wie Alberto Vargas waren beliebte Truppenbetreuer im Zweiten Weltkrieg. In der Zeit zwischen den beiden Kriegen wurden die USA auch auf dem Gebiet der Erotik führend, und nach Kriegsende waren sie es, die das Pin-up-Girl nach Europa exportierten.

Eine wichtige Rolle bei der Etablierung der mehr oder weniger bekleideten jungen Mädchen mit beachtlicher Oberweite als nationale Ikonen spielten die Zeitschrift »Esquire« und der weltweit größte Kalenderverlag Brown & Bigelow.

Obwohl das sog. Centerfold bereits eine Erfindung des 19. Jahrhunderts gewesen war, wurde die ausklappbare Schöne ab Ende der 30er Jahre durch die Künstler George Petty und seinen Nachfolger Alberto Vargas beim »Esquire« zu einer Institution. Finanzielle Streitigkeiten spielten bei der Kündigung des jungen Mitarbeiters Hugh Hefner eine Rolle, der 1953 eine eigene Zeitschrift gründete, den berühmten »Playboy«. Hier fand Vargas eine erneute Wirkungsstätte und führte so seinen vom Art déco der 20er Jahre geprägten Stil bis in die 70er Jahre.

Gil Elvgren, der wohl profilierteste Vertreter des malerischen Stils, verwendete dicke cremige Ölfarben in strahlenden Farben, während Vargas hauchzarte Aquarellfarben bevorzugte. Petty war dagegen ein Meister des Airbrush. Earl Moran verwendete Pastellkreiden.

Der geringe Stellenwert der Pin-up-Bilder als Kunst wird daran augenfällig, daß die meisten Gemälde von Elvgren später auf Anweisung des Verlags Brown & Bigelow teilweise übermalt wurden, um sie noch einmal auswerten zu können. Viele andere Werke sind einfach verschollen. In USA gibt es inzwischen einen richtigen Sammelboom im Bereich der raren Pin-up-Gemälde.

In den 60er Jahren verdrängte die Fotografie zunehmend die gemalte Illustration aus der angewandten Kunst, und die goldene Zeit des gemalten Pin-up ging ihrem Ende entgegen. 1964 veröffentlichte der Reifenkonzern Pirelli in England seinen ersten Erotikkalender, der ausschließlich auf Fotografien basierte.

Wichtig für Sammler:

- Achten Sie beim Kauf auf die Vollständigkeit der Magazine!
- Bei deutschen Magazinen wurden oft mehrere Hefte zusammengefügt, beschnitten und wieder verkauft. Solche Beschneidungen wirken wertmindernd.
- Bei erotischen Pornokarten – vor allem Fotokarten – gibt es häufig Reeditionen, die nur einen geringen Wert besitzen.
- Bei Kalendern hängt der Wert stark davon ab, ob die zugehörige Hülle (eine Art Schuber aus Papier) noch vorhanden ist.

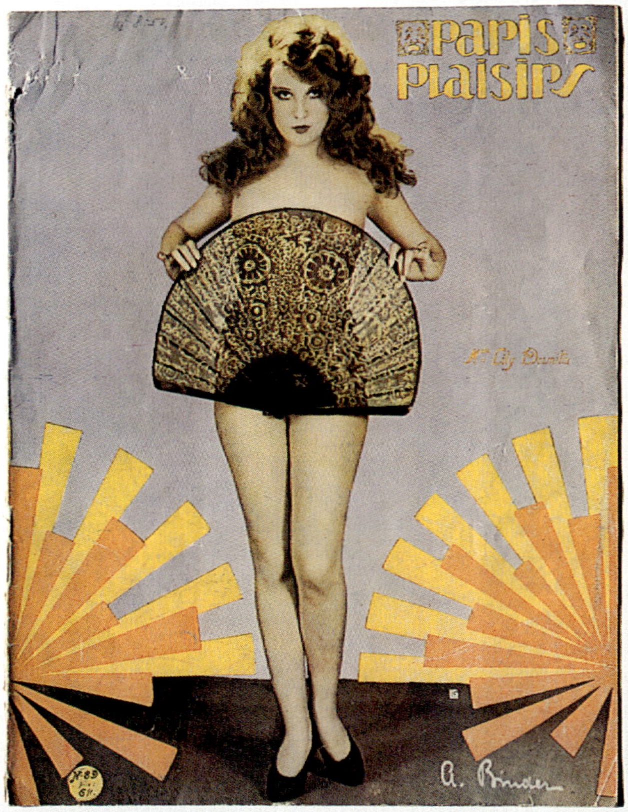

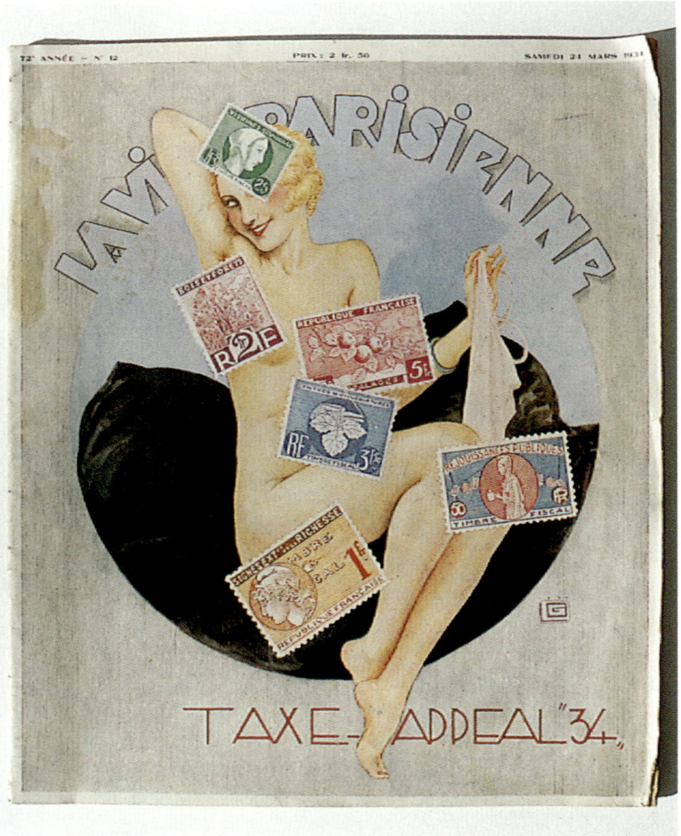

117 Magazin

»Paris Plaisirs«.
Frankreich, November 1929.
H. 32 cm, B. 25 cm
20,– bis 30,–

*

Typisches Art-déco-Produkt.

Was in den 50er und 60er Jahren der »Playboy«, das waren in den 20er und 30er Jahren »Paris Plaisirs« und »La vie Parisienne«. Letzteres konnte 1934 bereits auf 72 erfolgreiche Jahrgänge zurückblicken. Berühmt waren seine freche graphische Ausstattung durch berühmteste Illustratoren und seine interessanten Beiträge, die auch von einer treuen weiblichen Leserschaft eifrig studiert wurden.

Das Cover von »Paris Plaisirs« zeigt deutlich den französischen Art-déco-Stil, der sich auch im Innenteil des Heftes in faszinierenden graphischen Arrangements ausdrückt.

Auf vergleichbarem Niveau gab es im deutschsprachigen Raum die Zeitschriften »Reigen« und »Junggeselle«.

118 Magazin

»La vie Parisienne«.
Frankreich, März 1934 (72. Jahrgang).
H. 27 cm, B. 23 cm
15,– bis 25,–

*

Das traditionsreiche französische Kultmagazin mit anspruchsvollster graphischer Ausstattung.

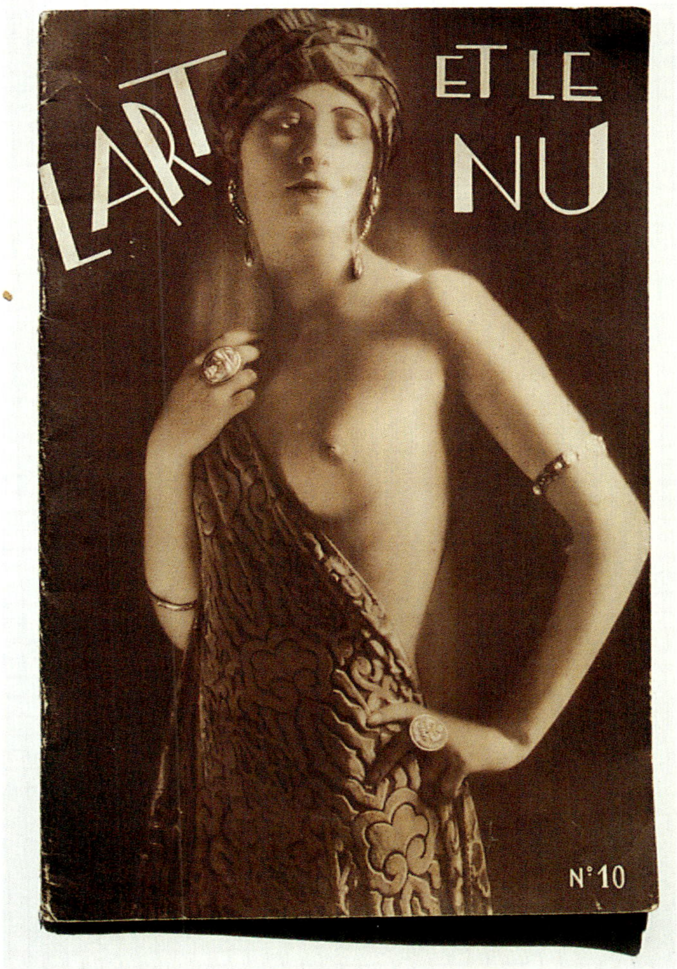

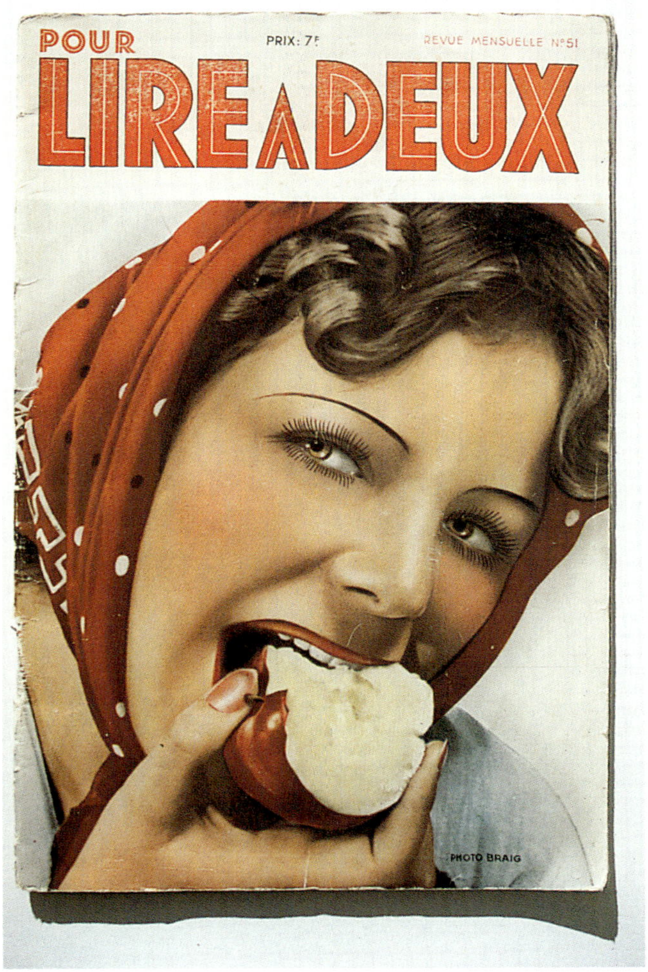

119 Magazin

»L'art et le nu«.
Frankreich, 1920er Jahre, Nr. 10.
H. ca, 30 cm, B. ca. 21 cm
15,– bis 25,–

✻

Stilvolles Art déco.

In den 20er und 30er Jahre setzten sich auf den Covers der französischen Magazine zunehmend Fotos durch, die auch im Innenteil der beiden Magazine dominieren. Dabei konzentrierte sich »L'art et le Nu« auf die zeitgenössische Ästhetik der künstlerischen Aktfotografie, während sich »Pour lire à deux« mit Kopftuch brav und bieder gibt, im Inneren aber freizügige Aktfotografien in einem eher dokumentarischen Stil zeigt. Das Titelbild ist ein koloriertes Schwarzweißfoto, das die äußerliche Zugeknöpftheit durch dick aufgetragene Symbolik ausgleicht.

120 Magazin

»Pour lire à deux«.
Frankreich, 1930er Jahre.
H. 27 cm, B. 18 cm
15,– bis 25,–

✻

Gut gedruckte Fotostrecken teilweise bekannter Fotografen auf qualitätvollem Papier.

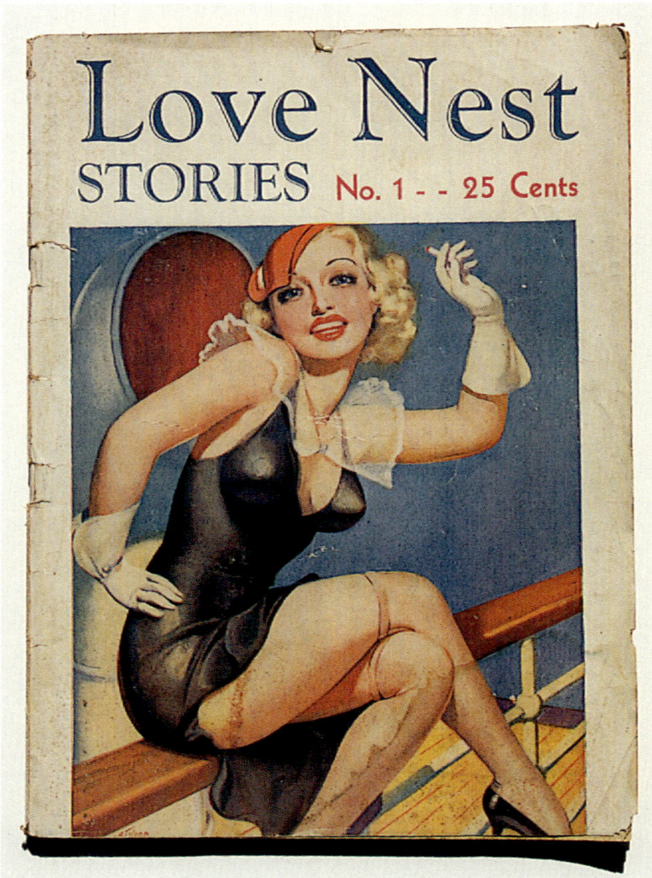

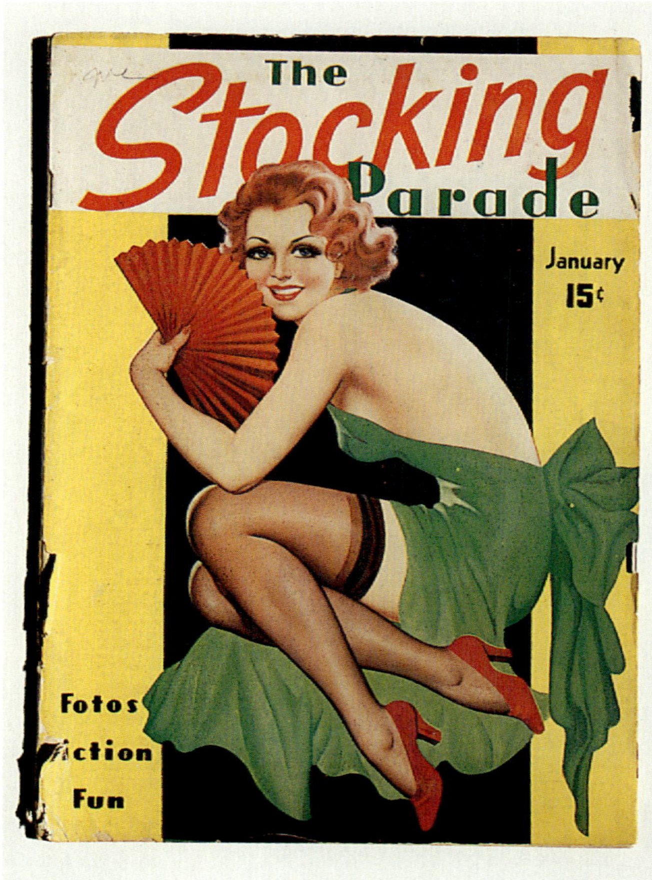

121 Magazin

»Love Nest«.
USA, 1930er Jahre, Stories, No. 1.
H. 25 cm, B. 19 cm
18,– bis 22,–

*

Die Wasserflecken am abgebildeten Cover reduzieren den Preis erheblich, auch wenn der Erhaltungszustand für viele Pin-up-Sammler nicht so wichtig ist.

Frühe Pin-ups erschienen in den 20er Jahren einerseits auf einer ganzen Palette von Film-Fan-Zeitschriften, zum anderen aber als Titelbilder mehr oder weniger freizügiger Geschichten, sozusagen als Gegenstücke der berühmten Pulp-Hefte im Krimibereich, in denen etwa Chandler und Hammet ihre ersten Stories veröffentlichten.

In den 30er Jahren kamen spezialisierte Magazine auf den Markt, die neben ihrem prächtigen farbigen Cover im Innenteil vor allem Schwarzweißfotos leicht bekleideter Damen mit Strümpfen, Strapsen und hohen Absätzen zeigen. Leider sind diese Hefte durchgehend auf schlechtem Papier gedruckt.

122 Magazin

»The Stocking Parade«.
USA, Januar 1938.
H. 35 cm, B. 25 cm
30,– bis 40,–

*

Bezahlt wird vor allem für das Titelbild.

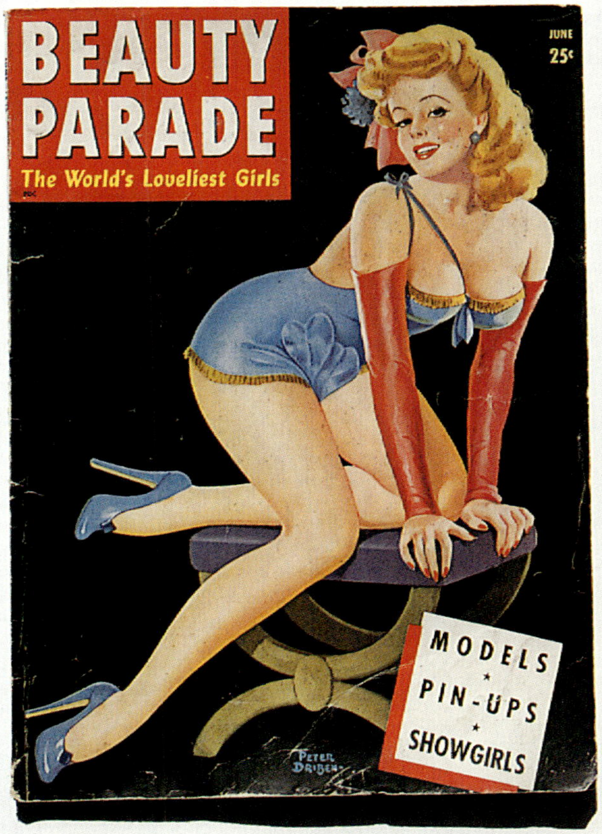

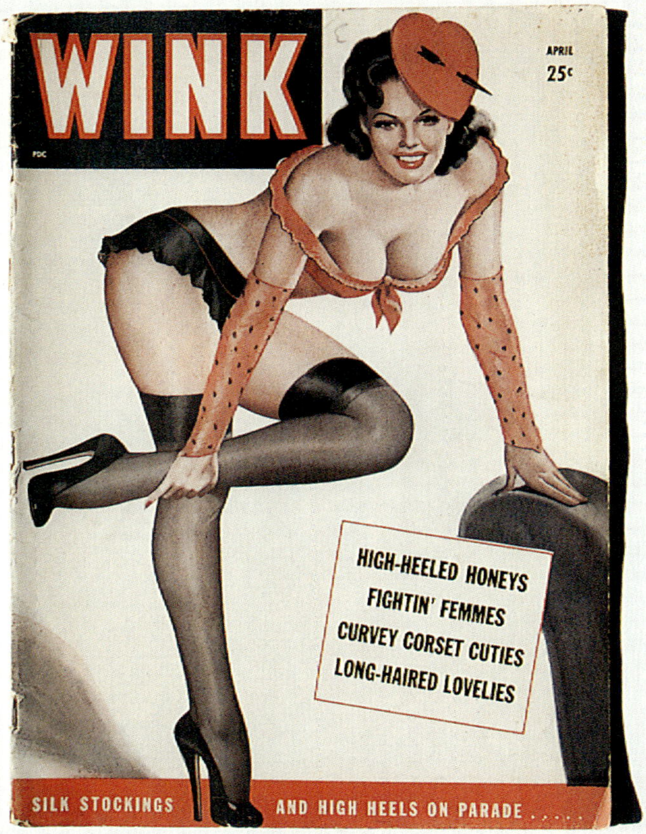

123 Magazin

»Beauty Parade«.
USA, Juni 1946.
Titelbild von Peter Driben.
H. 29 cm, B. 21,5 cm
20,– bis 30,–

✻

Neben dem Titelbild kann auch der Inhalt für den Preis entscheidend sein. Zuschläge können für Darstellungen von Betty Page oder andere »Fetischfaktoren« hinzukommen.

Bis zum Zweiten Weltkrieg war das Pin-up in den USA zu einer nationalen Institution geworden und galt als patriotisch sowie die Moral der Truppen stärkend. So kamen nach dem Krieg eine ganze Reihe von Magazinen wie »Beauty Parade«, »Wink«, »Titter« usw. auf den Markt, die vor allem mit ihren prallen, neckischen Schönheiten, die oft von Peter Driben stammen, Käufer lockten. Sie bilden auch heute noch für viele Sammler die Hauptattraktion im Bereich der Pin-ups. Daneben gibt es eine ganze Reihe von Spezialsammlern, die etwa auf der Suche nach Fotos mit Betty Page (Lieblingsmodell der Fetischfans) oder bestimmten Abbildungen mit spezifischen fetischhaften Besonderheiten sind.

124 Magazin

»Wink«.
USA, April 1948.
H. 29 cm, B. 21,5 cm
20,– bis 30,–

✻

Hohe Absätze an schlanken Beinen erhöhen den Preis.

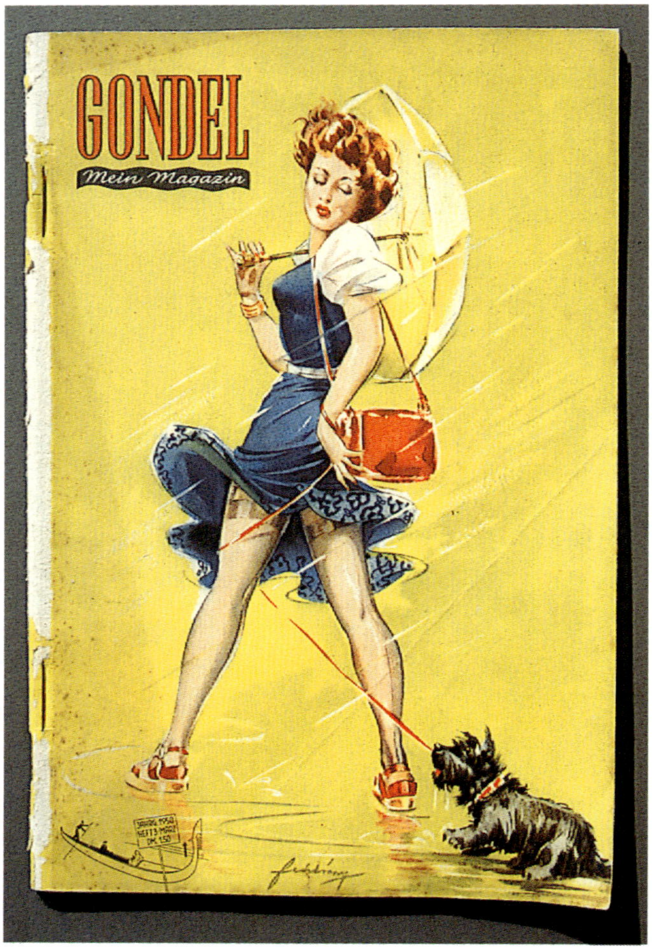

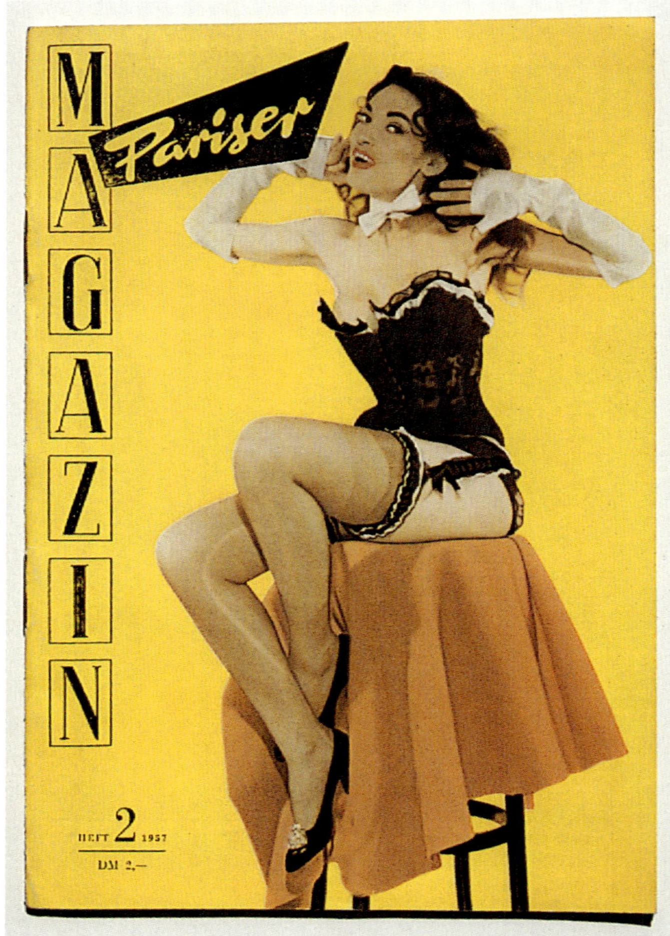

125 Magazin

»Gondel«.
Deutschland, März 1950.
H. 21,5 cm, B. 14,5 cm
8,– bis 12,–

*

Das abgebildete Exemplar war einmal zu einem Paket zusammengeheftet, wurde beschnitten und ist deshalb gegenüber dem angegebenen Preis deutlich weniger wert.

Daß es auch im Deutschland der unmittelbaren Nachkriegszeit Herrenmagazine gab, ist heute weitgehend unbekannt. Sie sind von den US-Vorbildern beeinflußt, wobei die Graphik meist deutlich hinter dem Professionalismus der amerikanischen Illustratoren-Stars zurückblieb. Dagegen ist die Druck- und Papierqualität der Heftinnenseiten eindeutig besser.

Eines der erfolgreichsten Magazine war »Gondel«, was auf venezianische Assoziationen abhob. Überhaupt war das Bemühen um ein exotisches Flair sehr ausgeprägt, wobei das »Pariser Magazin« auf die französische Kultur des Cabaret anspielt.

126 Magazin

»Pariser Magazin«.
Deutschland, 1957, Heft 2.
H. 20,5 cm, B. 14,7 cm
8,– bis 12,–

*

Bilder von Stars und Sternchen mit Nostalgieeffekt.

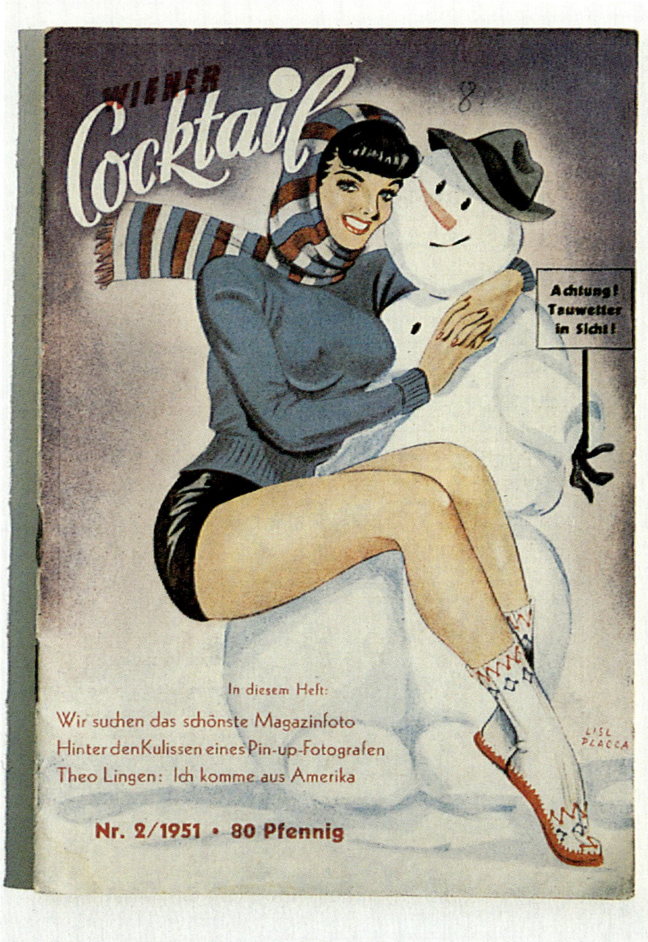

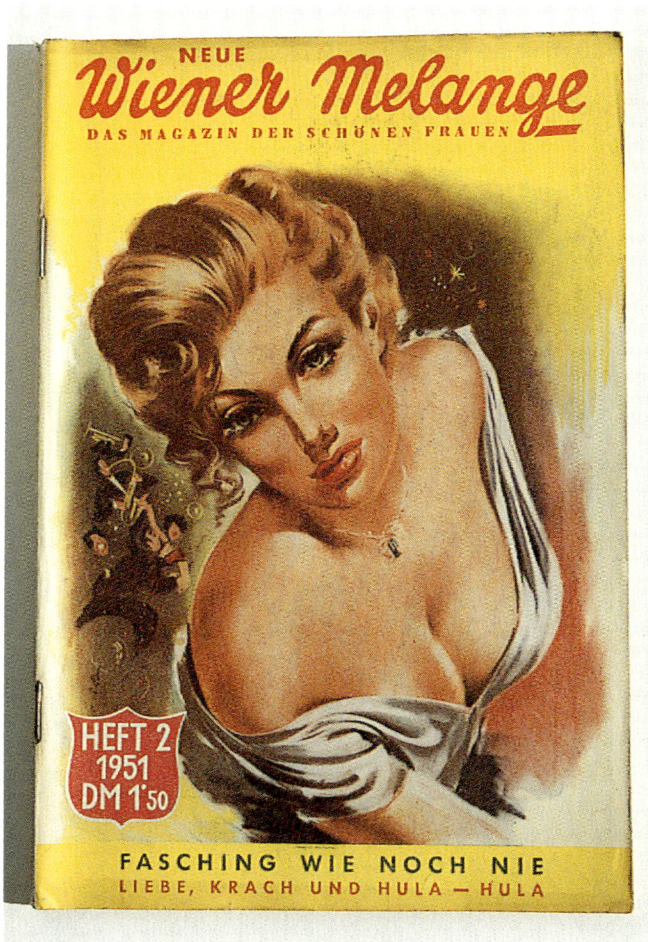

127 Magazin

»Wiener Cocktail«.
Österreich, 1951, Nr. 2.
Titelbild von Lisl Placca.
H. 23,7 cm, B. 16,5 cm
5,– bis 10,–

*

Seltenes Magazin, von dem nur wenige Nummern erschienen sind.

Bereits kurz nach dem Krieg entwickelte sich vorzugsweise im süddeutschen und österreichischen Raum eine blühende Magazinkultur. Lediglich die in Hamburg über viele Jahre erscheinende »Gondel« hielt im ansonsten kühlen Norden die erotische Stellung. Die Hefte waren oft reich mit Fotos, Illustrationen und Berichten ausgestattet und zielten auf den gehobenen Geschmack.

Während die Freundin des Schneemanns stilistisch der Karikatur nahesteht, bezieht sich der schwül-erotische Stil der tiefdekolletierten Blondine auf die damals gängigen Kinoplakate.

128 Magazin

»Neue Wiener Melange«.
Österreich, 1951, Heft 2.
Titelbild von Wolfgang Brause.
H. 22,5 cm, B. 15,3 cm
5,– bis 10,–

*

Der Gestalter des Titelbildes entwarf auch so kultige Werbungen wie die für »Pez«.

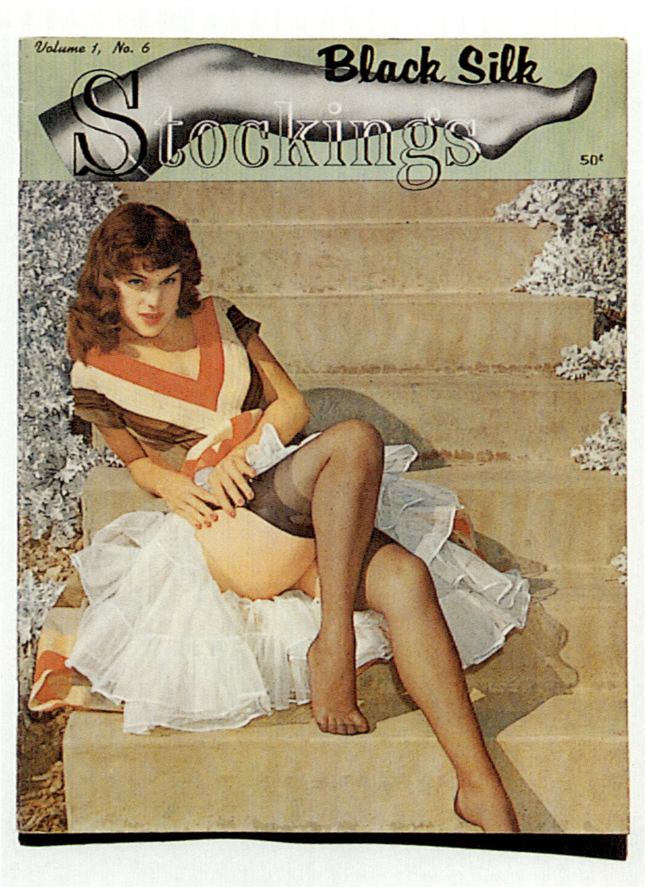

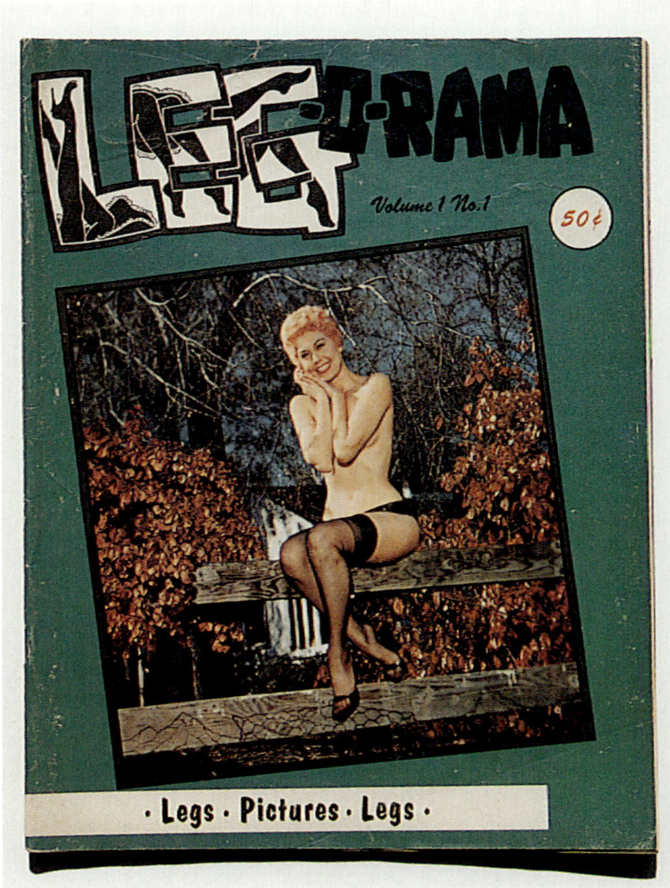

129 Magazin

»Black Silk Stockings«.
USA, 1958, Bd. 1.
Titelbild von Elmar Batters.
H. 27 cm, B. 21 cm
80,– bis 100,–

✻

Spätere Ausgaben – ab Nr. 7 – stammen von einem anderen Herausgeber und sind weit weniger gesucht.

Im Bereich der Erotik sind die Geschmäcker verschieden, und die freie Marktwirtschaft ist auch hier das geeignete Instrument, diese Wünsche in Wort und Bild zu befriedigen. Dies gilt zumindest, solange nicht der in den 50er Jahren bekanntlich ziemlich prüde werdende Staatsapparat den Künstlern – wie dem heute Kultstatus genießenden Fotografen Elmar Batters – etwa wegen Vergehen gegen das Postgesetz Schwierigkeiten bereitete. Inzwischen werden Buchpublikationen mit dem Werk Elmar Batters international vertrieben.

Fußfetischisten sind Männer, die vor allem die Füße und Beine von Frauen begehrenswert finden, wobei möglichst die Fußunterseiten oder sogar gespreizte Zehen zu sehen sein sollen.

130 Magazin

»Leg-o-rama«.
USA, 1959, Nr. 1.
Titelbild von Elmar Batters.
H. 27 cm, B. 21 cm
80,– bis 100,–

✻

Der Fotograf Elmar Batters genießt inzwischen Kultstatus, vor allem unter Fußfetischisten.

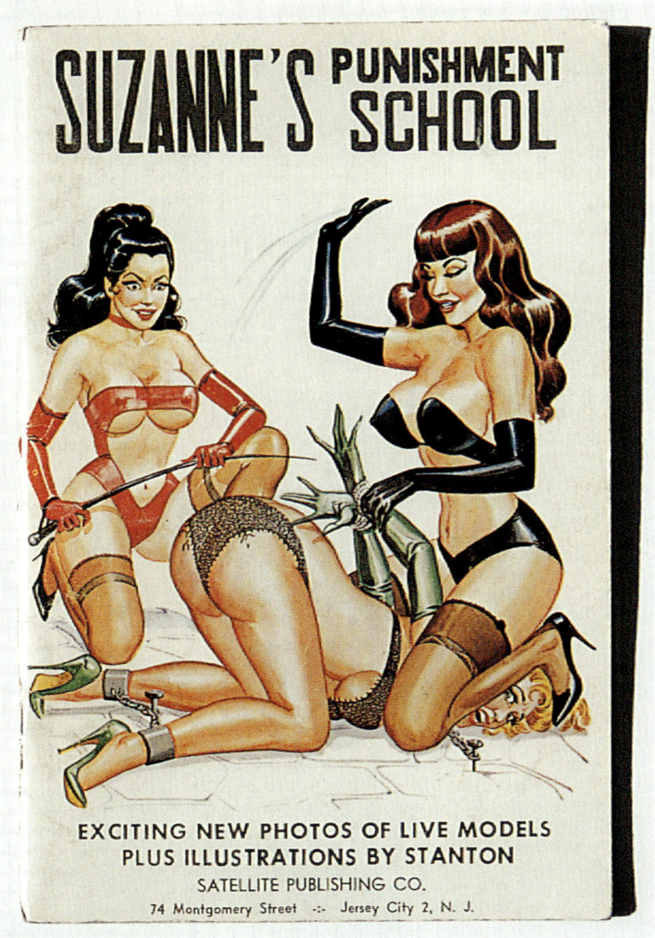

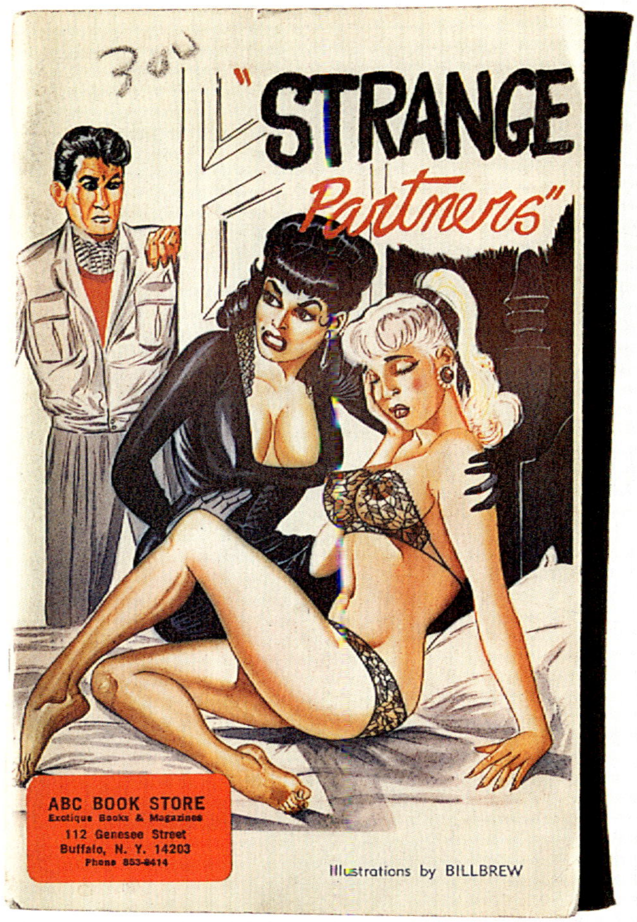

131 Romanheft

»Suzanne's Punishment School«.
USA, Satellite Publishing Co.
Titelbild von Eric Stanton, um 1960.
H. 21 cm, B. 14 cm
40,– bis 60,–

*

Titelbild vom Kultzeichner des SM.

Neben dem legendären Willie und seiner berühmten Kunstfigur Gwendoline besitzen die beiden Illustratoren Eric Stanton und Gene Billbrew (Eneg) inzwischen Kultstatus. Während heute die Insignien und Stilmittel der SM-Kultur von Madonna, Jean-Paul Gaultier oder Vivienne Westwood in die Populär- und Hochkultur eingeschleust werden, waren die oben genannten Vorkämpfer regelrechte Amateure, die mit den bescheidensten Mitteln arbeiteten. Stanton etwa fertigte u.a. Auftragsillustrationen für Einzelkunden (!), die er hektographierte, später fotokopierte. Bei ihm sind meist die Frauen die Aktiven, sei es, daß sie andere Frauen oder aber vor allem Männer »in die Mangel nehmen«.

132 Romanheft

»Strange Partners«.
USA, um 1960.
Illustrierter Roman, Titelbild und Romanillustrationen von Gene Billbrew (Pseudonym: Eneg).
Acht schwarzweiße ganzseitige Illustrationen, 86 Seiten.
H. 21 cm, B. 14 cm
40,– bis 60,–

*

Gene Billbrew ist der einzige farbige Zeichner, der sich im Erotikbereich etablieren konnte.

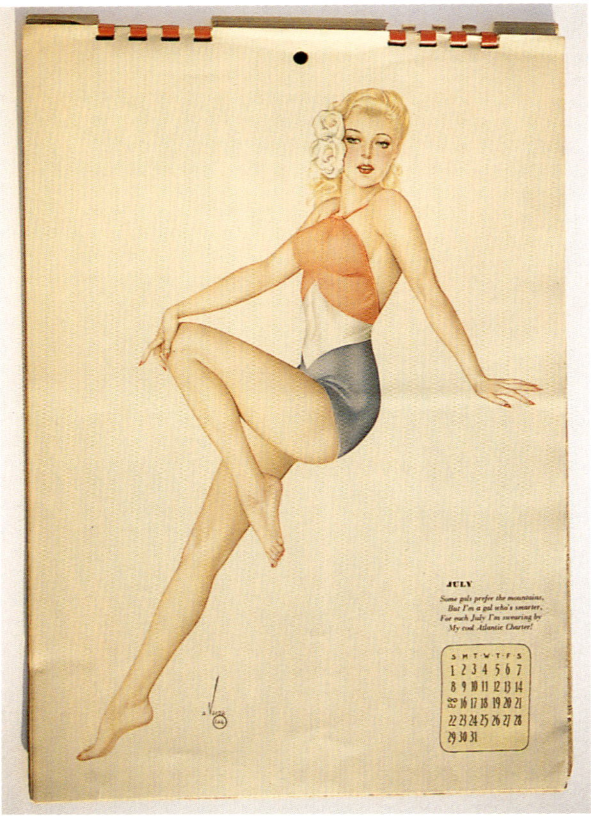

133 Vargas-Kalender

USA, Esquire, 1945.
Illustrationen von Alberto Vargas.
H. 31 cm, B. 22 cm
250,– bis 300,–

✻

Obwohl diese Kalender in Millionen-Auflagen gedruckt wurden, stellen sie heute seltene und hochbezahlte Sammlerstücke dar.

134 Kalender

»Esquire-Girl«.
USA, Esquire, 1954.
Illustrationen von Ernest Chiriaka.
B. 28,5 cm, H. 23 cm
Mit Hülle 60,– bis 90,–

✻

Die originale Hülle ist für die Preisbewertung entscheidend.

Stilistisch lassen sich die zeichnerisch ausgerichteten Werke der 20er und 30er Jahre, bei denen Petty etwa mit besonders scharfkantigen Stilisierungen arbeitete, von den weicheren, malerischen Girls der 40er und 50er Jahre deutlich unterscheiden, wobei es eine ganze Reihe von Künstlern gab, die diese fließende Entwicklung in ihrem eigenen Schaffen mitvollzogen.

Nachdem in den 30er und 40er Jahren der Illustrator Petty die eigentliche Berühmtheit des Pin-up-Geschäfts darstellte, beerbte ihn der in Peru geborene Alberto Vargas ab 1940 als Pin-up-Zeichner bei »Esquire« und später auch als berühmtester Pin-up-Künstler überhaupt. Das Vargas-Girl verdrängte zunehmend das Petty-Girl, wobei beiden an der linearen Schärfe der Zeichnung noch deutlich ihre Herkunft aus dem Art déco anzumerken ist.

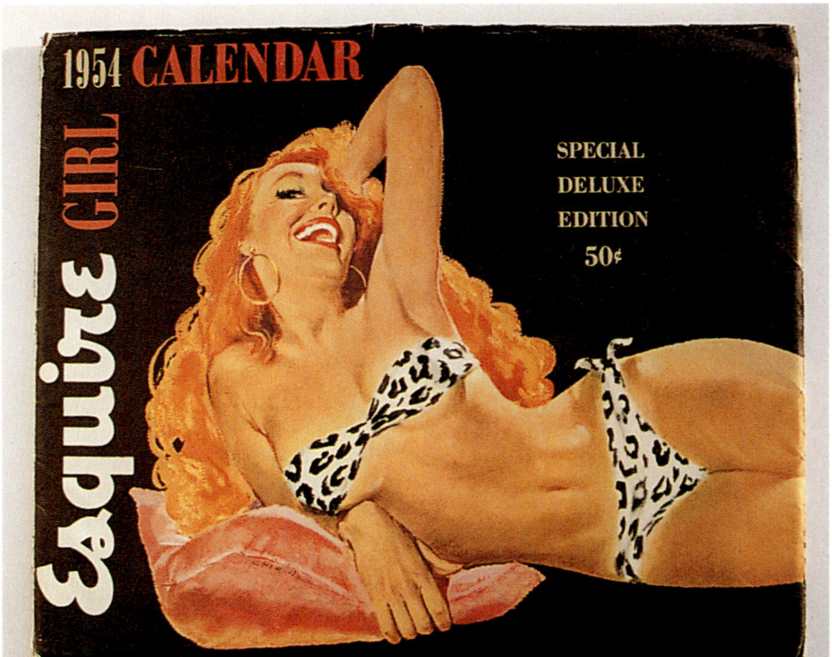

Ernest Chiriaka gestaltete zwischen 1953 und 1957 den Esquire-Kalender, der inzwischen zu einem Millionen-Dollargeschäft geworden war. Sein Stil ist weicher und malerischer als der Pettys und Vargas'.

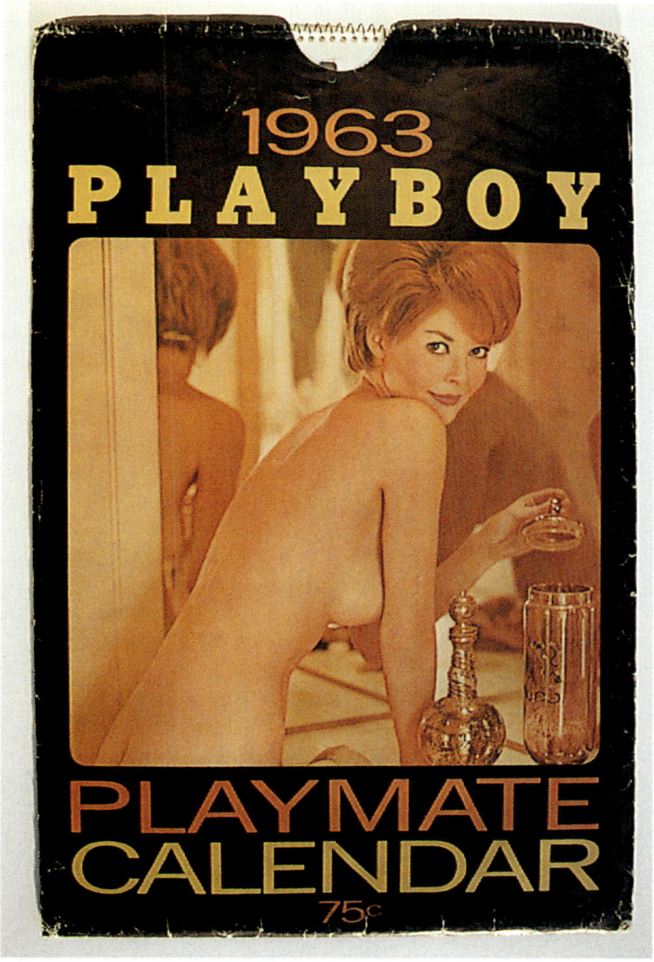

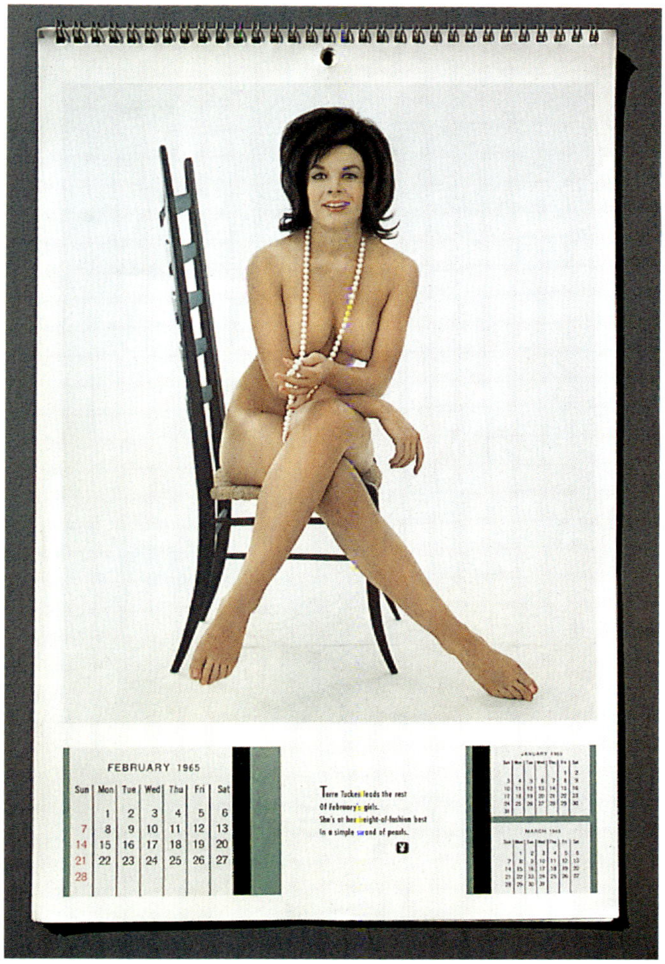

135 Playmate-Kalender

USA, Playboy, 1963.
H. 32 cm, B. 21 cm
Mit Hülle 20,– bis 30,–

*

Bilder aus einer Zeit, als der »Playboy« noch ästhetische Akzente setzte.

Der »Playboy« wurde im Jahre 1953 gegründet und war sofort ein Sensationserfolg. Die frühen Hefte sind heute begehrte Sammlerstücke. Handlicher, besser gedruckt und noch gesuchter sind allerdings die Kalender, die mit ihren im Vergleich zu später noch etwas fülligeren Mädchen bereits voll auf die Fotografie setzten. Der »Playboy« verlangte viel von seinen Fotografen, und sie benötigten oft einen ganzen Monat, um eine Serie befriedigend in Szene zu setzen.

Mel Ramos plünderte diesen Bilderfundus für seine erotischen Pop-Gemälde, wobei er sich eine Reihe künstlerischer Freiheiten erlaubte: Seine Miss Virnaburger sitzt auf einem monumentalen Hamburger und ist blond (vgl. Abb. Nr. 68).

136 Playmate-Kalender

USA, Playboy, Februar 1965.
H. 32 cm, B. 21 cm
Mit Hülle 20,– bis 30,–

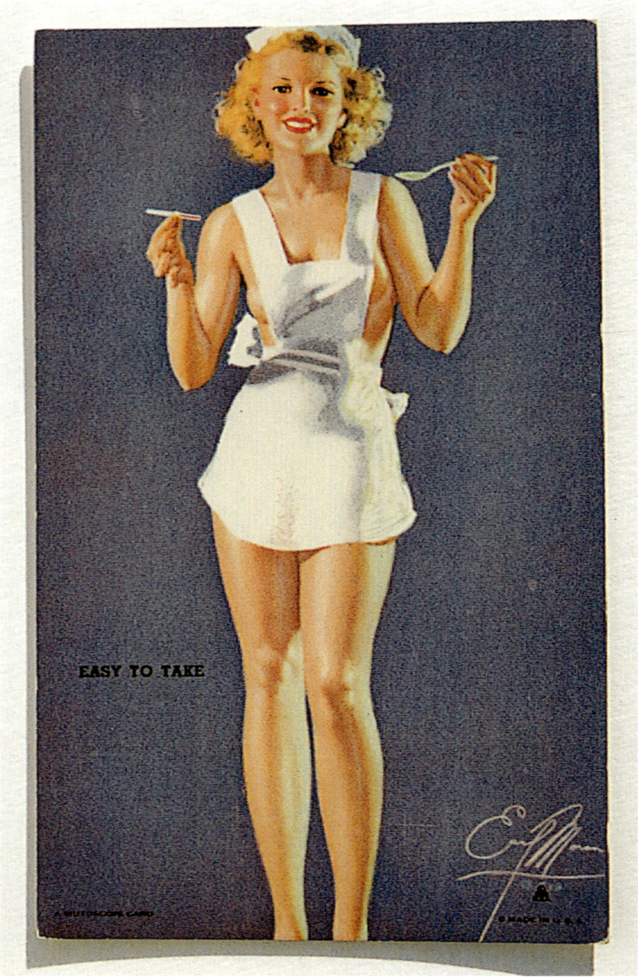

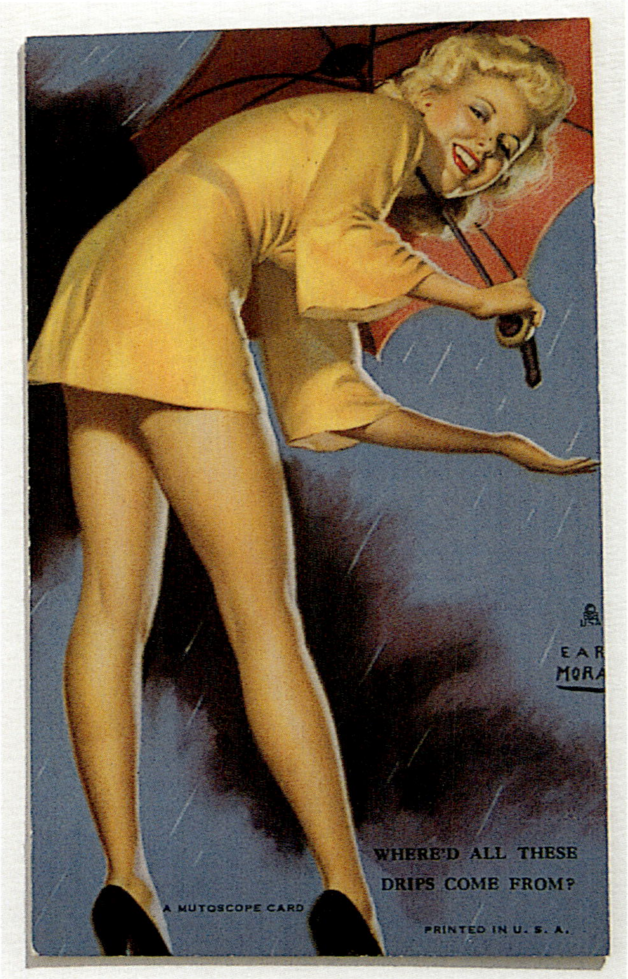

137 Sammlerkarte

»Easy to take«.
USA, Mutoscope-Card, Earl Moran, 1940er Jahre.
H. 13,3, cm, B. 8,3 cm
10,– bis 15,–

⁕

Die Karten müssen in einwandfreiem Zustand sein.

In den 30er und 40er Jahren wurden die farbig gedruckten Sammlerkarten der Firma Mutoscope, die auch »Vending-machine-cards« genannt wurden, zu einem Phänomen auf dem Pin-up-Markt. Der häufigste Illustrator dieser Karten war neben der ebenso hübschen wie begabten Zoe Mozert der Zeichner Earl Moran. Während Moran seine späteren, meist in Pastell ausgeführten Werke mit lapidaren Blockbuchstaben signierte, verwendete er am Anfang seiner Karriere noch eine schwungvollere Schrift. Bei der Verwendung als Sammlerkarte wurden die meist für andere Gelegenheiten geschaffenen Bilder oft stark beschnitten, was sich an der Signatur und den Schuhen rechts gut sehen läßt.

138 Sammlerkarte

»Where'd all these drips come from?«.
USA, Mutoscope-Card, Earl Moran, 1940er Jahre.
H. 13,3, cm, B. 8,3 cm
10,– bis 15,–

⁕

»Müde Ecken« ermäßigen den Preis.

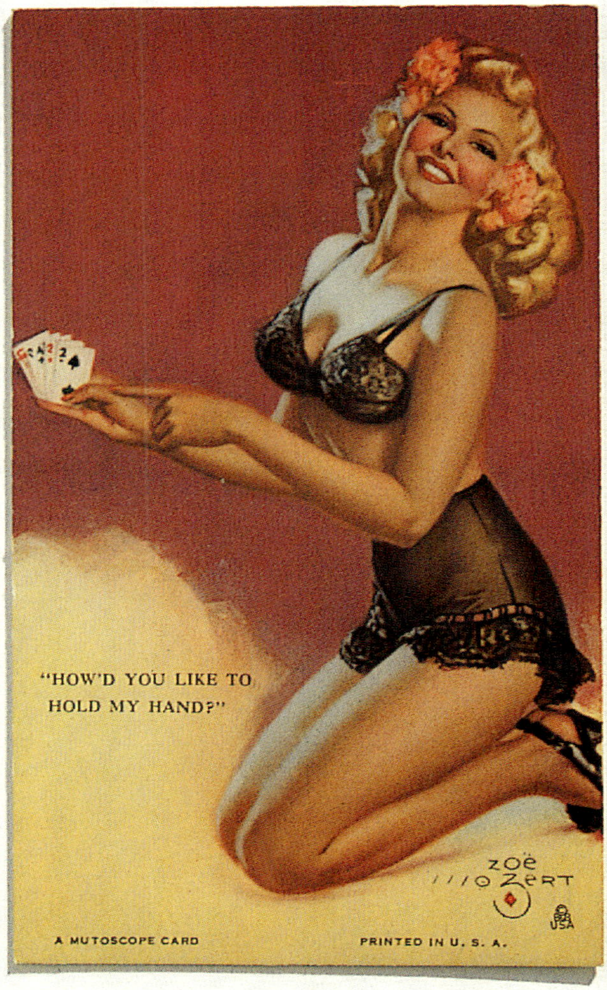

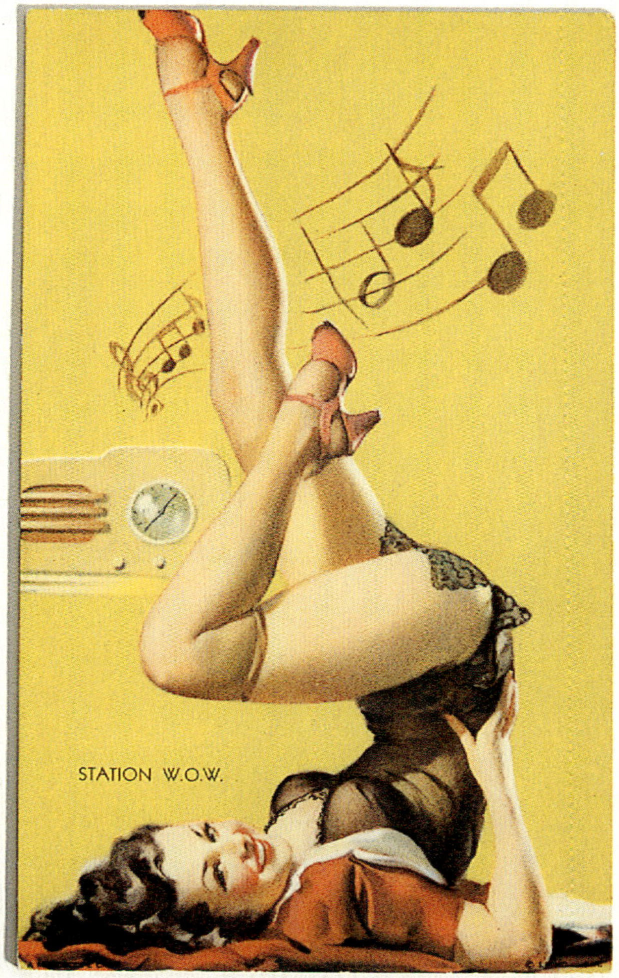

139 Sammlerkarte

»How'd you like to hold my hand«.
USA, Mutoscope-Card, Zoe Mozert,
1940er Jahre.
H. 13,3, cm, B. 8,3 cm
10,– bis 15,–

*

Die Preise der Mutoscope-Karten liegen alle auf einem ähnlichen Level.

Zoe Mozert war eine der wenigen Frauen im Illustratorengeschäft, deren reizvolle Pin-ups besonders häufig auf Sammlerkarten veröffentlicht wurden. Da sie eine gute Figur besaß, hatte sie gegenüber ihren männlichen Kollegen den Vorteil, sich selbst Modell stehen zu können.

Nicht alle Postkartenmotive sind signiert. Oft fehlen die Signaturen gerade bei den frühen aus den 30er Jahren. Vielleicht handelt es sich bei dem reizvollen Motiv mit dem Radio um ein frühes Werk des legendären Elvgren.

Die Bildkommentare sind mitunter recht anzüglich. So ist etwa bei den Tropfen in Abb. Nr. 138 durchaus nicht nur Regenwasser assoziierbar.

140 Sammlerkarte

»Station W. O. W.«.
USA, Mutoscope-Card,
wohl Gil Elvgren, 1940er Jahre.
H. 13,3, cm, B. 8,3 cm
10,– bis 15,–

*

Vorsicht vor Reprints!

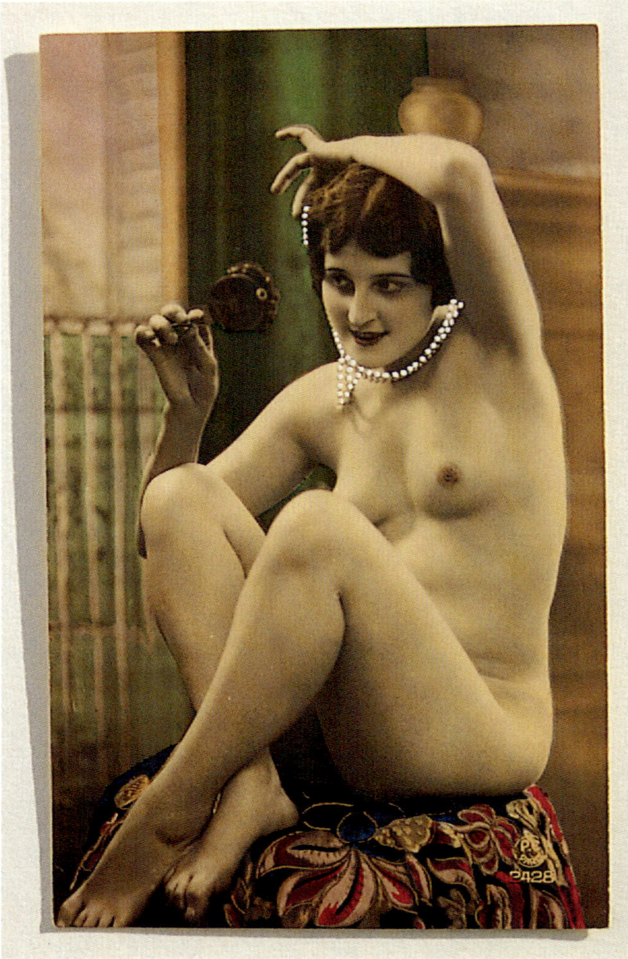

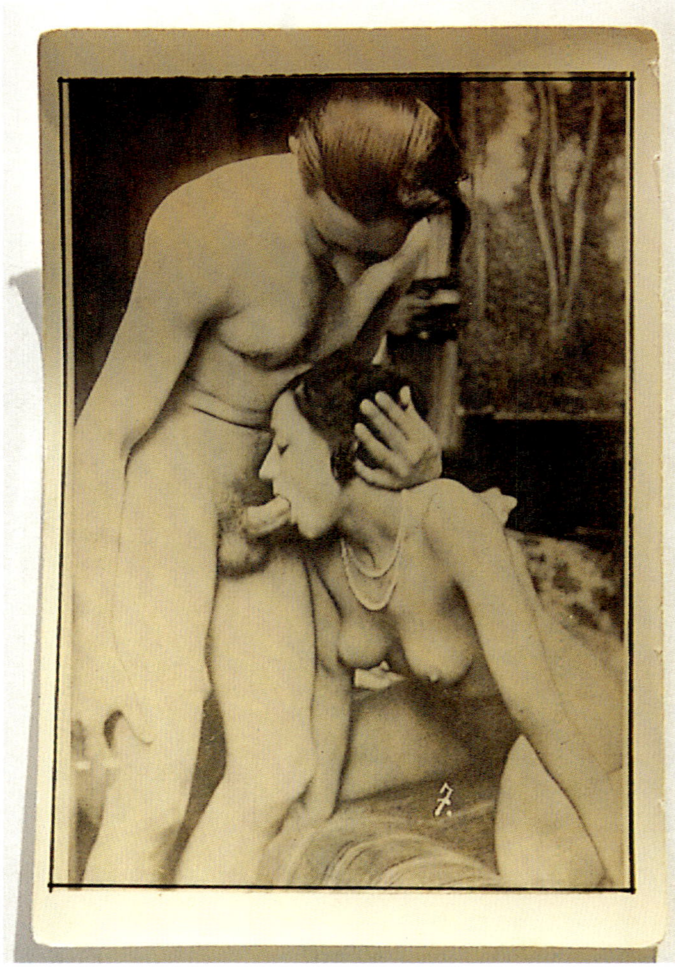

141 Fotopostkarte

»Die Perlenkette«.
Frankreich. 1920er Jahre.
Koloriertes Foto.
3,– bis 10,–

*

Der Preis richtet sich auch nach der Attraktivität des Modells.

In den ersten Jahrzehnten dieses Jahrhunderts standen französische Postkarten für gepflegte Erotik. Durch die sog. Kilometerfotografie war es möglich geworden, Fotoabzüge in großen Mengen herzustellen, die teilweise nachträglich u. a. mit Schablone und Airbrush koloriert wurden.

Sachlich-nüchterner geht es auf der pornographischen Karte zu, die einer Serie entstammt. Sie trägt verständlicherweise keine Signatur, denn solche Karten waren grundsätzlich verboten. Sie wurden auch nicht per Post verschickt. Beide Karten stammen aus den 20er Jahren, wie man an dem kessen Bubikopf unschwer feststellen kann.

142 Fotopostkarte

»Fellatio«.
Wohl Deutschland, 1920er Jahre.
Nr. 7 aus einer Serie.
Schwarzweißfoto.
15,– bis 20,–

*

Pornokarten wurden oft abfotografiert und sind dann billiger. Die originalen Karten sind besser in der Qualität und entsprechend gesuchter.

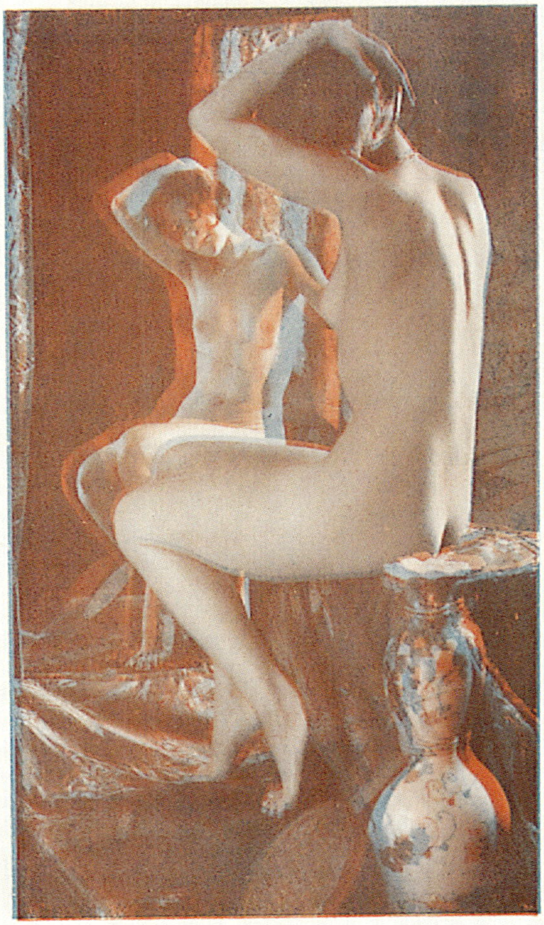

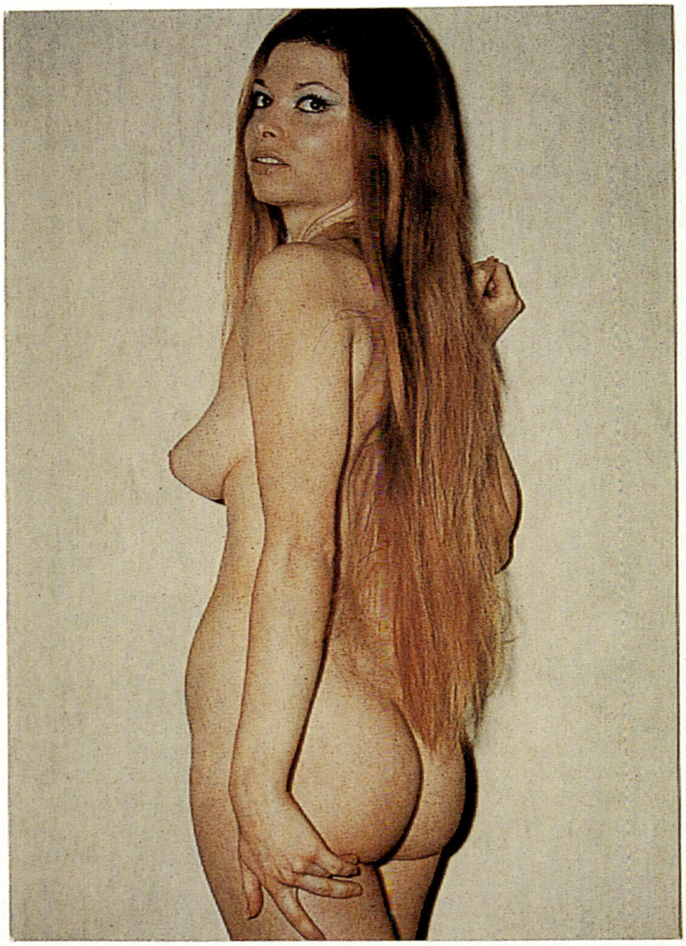

143 Trickkarte

Wohl Deutschland, 1920er Jahre.
Zweifarbig übereinandergedruckt.
Mit einer Vorrichtung räumlich zu betrachten.
10,– bis 15,–

Bis in die 20er Jahre hinein stellte die Postkarte das Bildmedium schlechthin dar und wurde in allen nur denkbaren Versionen auf den Markt geworfen. Neben vielerlei Trickkarten und Mechanismen gab es auch solche zweifarbig gedruckten Karten, die, mit speziellen Farbfiltern betrachtet, frappierend dreidimensional erscheinen.

Demgegenüber waren Postkarten nach dem Zweiten Weltkrieg fast ausschließlich Urlaubskarten, wenngleich es noch immer Aktpostkarten gab, die heute teilweise bereits einen nostalgischen Reiz ausüben. Ein Grund für ihre Beliebtheit liegt sicherlich in ihren noch natürlich weiblichen Formen, die in den 70er Jahren zunehmend durch dürre Models verdrängt wurden.

144 Postkarte

1960er Jahre.
Farbfoto.
2,– bis 4,–

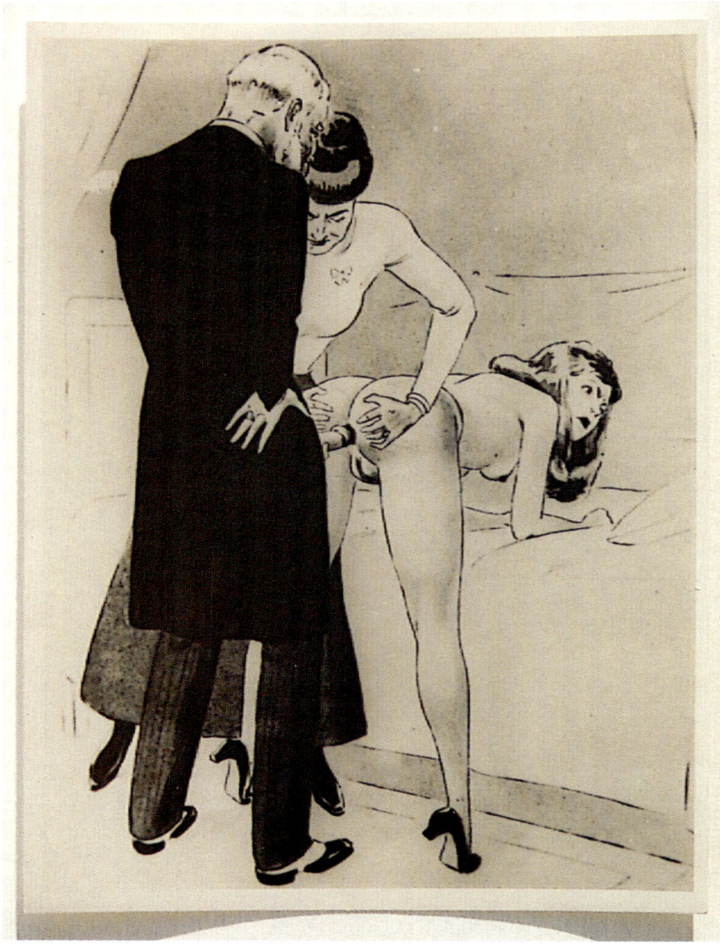

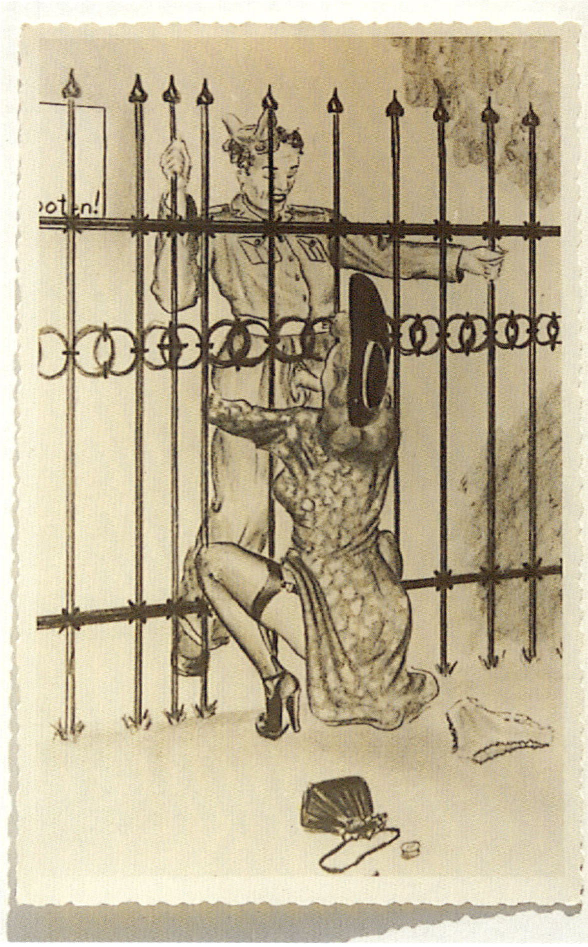

145 Postkarte

»Herr Geheimrat, die Kupplerin und das Mädchen«.
Deutschland, wohl Frédéric, um 1940.
Zeichnung, fotografisch reproduziert.
H. 10 cm, B. 8,5 cm
15,– bis 25,–

✻

Frédéric machte sich bei den Kennern vor allem im SM-Bereich einen Namen, obwohl die Zeichnungen natürlich alle unsigniert sind.

Das Postkartenformat reizte auch zur Wiedergabe solcher Themen und Bildgegenstände, die keine Chance hatten, mit der Post befördert zu werden. Vor der massenhaften Verbreitung pornographischer Magazine etablierte sich hier ein Medium, das einen hohen Standard an illustrativer und künstlerischer Professionalität verlangte. Auch handelte es sich bei der Postkarte um ein demokratisches, ja geradezu anarchistisches Medium, das keinerlei Copyright-Beschränkungen unterlag, da niemand solche Ansprüche anmeldete. Die Karten wurden daher immer wieder abfotografiert und neu aufgelegt, wobei natürlich die Abbildungsqualität litt.

146 Postkarte

»Der US-Soldat und die deutsche Frau mit Französischkenntnissen«.
Amerikanische Besatzungszone, um 1946.
Zeichnung, fotografisch reproduziert.
H. 10,3 cm, B. 8,5 cm
15,– bis 25,–

✻

Zeitdokument zur »deutsch-amerikanischen Verständigung«.

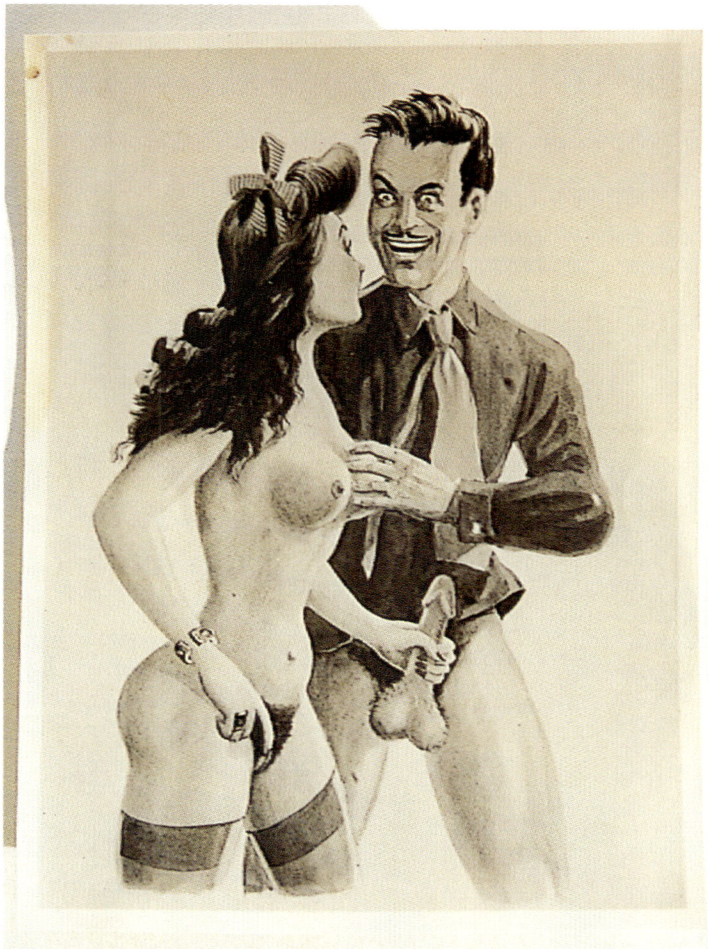

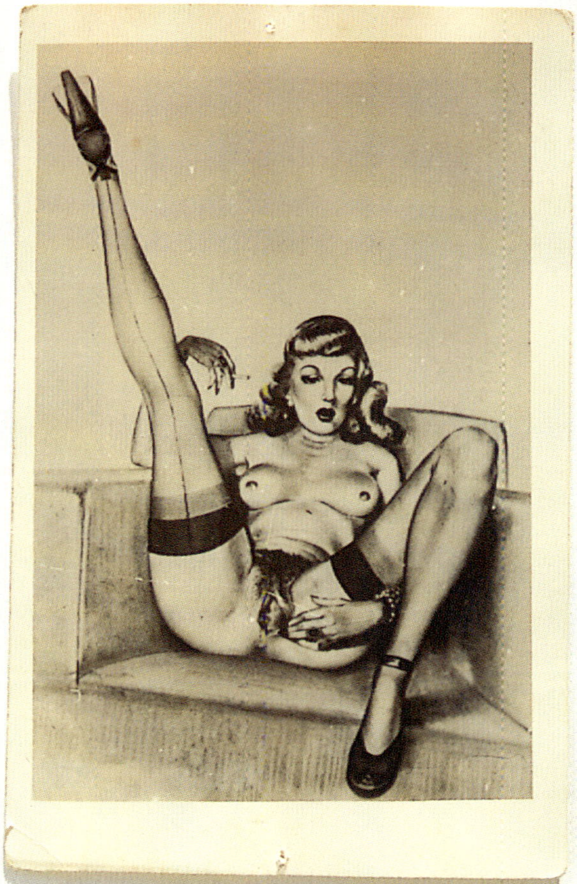

147 Postkarte

»Der Liebespfeil«.
Deutschland, um 1950.
Zeichnung, fotografisch reproduziert.
H. 11 cm, B. 8,3 cm
15,– bis 20,–

*

Anonyme Zeichnung von surrealer Kraft.

Angesichts einer Flut von Banalitäten und Kitsch besitzen solche engagierten, zwischen starkem persönlichen Ausdruckswillen, deutlicher Stilisierung und Alltagsrealismus changierenden Zeichnungen wie die mit dem hypnotisch grinsenden Krawattenträger geradezu surreale Qualitäten.

Dagegen ist der langbeinigen Dame bei aller Vulgarität ein hohes Maß an dämonischer Eleganz nicht abzusprechen, die etwa an die Stimmung der Schwarzen Serie im Kriminalfilm der 40er und 50er Jahre gemahnt. Obwohl diese Zeichnungen höchstens monogrammiert sind, ist es dem Sammler doch möglich, immer wieder vorkommende gleiche Handschriften zu erkennen.

148 Postkarte

»Frau mit gespreizten Beinen«.
Deutschland, Zeichner G. D.,
1950er Jahre.
Zeichnung, fotografisch reproduziert.
H. 11 cm, B. 8,5 cm
15,– bis 25,–

*

Atmosphärisch dichte Darstellung von wahrer Verruchtheit.

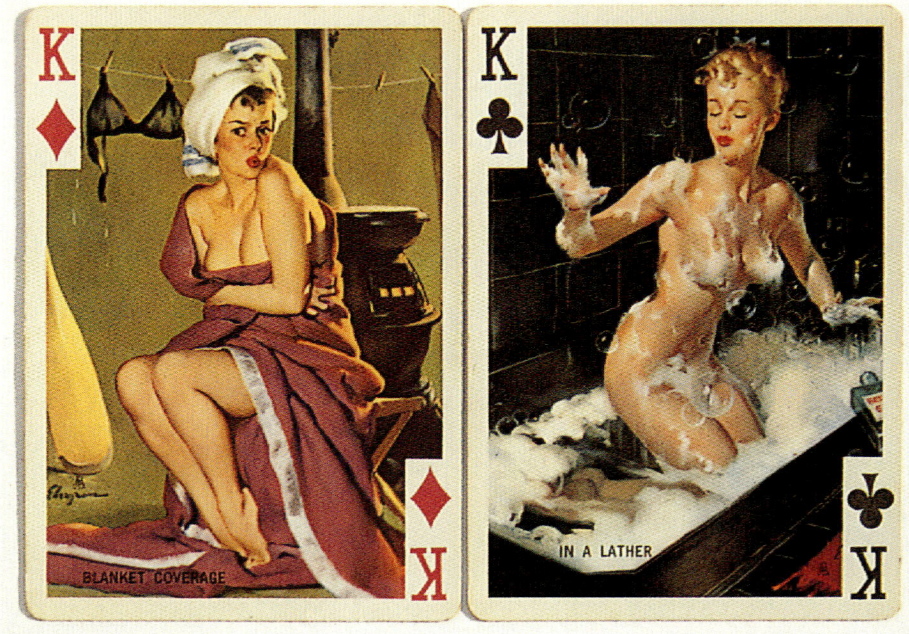

149 Kartenspiel

USA, 1950er Jahre, Gil Elvgren.
52 Spielkarten plus Joker.
250,– bis 300,–

*

Spielkarten sind ein etabliertes Sammlergebiet und entsprechend preislich ausgereizt.

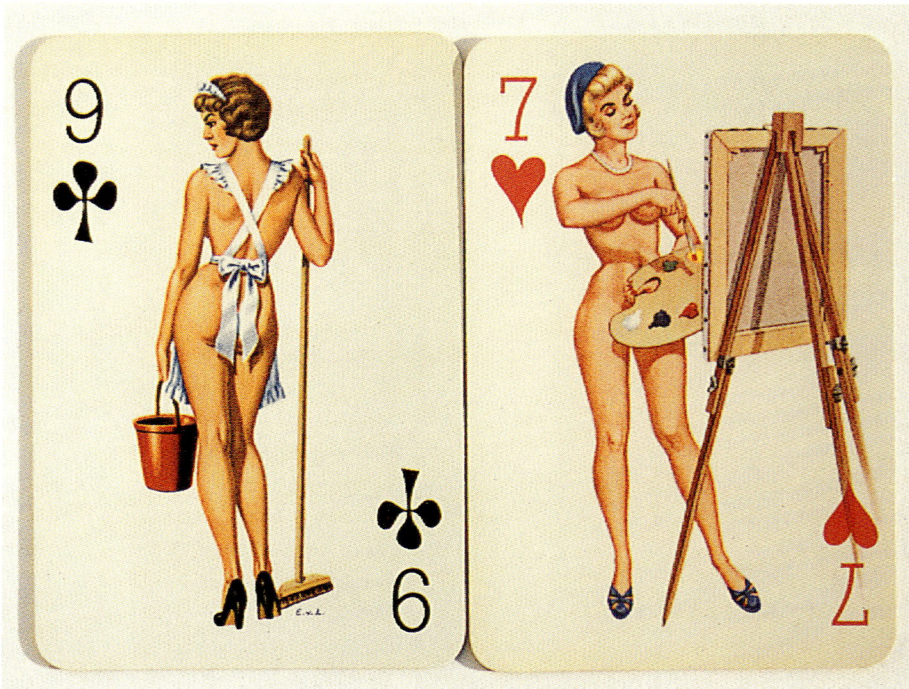

150 Kartenspiel

Kopenhagen, 1950er Jahre,
signiert E. v. L.
Farbige Illustration.
H. 9 cm, B. 6,2 cm
160,– bis 180,–

*

Gegenüber dem knallharten Professionalismus Elvgrens wirkt dieses Kartenspiel geradezu liebenswert-naiv.

Neben Zeitschriften-Covers, Werbungen, Kalendern und Postkarten wurden auch Spielkarten mit den Motiven so bekannter Pin-up-Künstler wie Elvgren herausgegeben. Während die Karten Elvgrens Reproduktionen seiner Gemälde mit detailliert ausgearbeiteter Szenerie bieten, beschränken sich die meisten illustrierten Erotikkartenspiele auf sexy aufgemachte mehr oder weniger bekleidete weibliche Figuren. Ein Bezug zu den Kartenfarben und Nummern ist gewöhnlich nicht erkennbar. Erotikkarten gab es unter anderem auch in der Schweiz (von Villinger) und in der DDR, wo noch bis nach der Wende ein an die Ästhetik der 50er Jahre erinnerndes Set angeboten wurde, das aufzubewahren sich lohnen dürfte.

151 Kartenspiel

»Fifty-two Art Studies«.
USA, 1954/55.
40,– bis 60,–

✳

Ein zu seiner Zeit weitverbreitetes Kartenspiel.

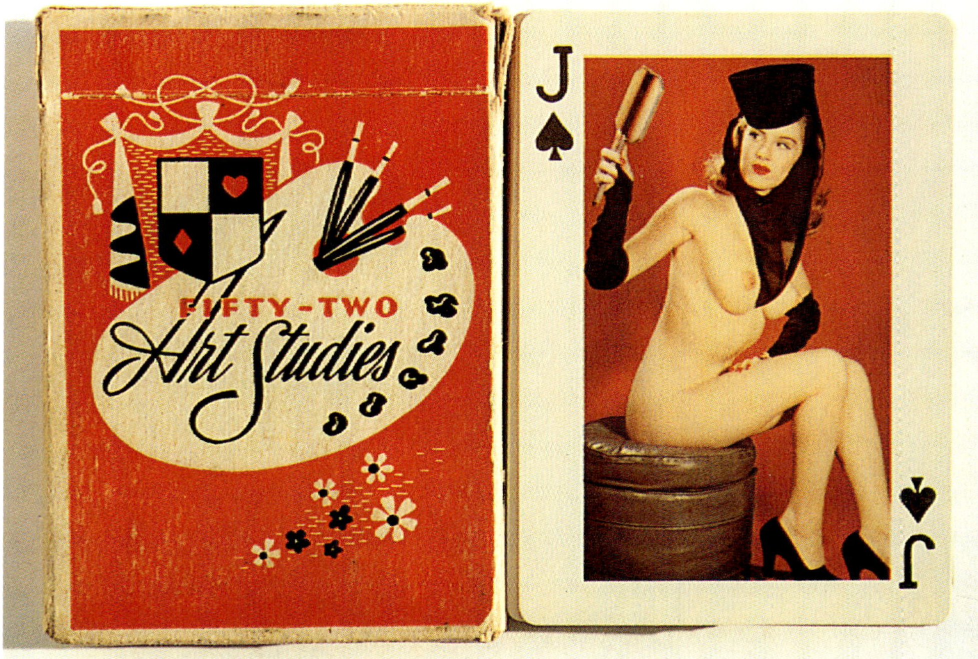

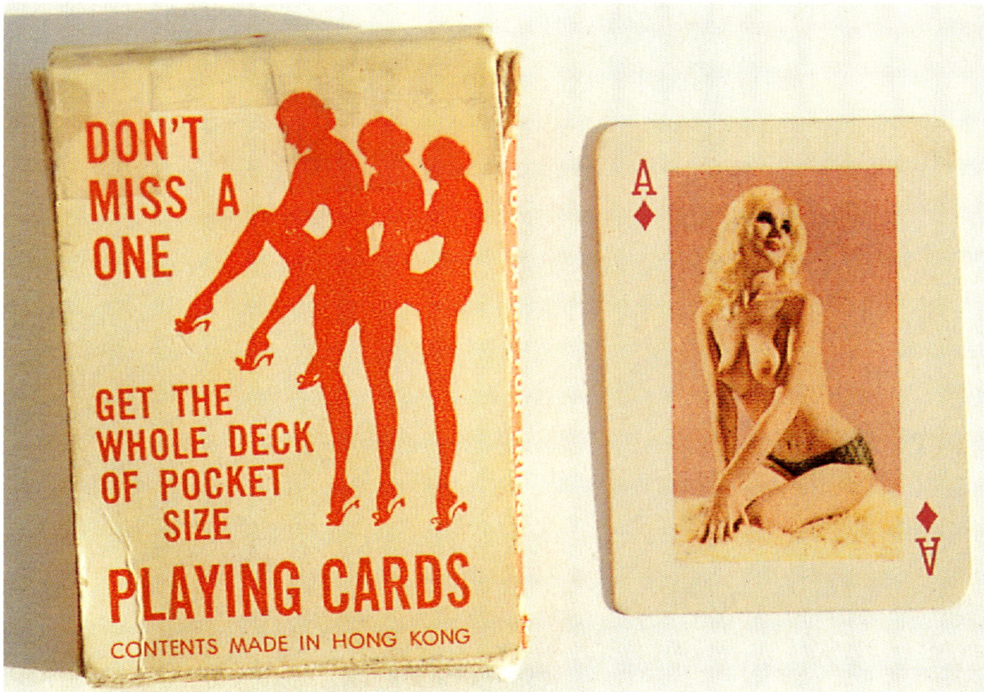

152 Kartenspiel

Playing Cards
(Werbegeschenk).
Hongkong, wohl um 1970.
Einer von vier Sätzen.
H. 4,3 cm, B. 3,2 cm
10,– bis 20,–

✳

Wegen des zu kleinen Formats für Kartensammler weniger interessant.

In den 60er Jahren begannen Fotomotive die gemalten Spielkarten zunehmend zu verdrängen. Diese gaben sich anfangs noch gravitätisch und kulturell ambitioniert, später dann zunehmend frivoler. Es entspricht der Miniaturisierungstendenz von Erotica (siehe S. 94), daß selbst Spielkarten im Miniformat herausgebracht wurden. Die Produktion verlagerte sich dabei zunehmend in den Fernen Osten. Spielkartensammlern ist bekannt, daß der größte Hersteller von Computerspielen eine Traditionsfirma für Spielkarten war. Von Nintendo wurden auch erotische Karten in hervorragender Druckqualität herausgebracht.

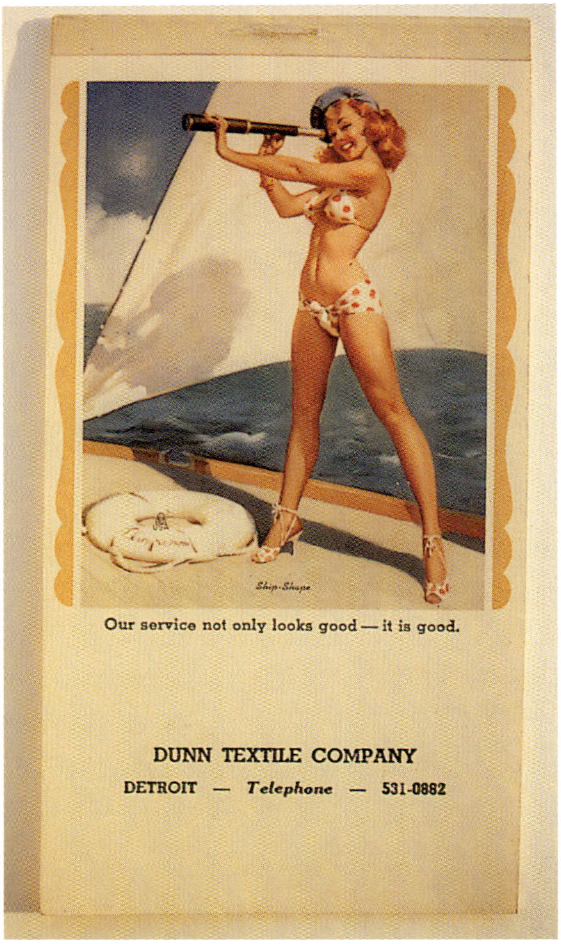

153 Notizblock

USA, um 1960, Gil Elvgren.
H. 15 cm, B. 8 cm
10,– bis 15,–

✻

Elvgrens Pin-ups sind in jeder Form gesucht.

154 Löschpapier

USA, Gil Elvgren und Earl Moran.
H. 10 cm, B. 7,5 cm
5,– bis 10,–

✻

Löschpapier mit solch attraktiven Motiven sollte besser nicht befleckt werden!

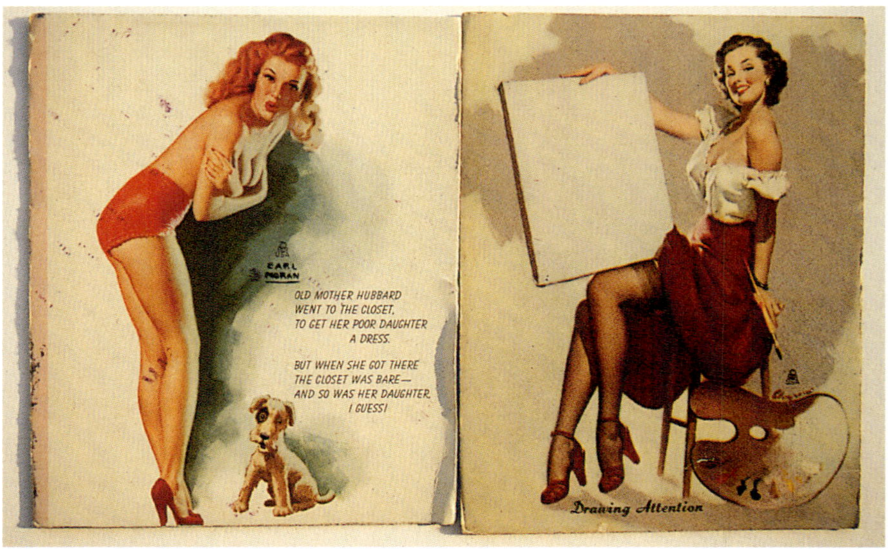

Obwohl Petty und Vargas im allgemeinen Bewußtsein heute die berühmtesten Pin-up-Künstler sind, gelten unter Kennern die Werke von Elvgren als die begehrtesten. Das mag daran liegen, daß Elvgren in einem gegenüber dem manierierten Stil Pettys und Vargas' naturalistischeren und weniger leicht zu identifizierenden Stil arbeitete. Er verfügte über eine stupende künstlerische Technik und malte im Gegensatz zu vielen anderen Pin-up-Künstlern mit Ölfarben, die er unverdünnt und pastos auftrug. Als Modelle verpflichtete er oft Mädchen aus der Nachbarschaft, die er selbst fotografierte. Diesen Teil der Arbeit empfand er übrigens als besonders anstrengend. Elvgren arbeitete dreißig Jahre lang für Brown & Bigelow, dem größten Verlag für Pin-up-Girls, wobei seine Motive in allen möglichen Bereichen vermarktet wurden. Man findet sie auf Notizblöcken und zusammen mit Illustrationen Earl Morans sogar auf Löschpapier.

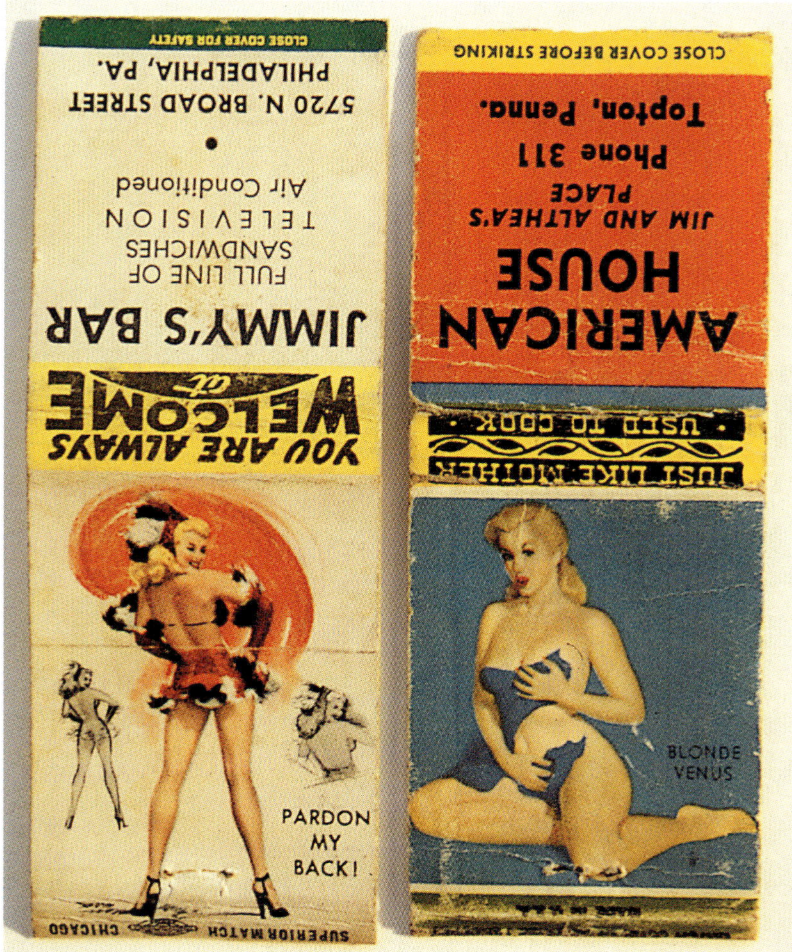

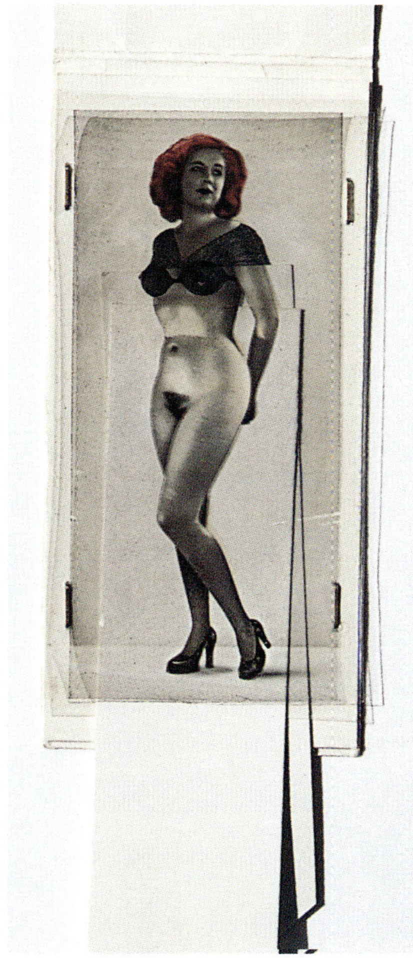

155 Streichholz-Mäppchen

USA, National Press Chicago,
1950er Jahre.
H. 10 cm, B. 4 cm
5,– bis 15,–

*

Auch ehemals kostenlos verteilte Werbegeschenke sind inzwischen bei Sammlern heiß begehrt.

Von den großen Billboard-Mädchen, auf Flächen so groß wie ein Fußballfeld, bis hin zu jenen winzigen Streichholzmäppchen finden wir alle Größen von Pin-up-Girls. Dabei kann die Verbindung von hübschen Mädchen und Feuer auf eine lange Tradition zurückblicken und war etwa schon der barocken Emblematik geläufig. Auch Feuerzeuge tragen nicht selten erotische Motive (siehe Abb. Nr. 104).

Nicht weniger »entzündend« fand man damals den Scherz, der dem kleinen Männerspielzeug rechts zugrunde liegt. Man kann der vollschlanken Dame durch das Schieben der Lasche den Rock lüpfen, so daß sie schließlich nur noch mit Stöckelschuhen und Handschuhen bekleidet dasteht.

156 Trickmäppchen

»Hallo Janine«.
Deutschland, 1950er Jahre.
H. 11 cm, B. 5 cm
5,– bis 15,–

*

Immer noch reizvolles Männerspielzeug mit Nostalgiebonus.

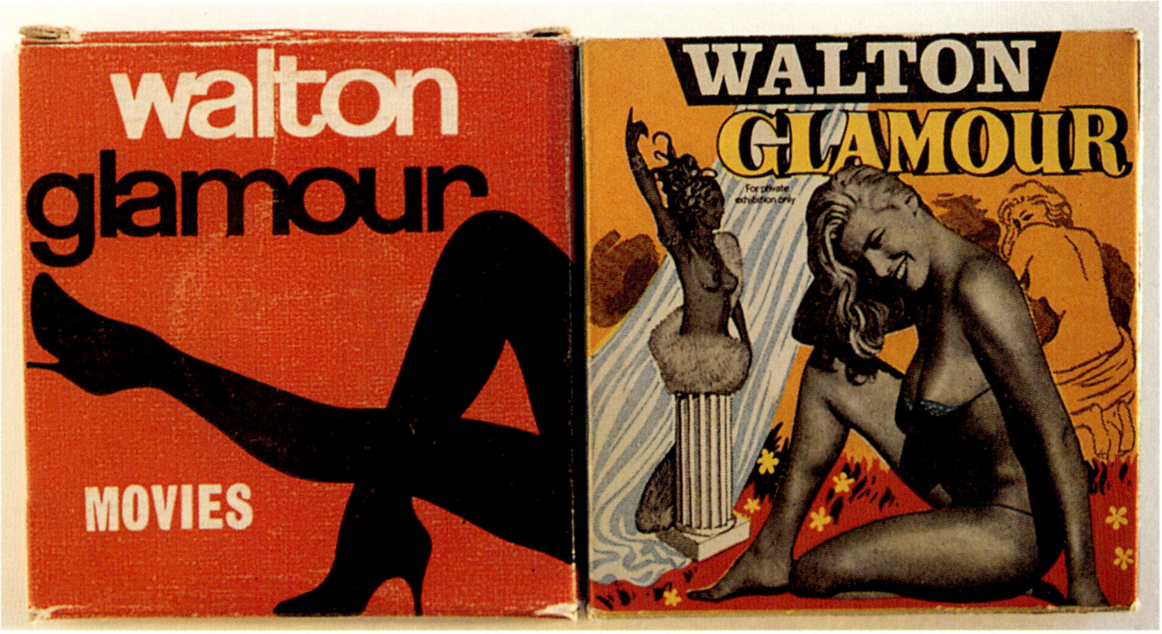

157 Zwei Filme

1960er Jahre.
Walton Glamour Movies.
Super-8-Filme.
Liebhaberpreis

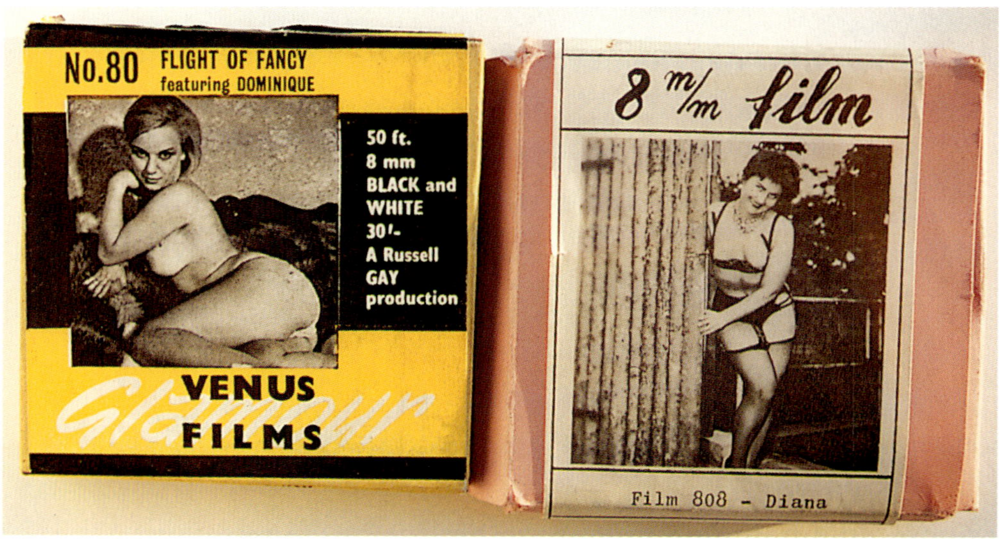

158 Zwei Filme

Links: Russel Gay, Venus Glamour Film Nr. 80: Flight of Fancy – featuring Dominique, England, 50er Jahre.
Rechts: Film 808 – Diana.
Super-8-Filme.
Liebhaberpreis

Das waren noch Zeiten, als die Erotik bewegter Bilder auf Super-8-Filmen untrennbar mit dem spezifischen Rattern der Filmprojektoren verbunden war! Es handelte sich dabei um Kurzfilme von wenigen Metern, die aus heutiger Sicht eher als harmlos zu bezeichnen sind. Sie transportieren auf unbeabsichtigte Weise den charakteristischen Charme ihrer Zeit, und nicht wenige Liebhaber finden der Erotik aufregender als die heutige, zwanghaft forcierte Form der Großaufnahmen, bei der eine gewisse Art der Erotik eindeutig zu kurz kommt. Der erotische Film stellt heute bereits einen eigenen Sammelbereich dar.

Taschenuhren und Automaten

Vielleicht am perfektesten von allen beschriebenen Objekten in diesem Buch verkörpern die folgenden Taschenuhren das Ideal eines erotischen Spielzeugs. Zum einen hat die Uhr selbst etwas sehr Weibliches an sich, mit ihrem periodenhaft ablaufenden Uhrwerk, mit der Verbindung von Zeit- und Mondphasen usw. Zum anderen verführt das rhythmische Ticken der Uhr zu Assoziationen mit anderen rhythmischen Bewegungen. Und diese lassen sich in Form erotischer Automaten auch visuell umsetzen, wenn Liebespaare, scheinbar wie von Geisterhand bewegt, mit ihrem Liebestreiben beginnen.

Während der Hoch-Zeit der Taschenuhren zwischen etwa 1700 bis kurz nach dem Ersten Weltkrieg entstanden auch zahlreiche Exemplare mit erotischen Darstellungen. Dabei lassen sich zwei Grundtypen unterscheiden: zum einen Taschenuhren, bei denen sich die erotische Szene als Malerei (meist Emailmalerei) im Innendeckel oder unter einem Schutzdeckel verborgen befindet (z. B. Abb. Nr. 159), zum anderen erotische Taschenuhren mit beweglichen Figuren, die mittels eines Automaten in Gang gesetzt werden (z. B. Abb. Nr. 165).

Die künstlerisch anspruchsvollsten Exemplare dieser Taschenuhren entstanden in der zweiten Hälfte des 18. bis zum Anfang des 19. Jahrhunderts.

Damals waren Taschenuhren noch ein kostbares technisches Spielzeug einer begüterten Schicht. Im Lauf des 19. Jahrhunderts entwickelten sie sich dagegen zu einem Gebrauchsgegenstand, der nun auch weiten Kreisen des Bürgertums zur Verfügung stand.

Auffällig viele Taschenuhren mit erotischem Automaten – meist recht simple Modelle mit stereotypen Darstellungen – stammen aus dem letzten Viertel des 19. Jahrhunderts bis etwa zum Ersten Weltkrieg. Dafür dürften verschiedene Gründe verantwortlich sein. Zum einen waren Taschenuhren sehr viel billiger geworden. Außerdem war eine Taschenuhr inzwischen für einen strebsamen Beamten oder einen Unternehmer, der seine Zeit sinnvoll für Geschäfte nutzte, ein unumgängliches Utensil. Zusätzlich konnte sie jedoch noch ein pikantes Innenleben verbergen, das sich meist nur dem enthüllte, der den entsprechenden Mechanismus bedienen konnte.

Nach dem Ersten Weltkrieg versachlichten sich die Moralvorstellungen. Die klammheimliche Freude an schwüler Erotik hatte deutlich ihren Reiz verloren. Außerdem ersetzten langsam aber sicher Armbanduhren die bis dahin üblichen Taschenuhren.

Zur Funktionsweise der Taschenuhren mit Automaten: Der Automat ist üblicherweise über einen Hebel mit Exzenter mit dem Schlagwerk (Repetierwerk) verbunden. Wird das Schlagwerk ausgelöst, bewegen sich auch die Figuren.

Wichtig für Sammler:

- Wenn Sie eine Taschenuhr wegen ihrer erotischen Darstellung erwerben möchten, sollten Sie prüfen, ob Malerei und/oder Automat original und authentisch sind. Manchmal handelt es sich um spätere »Basteleien«. Solche meist leicht erkennbaren Um- oder Einbauten entstanden selten in der Absicht einer Fälschung, sondern aus »Spaß an der Sache«.
- Heutzutage regelrechte Fälschungen von Taschenuhren mit erotischem Automaten herzustellen, ist fast nicht mehr möglich. Höchstens ein hochqualifizierter Uhrmacher, von denen es eher nur noch ganz wenige gibt, könnte unter Umständen alle dafür nötigen Teile herstellen. Und dann würde die Fälschung soviel kosten wie ein Original.
- Eine Taschenuhr mit erotischem Automaten macht nur halb soviel Spaß, wenn der Automat nicht funktioniert. Versichern Sie sich daher vor dem Kauf, daß das Werk funktioniert (oder überhaupt noch vorhanden ist).
- Signaturen auf Taschenuhren dürfen nicht überbewertet werden. Schon zu ihrer Entstehungszeit wurden viele Uhren bewußt mit falschen Signaturen berühmter Uhrmacher – z. B. Breguet (siehe Abb. Nr. 164) – versehen.

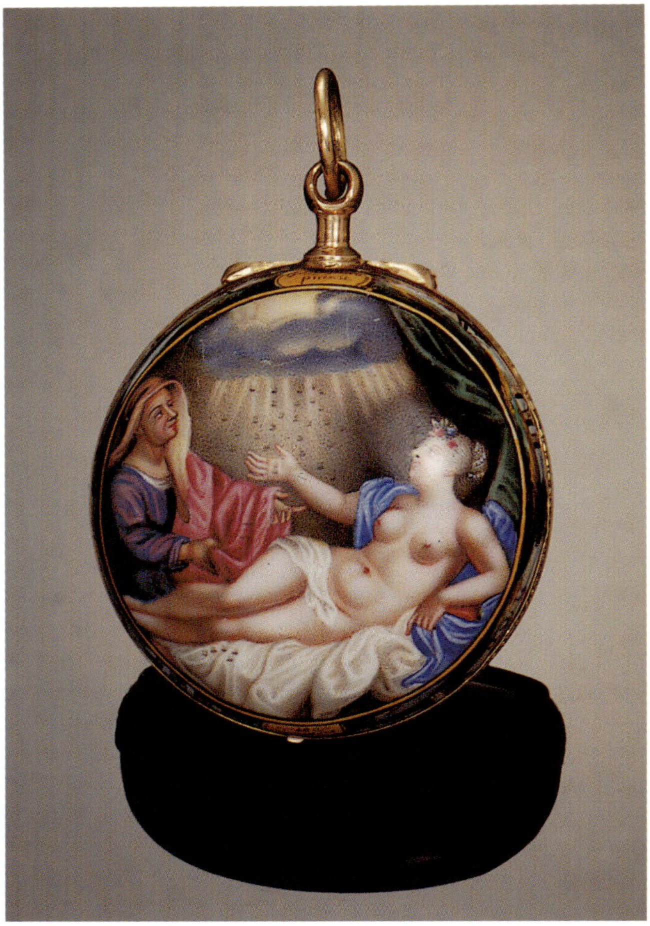

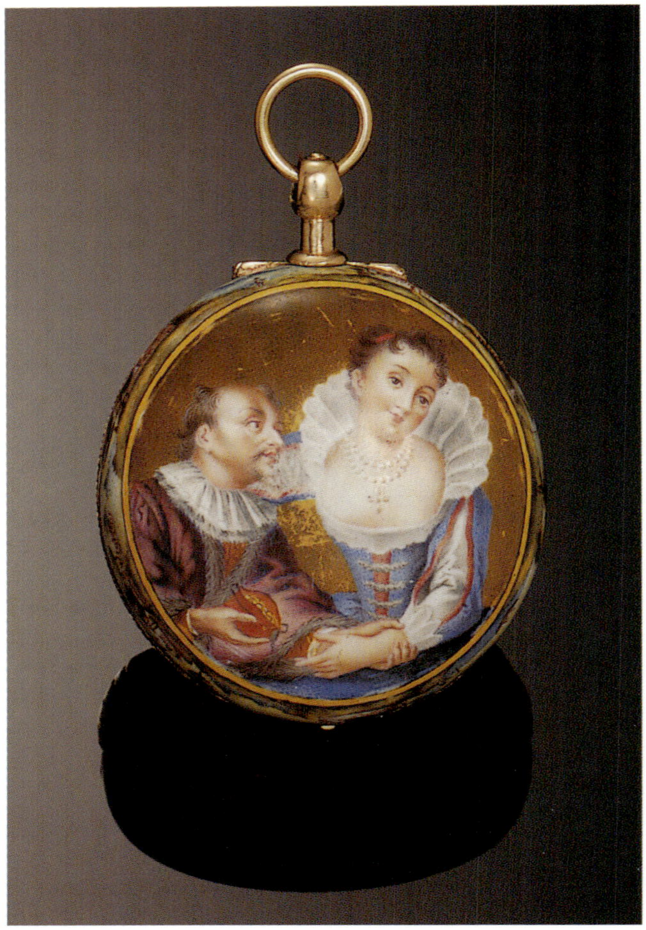

159 Emailuhr

Genf, Emailmalerei von J. Mussard (1681–1754), um 1700.
Goldgehäuse. Spindelhemmung mit Kette und Schnecke. Späteres Uhrwerk von Geo. Richards, London, No. 16011.
Rückseitig in der Art von Huaud mit einer Danae-Szene bemalt.
D. 4,2 cm
20.000,– bis 30.000,–

*

Sehr frühe Emailuhr.

Bei den beiden hier abgebildeten Emailuhren handelt es sich um relativ frühe Exemplare. Die Emailverzierung war bei Uhren bereits seit der Renaissance gebräuchlich. Ihre große Zeit erlebten Emailuhren jedoch erst zwischen etwa 1770 und 1825, als während Klassizismus und Biedermeier Emaillierung und Emailmalerei eine beeindruckende Perfektion erreichten.

Die beiden Darstellungen sind im Vergleich mit den Motiven und Automaten der Uhren der folgenden Seiten von eher versteckter Erotik: links Zeus, der sich in Gestalt eines Goldregens mit Danae vereinigt. Rechts ein schon etwas kahlköpfiger Alter, der sich offensichtlich die Gunst der schönen und tiefdekollettierten Dame mit einem prall gefüllten Geldbeutel erkaufen möchte.

160 Emailuhr

Genf, um 1700.
Goldgehäuse. Spindelhemmung mit Kette und Schnecke. Späteres Uhrwerk von P. Wilder, London, No. 7102.
Rückseitig in der Art von Huaud mit einer allegorischen Szene (Neid und Versuchung) bemalt.
D. 4,3 cm
15.000,– bis 20.000,–

*

Da nicht signiert, niedriger zu bewerten als die linke Emailuhr.

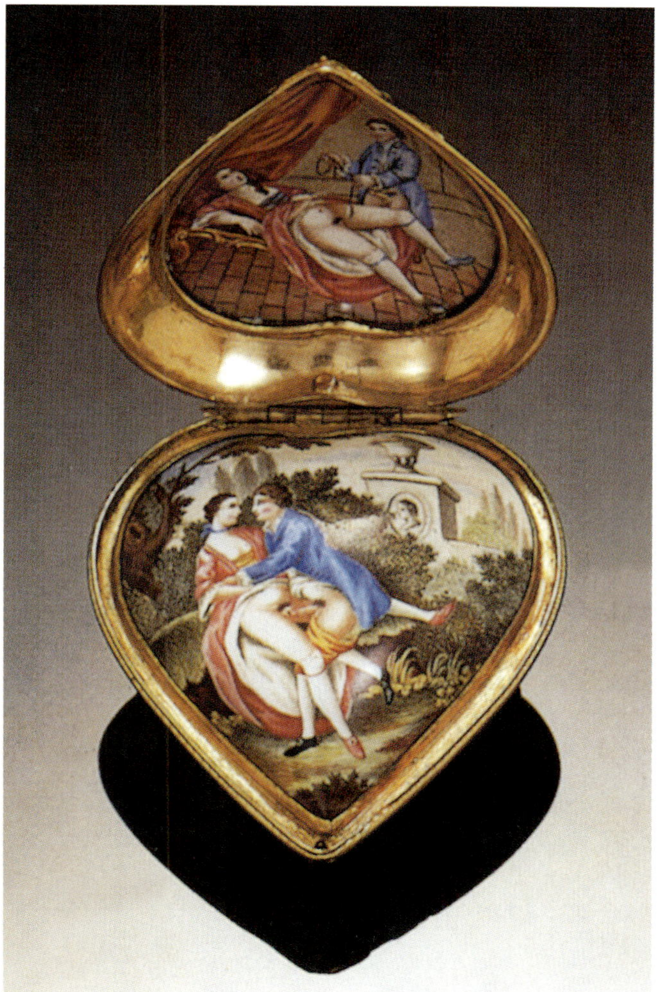

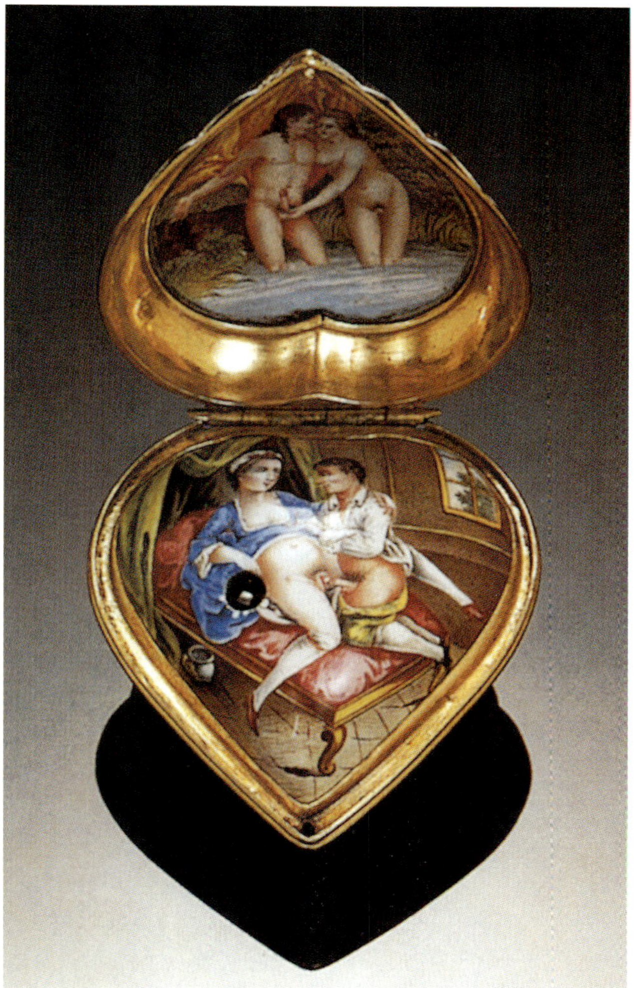

161 Formuhr

England, Jas. Cox, London, um 1770, signiert.
Vergoldetes Gehäuse, verziert mit Emailmalerei. Herzförmiges Uhrwerk mit Zylinderhemmung.
Rückseite mit galanter Szene. Das Öffnen des vorderen Deckels enthüllt zwei erotische Szenen.
H. 5,5 cm, B. 4,3 cm
120.000,– bis 160.000,–

✻

Derartig aufwendig gearbeitete Uhren sind kostbar und selten.

Bei den Uhren auf dieser Seite handelt es sich um sog. Formuhren. Als solche bezeichnet man Taschenuhren, deren Gehäuse von der üblichen runden Abmessung abweichen. Formuhren können beispielsweise als Kruzifix, Blume, Fächer, dreieckig (häufig Freimaureruhren) oder etwa als Herz, wie hier, gestaltet sein. Vor allem bei kleinen Uhren war es sehr schwierig, das Uhrwerk der entsprechenden Gehäuseform anzupassen. Beide Uhren weisen das gleiche Uhrwerk auf, das der Londoner Uhrmacher Jas. Cox wohl speziell für solche herzförmigen Taschenuhren entwickelt hat. Die erotischen Szenen verbergen sich im Inneren der Uhren.

162 Formuhr

England, Jas. Cox, London, um 1770, signiert.
Vergoldetes Gehäuse, verziert mit Emailmalerei. Herzförmiges Uhrwerk mit Zylinderhemmung.
Rückseite mit mythologischer Szene. Das Öffnen des vorderen Deckels enthüllt zwei erotische Szenen.
H. 5,5 cm, B. 4,3 cm
120.000,– bis 160.000,–

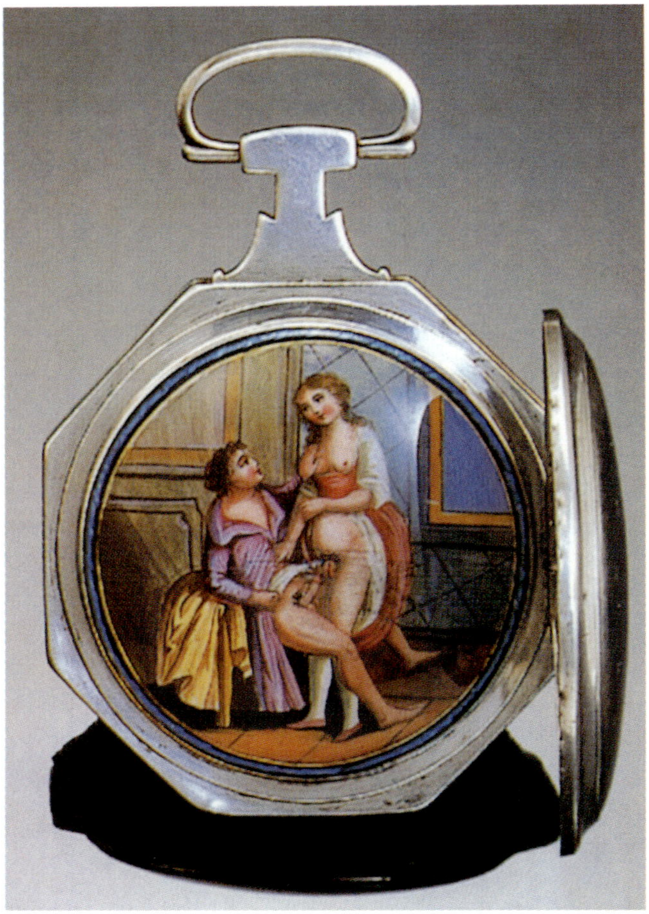

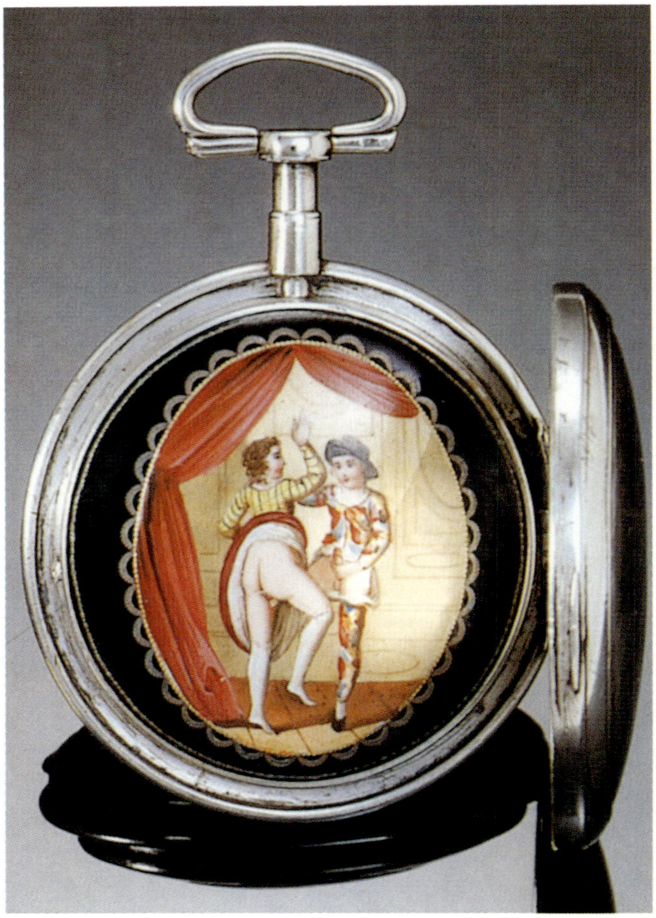

163 Silberuhr

Schweiz, Victor Jaquet à Saint Imier, No. 7503, um 1800.
Silbergehäuse. Spindelhemmung mit Kette und Schnecke.
Innen erotische Szene in Emailmalerei.
D. 5,8 cm
12.000,– bis 22.000,–

Gegen Ende des 18. Jahrhunderts übernahm die Schweiz die Führung bei der Fertigung von Taschenuhren und überflügelte England und Frankreich. Trotzdem scheint das »Swiss Made« damals noch nicht so großes Gewicht gehabt zu haben, als daß man nicht Uhren fälschlicherweise mit dem Namen des berühmten französischen Uhrmachers »Breguet« versah. Abraham-Louis Breguets Taschenuhren wurden damals so häufig gefälscht, daß der Uhrmacher schließlich eine Geheimsignatur einführte.

Bei der erotischen Szene rechts handelt es sich anscheinend um eine sehr spezielle Variante des »la branle« genannten französischen Volkstanzes...

164 Silberuhr

Schweiz, signiert »Breguet à Paris«, um 1800.
Silbergehäuse. Spindelhemmung mit Kette und Schnecke.
Innen erotische Szene in Emailmalerei.
D. 5,8 cm
10.000,– bis 20.000,–

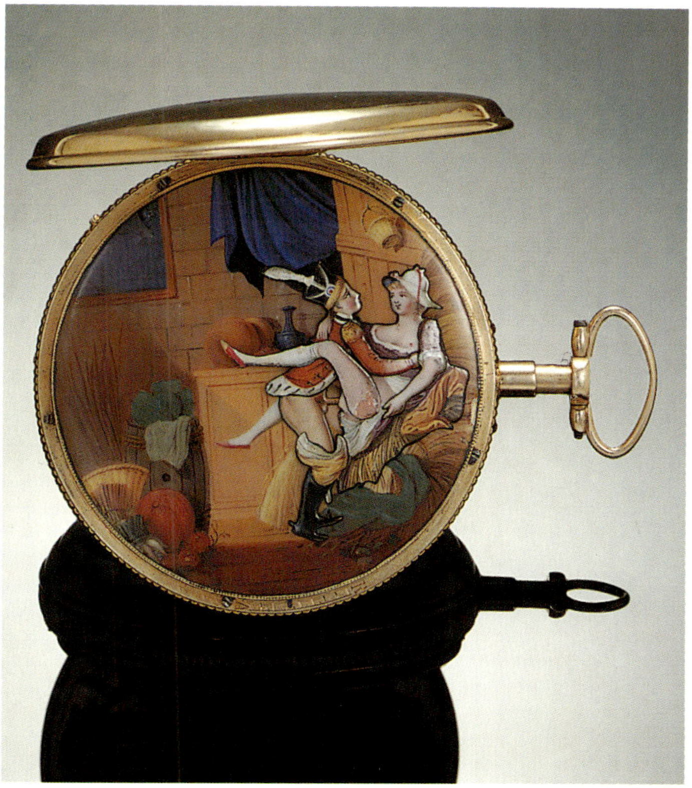

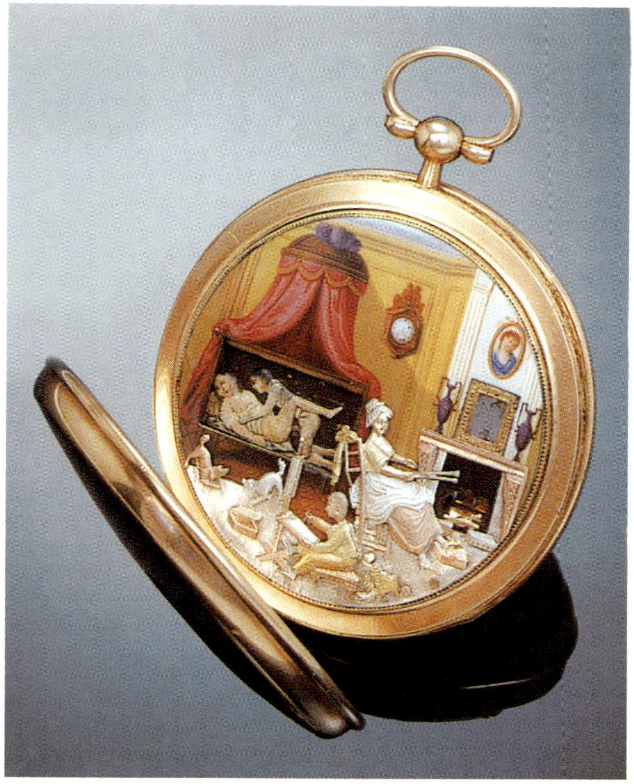

165 Musikuhr mit Automat

Genf, wohl Henry Capt, No. 509, um 1810.
Goldgehäuse. Zylinderhemmung mit Kompensationsunruh. Musikautomat. Das Öffnen des rückwärtigen Deckels enthüllt eine erotische Automatenszene in Emailmalerei.
D. 5,8 cm
80.000,– bis 140.000,–

*

Taschenuhren mit der Kombination von zwei Bewegungsautomaten und einem Musikautomaten sind sehr selten.

In den Jahrzehnten um 1800 machten sich vor allem die Genfer Hersteller einen Namen mit aufwendig verzierten Uhren. Berühmt war auch Genfer Email, das als farblose Schutzschicht über die eigentliche Emailmalerei aufgetragen wurde.

Die links abgebildete Taschenuhr ist zwar nicht signiert (wie es ja häufig bei erotischen oder pornographischen Objekten und Kunstwerken der Fall ist), dürfte aber von dem Genfer Uhrmacher Henry Capt stammen. Er war vor allem für seine Musikautomaten bekannt.

Bei der rechten Szene träumt eine Ehefrau und Mutter von den vergangenen Freuden der Jugend. Die »Bettszene« läßt sich vom Zifferblatt aus ver- und entriegeln.

166 Golduhr

Genf, um 1820.
Goldgehäuse. Zylinderhemmung.
Im rückwärtigen Deckel ein Interieur mit erotischer Szene, die sich mittels eines Hebels am Zifferblatt enthüllen und verdecken läßt.
D. 5,7 cm
25.000,– bis 40.000,–

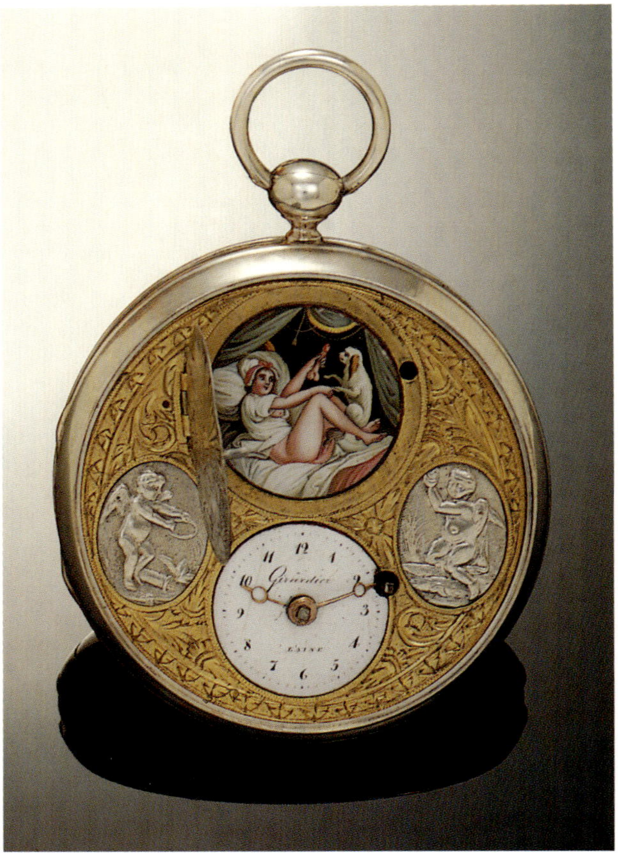

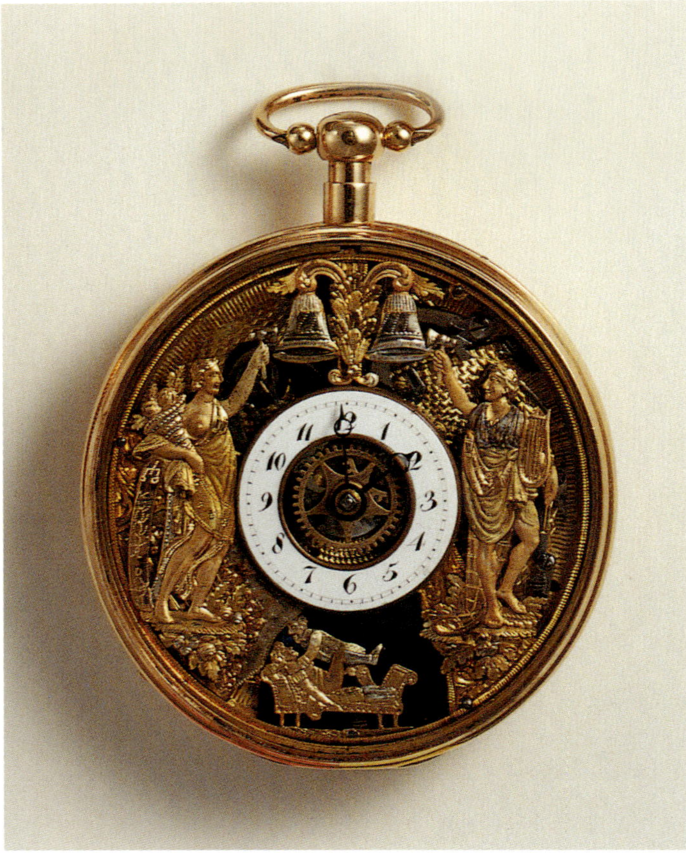

167 Silberuhr

Schweiz, Girardier l'Aîne, No. 19969, um 1810.
Silbergehäuse »forme quatre baguette«. Spindelhemmung mit Kette und Schnecke.
Schauseite mit Amoretten. Die runde Silberplatte oberhalb des Zifferblattes zeigt eine ländliche Szene eines schlafenden Mädchens mit einem Schaf zu ihren Füßen. Dahinter verbirgt sich eine erotische Emailmalerei.
D. 5,8 cm
10.000,– bis 20.000,–

Beide Uhren verbergen ihr pikantes Geheimnis hinter einer kleinen Platte auf der Schauseite. Bei der linken Uhr soll wohl der Schoßhund mit einem recht anzüglichen »Leckerli« zu nicht ganz stubenreinen Taten verführt werden.

Bei der rechten Uhr wird mit dem Schlagwerk zusätzlich zum erotischen Automaten ein Figurenautomat mit sog. Jaquemarts ausgelöst, bei dem die beiden Figuren in antikischen Kostümen die Stunden und Viertel auf zwei Glocken schlagen. Ihr Name rührt angeblich vom Uhrmacher Jacques Marck her, der die Uhr in der Kirche Notre Dame in Dijon geschaffen hat. Diese Uhr enthielt die bewegliche Figur eines Waffenträgers, im Volksmund »Jaquet« genannt.

168 Golduhr

Genf, um 1830.
Goldgehäuse mit Figurenautomat »Jaquemarts« und verstecktem erotischem Figurenautomat und Viertelrepetition. Feuervergoldetes Spindelwerk mit Kette und Schnecke.
Seitlich vorgesetzte Figuren »à quatre couleurs« schlagen die Stunden und Viertel auf zwei Glocken. Mittels kleinem Randschieber gibt die Blumenschale ein Liebespaar frei, welches sich mit dem Ablauf des Schlagwerks bewegt.
D. 5,5 cm
17.000,– bis 24.000,–

169 Goldsavonette

Frankreich, um 1820,
signiert »Breguet à Paris«,
Schale No. 69/11 J C mit Blume.
Goldgehäuse. Emailzifferblatt mit Breguetzeigern. Feuervergoldetes Spindelwerk mit Kette und Schnecke. Hinter einem Sprungdeckel versteckter Figurenautomat.
D. 5,7 cm
12.000,– bis 15.000,–

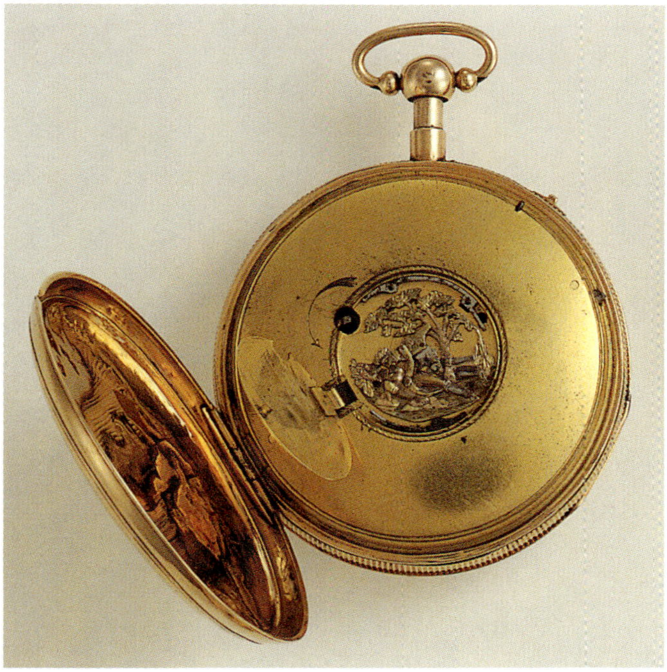

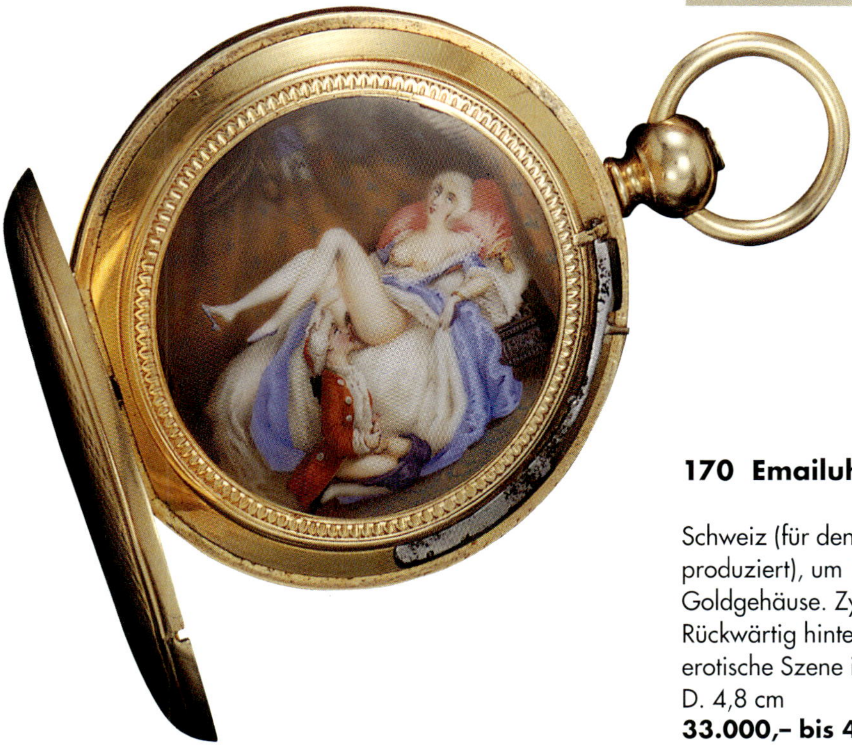

170 Emailuhr

Schweiz (für den türkischen Markt produziert), um 1860.
Goldgehäuse. Zylinderhemmung. Rückwärtig hinter Sprungdeckel erotische Szene in Emailmalerei.
D. 4,8 cm
33.000,– bis 40.000,–

Bei der oberen Taschenuhr ist der kleine erotische Automat hinter einem Sprungdeckel verborgen: Beim Auslösen des Schlagwerks setzt sich das Liebespaar unter dem Baum in Bewegung.

Die untere Taschenuhr dürfte während des Zweiten Rokoko Mitte des 19. Jahrhunderts entstanden sein. Der hier dargestellte Cunnilingus ist ein Motiv, das sich bei erotischen Taschenuhren sehr selten findet. Diese Uhr wurde übrigens für den türkischen Markt gefertigt, der damals ein wichtiger Abnehmer von Taschenuhren war, die jedoch normalerweise nicht figürlich verziert sein durften.

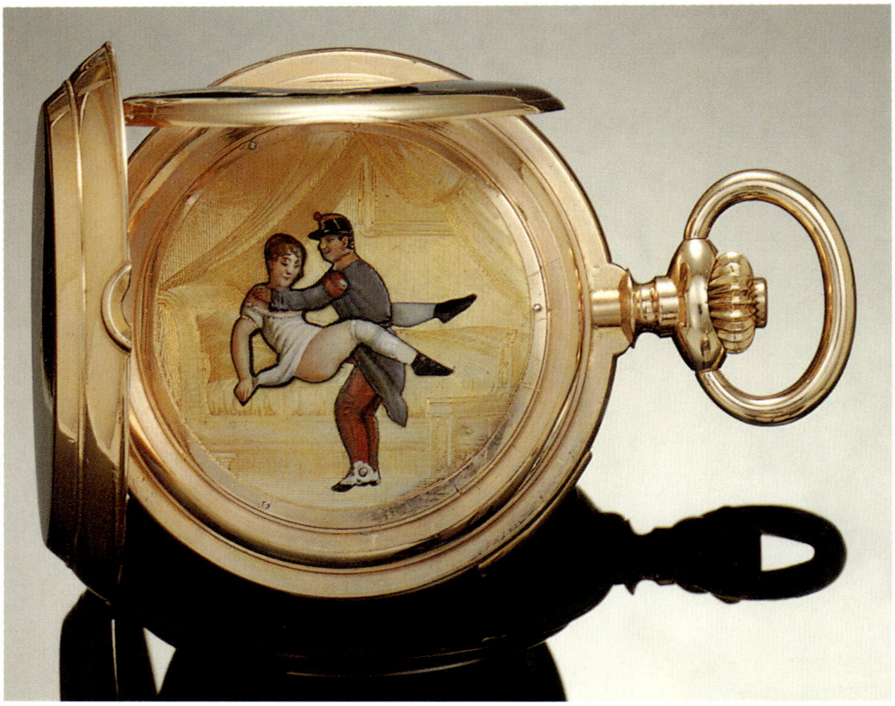

171 Goldsavonette

Schweiz, um 1900.
Viertelstundenrepetition. Ankergang, Breguetspirale, Kronenaufzug.
Unter separatem Golddeckel versteckte erotische Szene mit beweglichen Figuren in Emailmalerei.
D. 5,2 cm
15.000,– bis 25.000,–

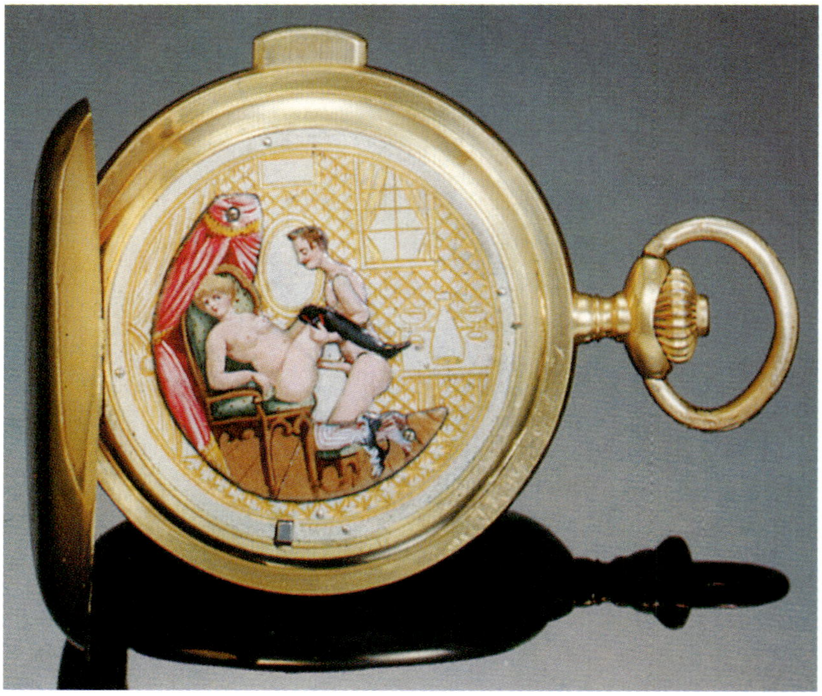

172 Goldsavonette

Schweiz, wohl Le Phare, um 1910.
Goldgehäuse. Ankergang. Kronenaufzug.
Innen erotische Szene mit Figurenautomat.
D. 5,5 cm
10.000,– bis 20.000,–

Beide Goldsavonettes (als Savonette bezeichnet man Taschenuhren mit Sprungdeckel) stellen charakteristische Beispiele für eine Vielzahl erotischer Taschenuhren dar, die um die Jahrhundertwende entstanden. Sie weisen meist ein eher einfaches Uhrwerk auf. Die erotische Darstellung ist immer ähnlich stereotyp: Die Frau liegt mit erhobenen Beinen auf dem Bett, der Mann agiert stehend oder halb knieend.

Seit der Mitte des 19. Jahrhunderts besaßen die Taschenuhren übrigens meist nicht mehr einen separaten Schlüssel zum Aufziehen, sondern einen Kronenaufzug, erkennbar an der geriffelten Aufzugskrone.

173 Taschenuhr

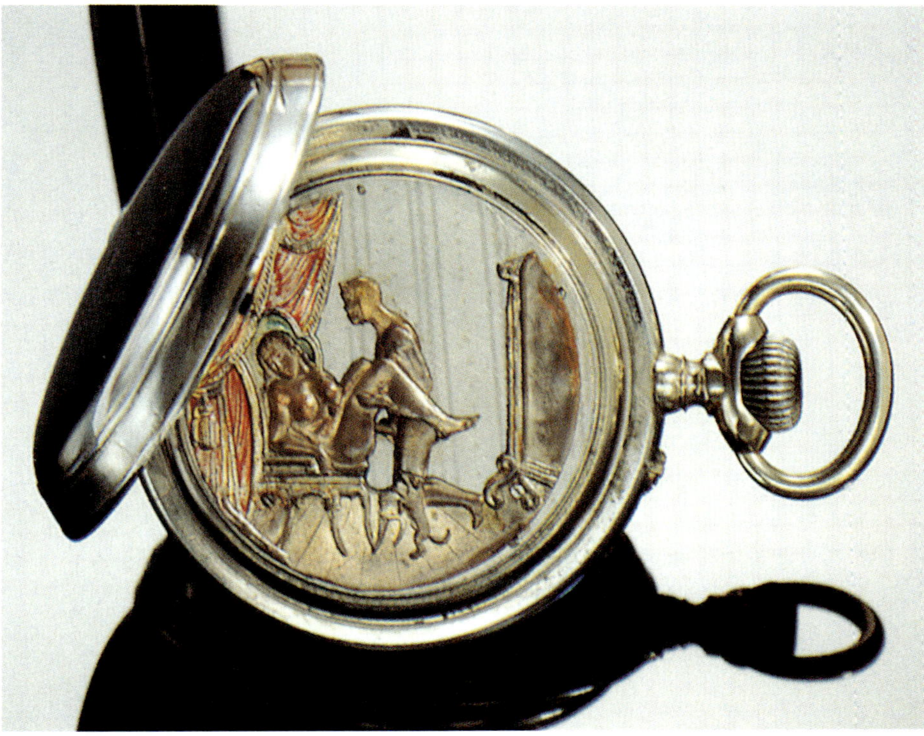

Schweiz, um 1910.
Metallgehäuse.
Erotischer Automat.
D. 5,3 cm
6.000,– bis 8.000,–

*

Die Taschenuhren mit erotischem Automaten vom Anfang des 20. Jahrhunderts sind meist billig hergestellt und werden entsprechend niedrig bewertet.

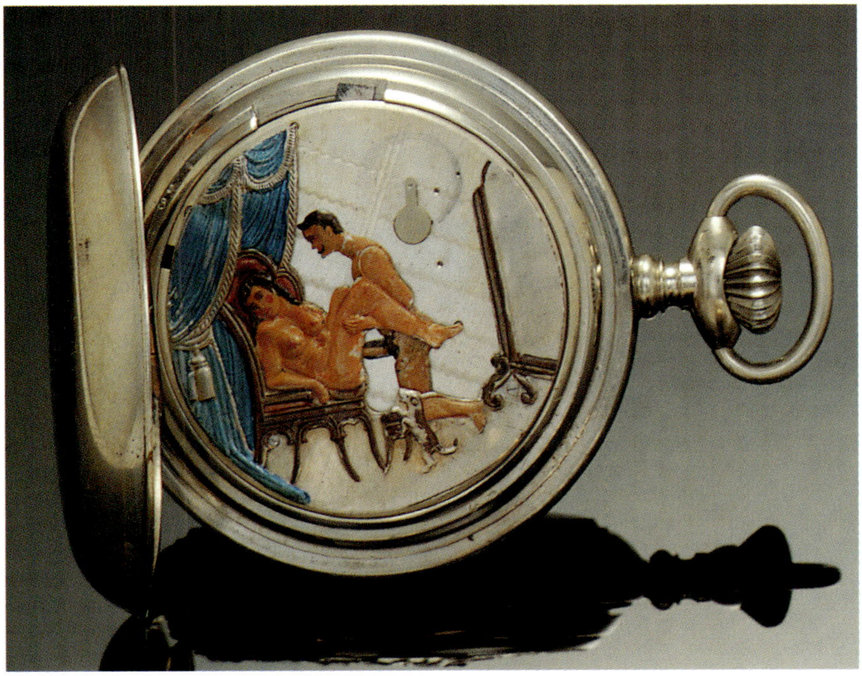

174 Savonette

Schweiz, signiert »Pretty«, um 1920.
Metallgehäuse, vernickelt. Ankergang, Kronenaufzug.
Hinter Sprungdeckel erotischer Automat mit beweglichen Figuren.
D. 5,3 cm
6.000,– bis 8.000,–

Taschenuhren mit erotischem Automaten aus der Zeit deutlich nach 1900, wie die beiden hier abgebildeten, sind recht selten. Es handelt sich meist um einfache Uhren, hier mit einem vernickelten Metallgehäuse. Die Metallfiguren fallen recht grob aus, und die Malerei ist sehr summarisch angelegt. Der Vergleich mit den aufwendigen und kostbaren Taschenuhren des 18. Jahrhunderts macht den künstlerischen und handwerklichen Niedergang bei der Herstellung erotischer Taschenuhren deutlich.

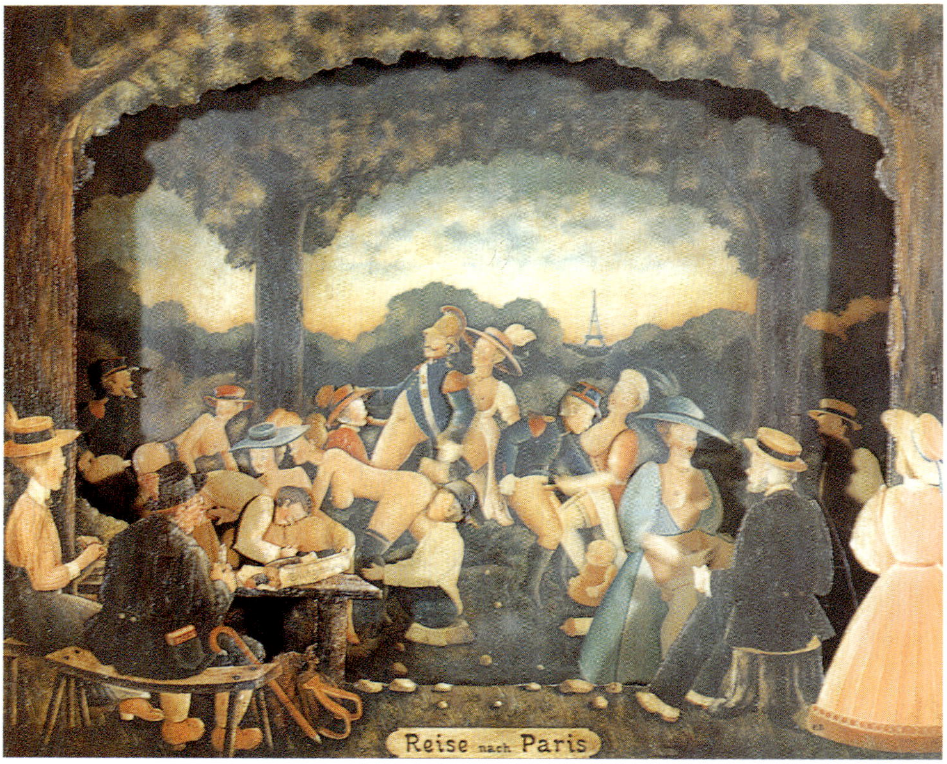

175 Spieluhr mit Bewegungsbild

Wohl Deutschland, Ende 19. Jh.
Bemalt. Bewegungsautomat.
H. 26 cm, B. 32 cm, T. 17 cm
8.000,– bis 10.000,–

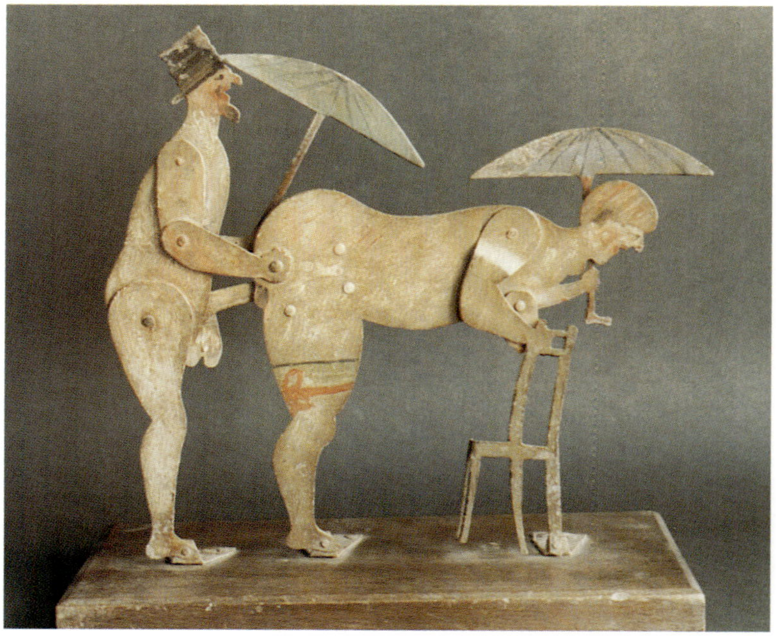

176 Wohl Antriebsmodell

Wohl Deutschland, Anfang 20. Jh.
Bemaltes Blech auf Holzsockel. Figuren mit beweglichen Teilen. Ursprünglicher Antrieb nicht mehr vorhanden.
H. 27 cm, B. 29 cm, T. 13,5 cm
350,– bis 500,–

*

Wahrscheinlich das Werk eines begabten Bastlers.

Die oben abgebildete Spieluhr erweckt auf den ersten Blick den Eindruck eines völlig unverfänglichen Panoramas.

Wird jedoch der Automat mittels eines versteckten Uhrwerks in Bewegung gesetzt, spielt sich vor den Augen des überraschten Betrachters ein pikantes Treiben ab.

Bei dem unteren Objekt mit beweglichen Figuren ist nicht ganz klar, welche Funktion es hatte, und wie die Figuren in Bewegung gesetzt werden sollten (außer rein manuell). Denkbar wäre, daß es sich hier um ein Antriebsmodell handelt, das mittels einer kleinen Dampfmaschine betrieben wurde.

Shunga und die erotische Kunst Ostasiens

Die Kunst Ostasiens ist verblüffend reich an erotischen Darstellungen. Diese nahmen dort über Jahrhunderte hinweg ganz selbstverständlich und völlig unverkrampft ihren Platz vor allem in der verfeinerten Kultur der Gebildeten ein, welchen es gelang, Sexualität zu einer Kunstform zu erheben.

Shunga sind die bekanntesten Beispiele erotischer Kunst Ostasiens. Als Shunga (»Frühlingsbilder«) bezeichnet man in Japan sowohl erotische Malereien als auch Holzschnitte. Meist handelt es sich um Farbholzschnitte.

In Japan wurden die ersten erotischen Malereien bereits im 12./13. Jahrhundert während der Kamakura-Zeit (1185–1336) geschaffen. Die erotischen Blätter dienten zum einen der Sexualerziehung. Andererseits dürften die reizvollen Malereien und Graphiken auch bei bereits erfahrenen Liebhabern der Erotik Anklang gefunden haben, die sie ihrer künstlerischen und erotischen Qualitäten wegen schätzten.

Während die frühe Phase erotischer Malereien von der verfeinerten höfischen Kultur des japanischen Adels geprägt war, spiegelten die späteren Farbholzschnitte Interessen und Bedürfnisse eines bürgerlichen Publikums wider. Diese Farbholzschnitte entstanden im Lauf des 17. Jahrhunderts und hatten ihre Blütezeit im 18. und 19. Jahrhundert. Neben erotischen Szenen dominierten die Welt der Kurtisanen, Geishas und Schauspieler, Sumo-Ringer und Landschaften.

Die Holzschnitte wurden vor allem in den vom Kaufmannsstand geprägten Städten Edo (Tokio) und Osaka vertrieben. Oft wurden sie als Souvenir bei einem Besuch im dortigen Vergnügungsviertel erworben. Im Gegensatz zu den »normalen« Farbholzschnitten konnten Shunga jedoch nicht offiziell hergestellt und verkauft werden.

Die wenigsten Künstler signierten ihre Werke, und wenn doch, benützten sie häufig Pseudonyme. Auch die Verlage agierten im »Untergrund«. Da erotische Werke nicht – wie eigentlich vorgeschrieben – der Zensur vorgelegt wurden, konnten sie auch nicht zensiert oder verboten werden.

Allerdings hatten Künstler und Verleger, die sich während der Edo-Zeit (1603–1868) mit erotischen Werken befaßten, trotz der offiziellen Verbote wenig zu befürchten. Der Militärregierung war es lieber, die Bürger vergnügten sich privat, als daß sie sich zu sehr um Politik gekümmert hätten.

Wichtig für Sammler:

Fälschungen: Besonders im Bereich ostasiatischer Erotica kursieren zahlreiche Fälschungen und Objekte, die weniger alt sind, als sie glauben machen sollen. Davon betroffen sind Malereien, aber auch besonders begehrte Sammelobjekte wie Doctor's Ladies, Netsuke, Inrô, Snuff bottles und überhaupt kleine Figürchen aus Elfenbein. Die meisten dieser Fälschungen sind sehr primitiv gemacht und lassen sich aufgrund ihrer groben handwerklichen Verarbeitung leicht identifizieren.

Unter diesem Gesichtspunkt sind auch die zuerst nur geduldeten, später lizensierten Vergnügungs- und Freudenviertel zu verstehen, deren berühmtestes das Yoshiwara in Edo war, das bis 1957 existierte. Auf einer Fläche von 325 mal 220 Metern drängten sich unzählige Tee- und Geishahäuser sowie die in verschiedene Klassen eingeteilten Freudenhäuser. Zu diesem Vergnügungsviertel erschienen – ganz offiziell und unter Nennung des Verlegers – Führer mit detaillierten Lageplänen, in denen akribisch jedes Etablissement beschrieben und bewertet wurde sowie die dort gültigen Preise genannt wurden.

Voraussetzung dafür, daß sich in Japan eine sowohl öffentliche als auch verfeinerte erotische Kultur entwickeln konnte, war die Trennung von Erotik und Ehe. Entsprechend des konfuzianischen Ideals war es Aufgabe der Ehefrau, durch Kinder den Erhalt der Familie zu sichern sowie den Haushalt zu führen. Die sozusagen höhere Form der Sexualität spielte sich außerhalb der Familie ab und wurde professionell ausgeübt. Daher gehörten Kurtisanen und Geishas keineswegs einem verachteten Berufsstand an. Sie hatten zum Teil eine sehr aufwendige Ausbildung hinter sich, führten ein öffentliches Leben, bestimmten Moden und Trends. Manche wurden gar als Stars verehrt. Und viele Geishas heirateten später oft vorteilhaft.

Auch in China führte die offizielle konfuzianische Ethik zu keinem Puritanismus. Im Privaten waren die sexuellen Gebräuche durchaus lustbetont.

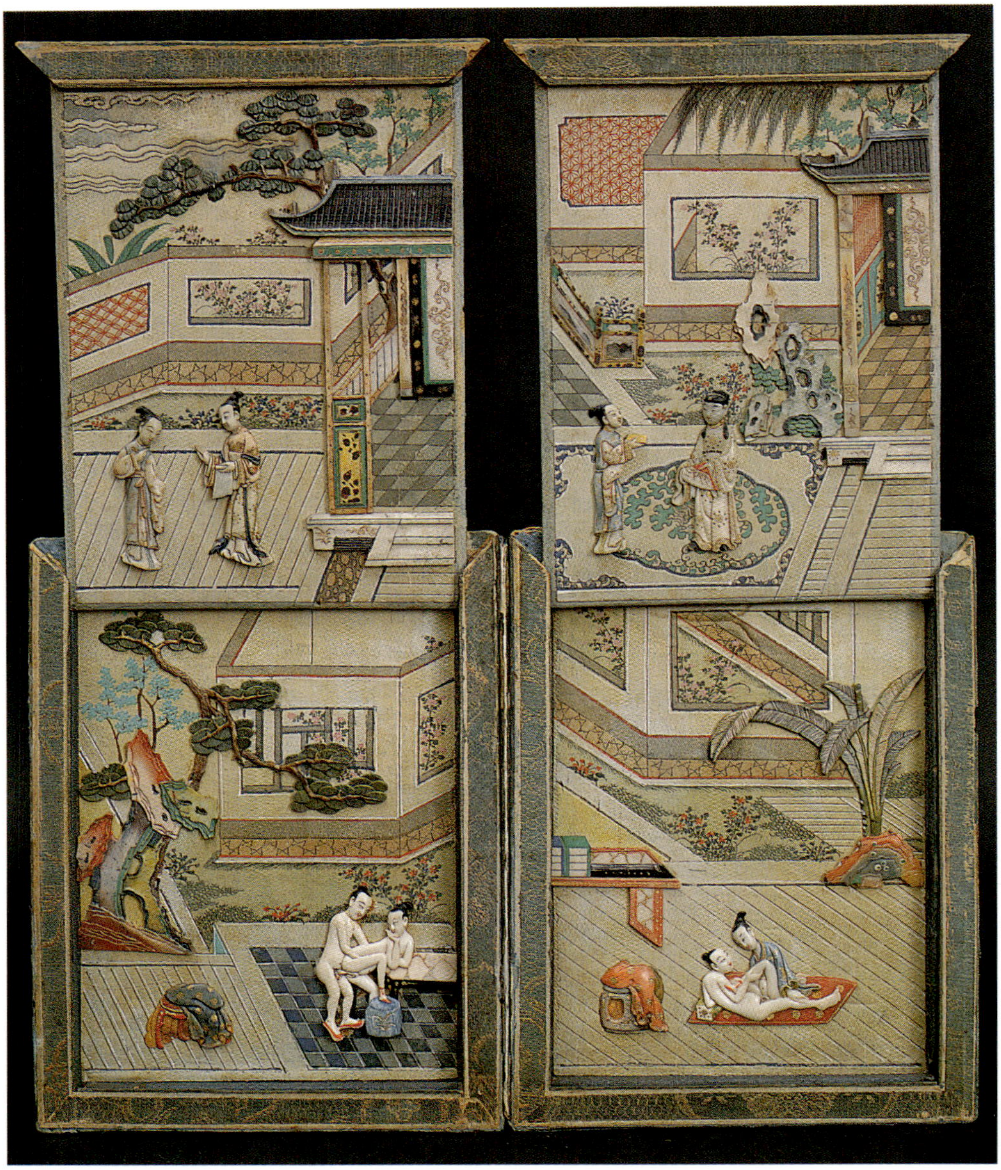

177 Klappbuch/ Tischstellschirm

China, Qing-Dynastie,
späte Qianlong-Periode
(1736–1795).
Bemalter Seidenfond,
applizierte Steinauflagen, teils
Speckstein und Halbedelsteine
sowie Elfenbein und Achat.
Einfassung aus Holz mit
Seidenauflage.
Je Paneel
H. 21,5 cm, B. 16 cm
15.000,– bis 20.000,–

*

Entscheidend für die Preisbewertung sind Alter und Authentizität.

Seit über 2000 Jahren ist der chinesische Sittenkodex von der strengen Moral des Konfuzianismus geprägt. Trotzdem hat diese offizielle Haltung nie zu Lustfeindlichkeit geführt. Man betrachtete Liebe und Sex als etwas Privates und kultivierte die Erotik. Ausgehend von Vorstellungen des Taoismus glaubte man, daß erotische Gefühle und Geschlechtsverkehr die kosmischen Kräfte des Yin (weiblich) und Yang (männlich) aktivieren. Interessanterweise war dabei Ziel des Mannes, den Orgasmus zu vermeiden (und damit sein Yang zu behalten) und durch den Orgasmus der Frau deren ausströmendes Yin aufzunehmen. Durch häufigen Geschlechtsverkehr sammelte er so Yin und Yang für die Zeugung von Nachkommen. Nach taoistischer Vorstellung konnten sowohl Frauen als auch Männer durch Aufnahme von Yang – oder Yin – ihr Leben verlängern oder sogar Unsterblichkeit erlangen.

Teil des kosmischen Bewußtseins kultivierter Chinesen war ihre Verehrung der Natur. So schufen sich wohlhabende Chinesen in den abgeschlossenen Innenhöfen ihrer Häuser kunstvolle Gärten als Ersatz und gleichzeitig Überhöhung der Natur. Sehr häufig wird der Geschlechtsverkehr in diesen Höfen oder gar im Garten (siehe folgende Seite) dargestellt, wobei aufragende Bäume und phallisch geformte Pflanzen die erotische Grundstimmung verstärken.

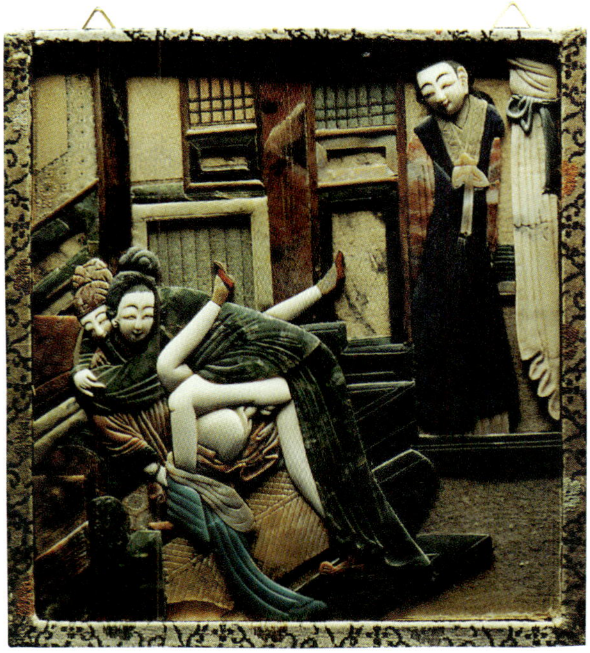

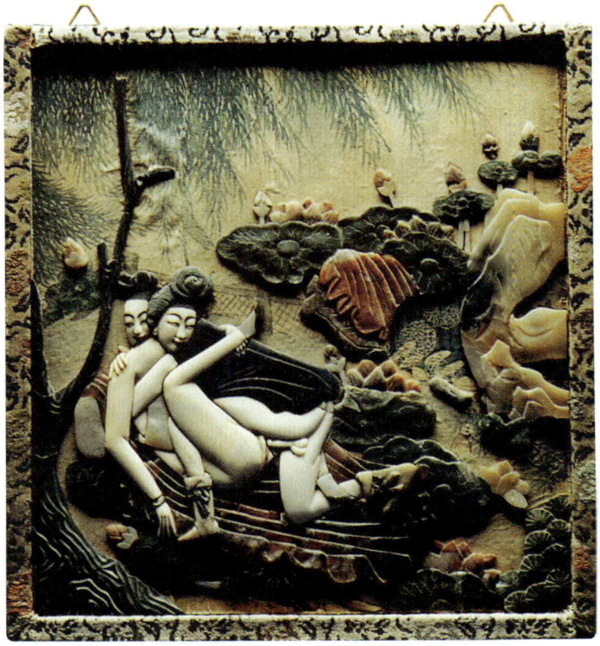

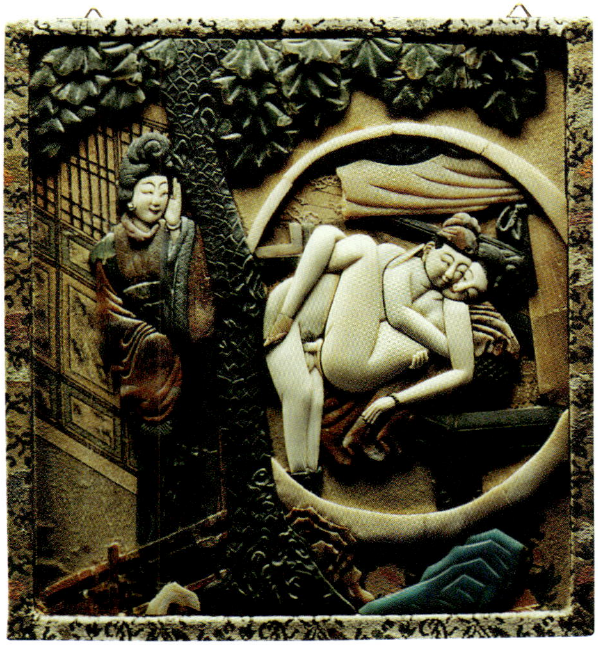

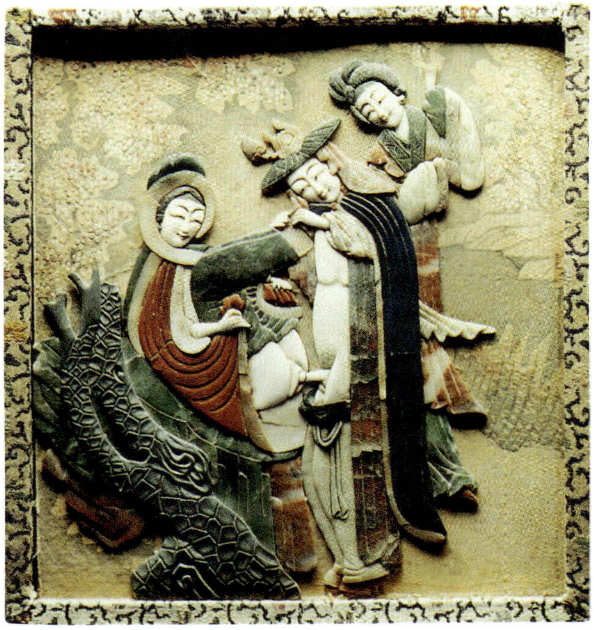

Traditionell erhielten die jungen Frauen zur Vorbereitung auf die Ehe erotische Handbücher oder andere entsprechende Darstellungen. Daneben fungierten solche Tafeln aber auch als Sammelobjekte kunstsinniger Chinesen.

Man beachte links unten die winzigen Füße der Frau. Das Einbinden der Füße vornehmer Damen wurde in China während der Song-Dynastie (960–1279) eingeführt und war noch bis ins 20. Jahrhundert vereinzelt üblich, allerdings nicht beim mandurischen Kaiserhaus. Die zierlichen Füße in ihren Lotosschühchen galten als ausgesprochen erotisch und besaßen Fetischcharakter.

178 a–d Vier Hochzeitstafeln

China, Qing-Dynastie, 18. Jh.
Malerei auf Seide, darauf applizierte Relief-Mosaikbilder aus verschiedenfarbiger Seide, Perlmutt, Elfenbein und Farbsteinen.
Je H./B. 20 cm
Zus. 10.000,– bis 15.000,–

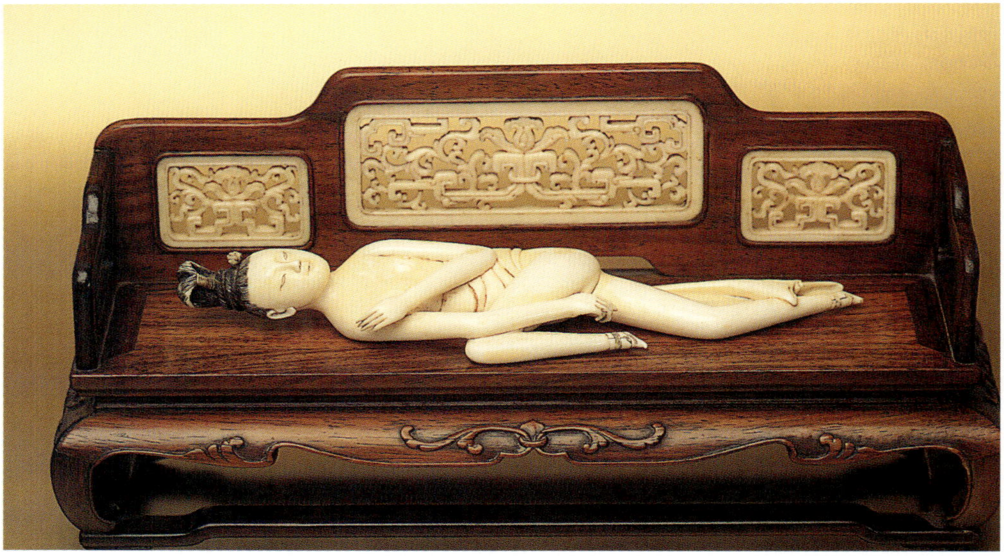

179 Doctor's Lady

China, Qing-Dynastie,
Kangxi-Zeit (1662–1722).
Bett aus Huanghuali-Holz mit filigran durchbrochener Rückenlehne aus Elfenbein.
Figur in ungewöhnlicher Position mit überliegendem Tuch, teilweise bemalt.
Figur L. 18,5 cm
22.000,– bis 26.000,–

180 Doctor's Lady

China, wohl 20. Jh.
Elfenbein.
L. ca. 20 cm
500,– bis 1,000,–

*

Doctor's Ladies sind oft schwer zu datieren und werden häufig gefälscht.

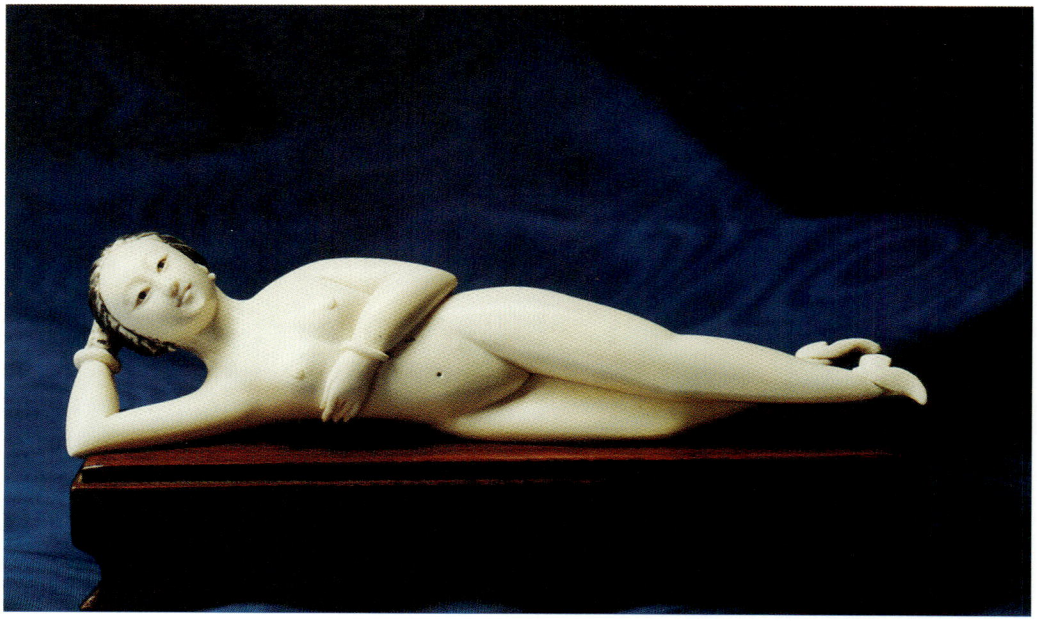

Die heutzutage als Sammlerobjekte ausgesprochen begehrten sog. Doctor's Ladies verkörpern die Diskrepanz zwischen öffentlicher und privater Nacktheit. Da sich die Frauen fremden Männern gegenüber nicht entblößen durften, sollten Patientinnen anhand dieser Frauenfiguren dem Arzt ihre Beschwerden lokalisieren.

Frühe Doctor's Ladies, wie oben abgebildet, zeichnen sich noch durch eine eher unnaturalistische und stark stilisierte Darstellung aus. Exemplare des 19. und 20. Jahrhunderts dürften dann eher als eigenständige weibliche Akte mit durchaus erotischem Reiz verstanden worden sein. Daher bemühte man sich um mehr sinnliche und naturalistische Qualitäten.

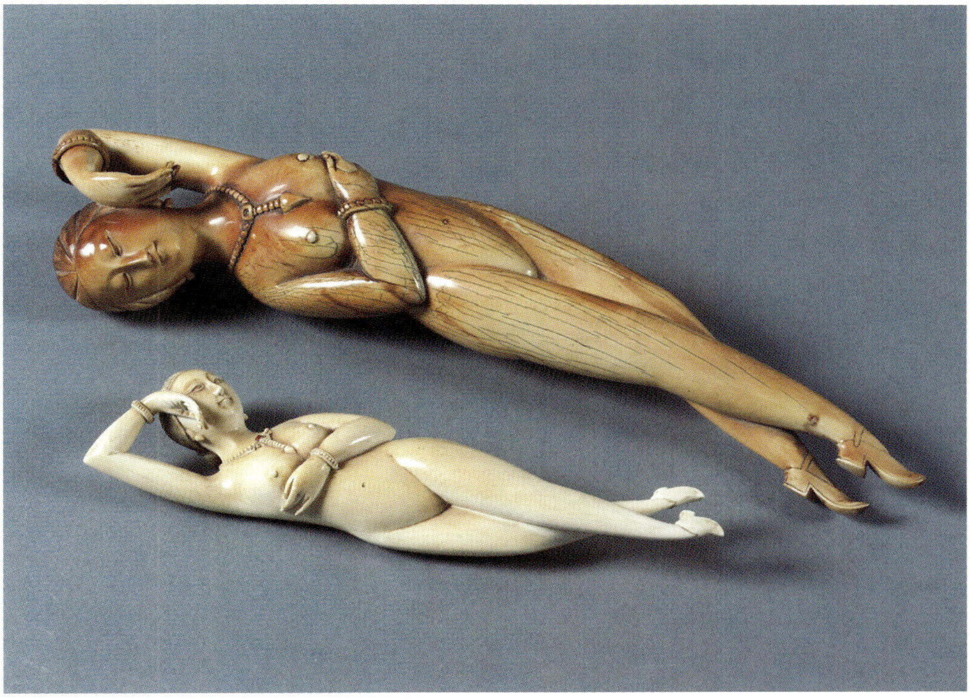

181 Doctor's Ladies

China, wohl 19./20. Jh.
Brüniertes und patiniertes Elfenbein.
Holzsockel als Halterung.
L. 42,3 cm/26,3 cm
Je 3.000,– bis 6.000,–

182 Doctor's Lady

China, wohl Dehua, Qing-Dynastie, 19. Jh.
Porzellan. Figur auf einem durchbrochen gearbeiteten Felssockel über einem Bananenblatt sitzend.
L. 19 cm
10.000,– bis 20.000,–

*

Aus Porzellan eher selten.

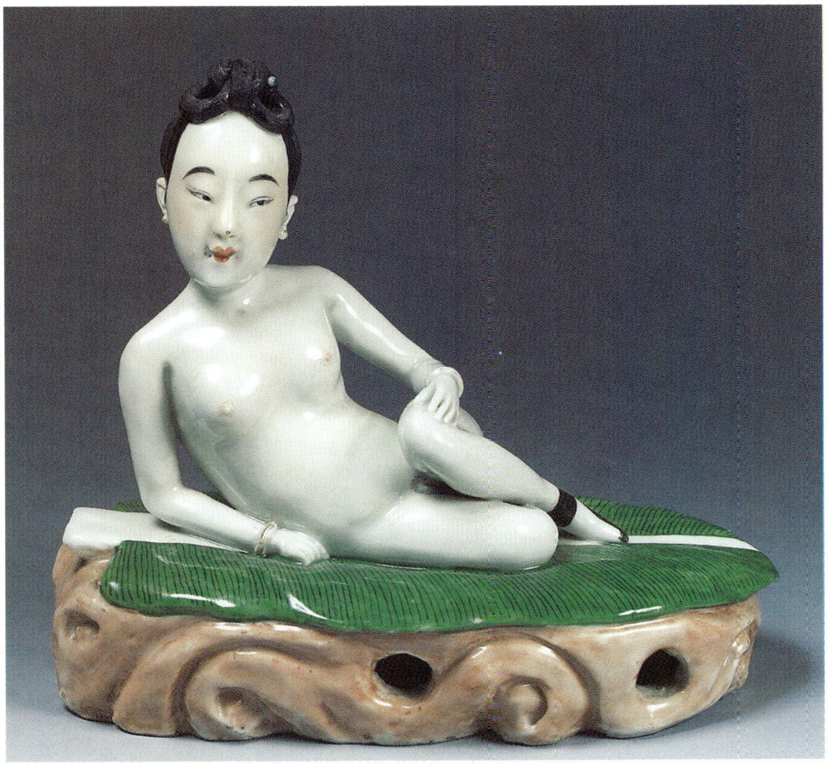

Auch die porzellanene Aktfigur aus dem 19. Jahrhundert auf der unteren Abb. geht zwar auf die Tradition der Doctor's Ladies zurück (siehe vorige Seite), aufgrund ihrer sehr verführerischen Pose fungierte sie jedoch sicherlich eher als erotische Nippesfigur.

Die Porzellanmanufaktur im chinesischen Dehua ist vor allem für ihr Blanc-de-Chine – weißes glasiertes Porzellan – bekannt.

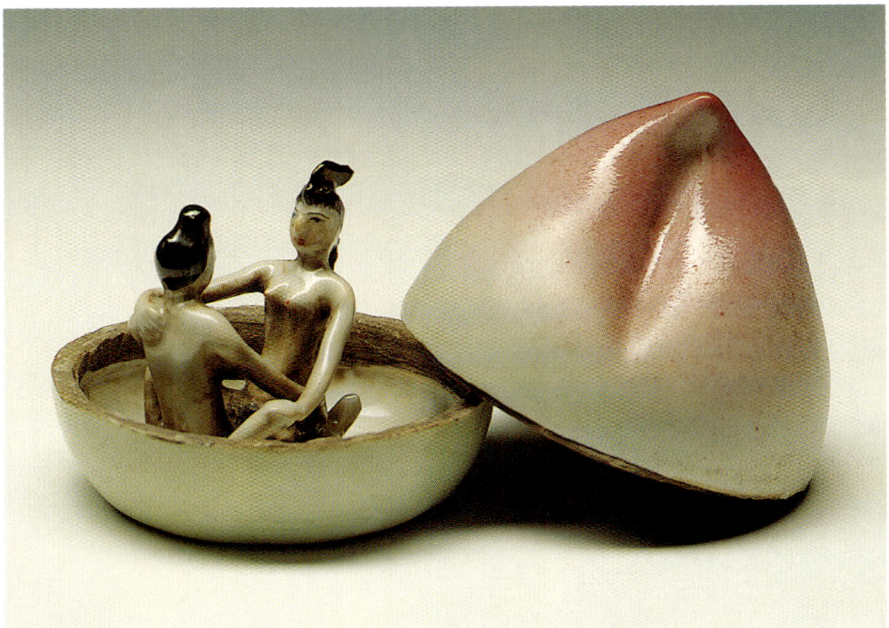

183 »Pfirsich«

China, Qing-Dynastie, 19. Jh.
Porzellan.
D. ca. 7 cm
1.000,– bis 3.000,–

184 »Kürbis«

China, späte Qing-Dynastie, 19. Jh.
D. 8 cm
1.000,– bis 3.000,–

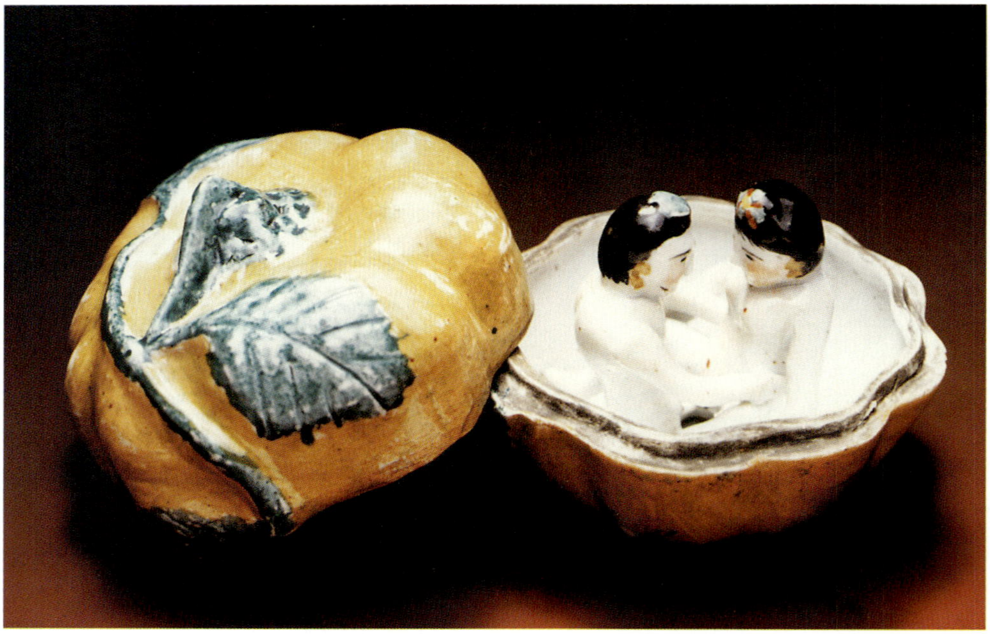

Chinesische Kunst und Literatur kennen zahlreiche erotische Symbole. Eines der häufigsten ist der chinesische Pfirsich. Mit seiner charakteristischen weiß-rosa Farbe, seiner tiefen Kerbe und seinem saftigen Fleisch verkörpert er das weibliche Geschlecht.

Neben dem Kürbis taucht auch der Granatapfel regelmäßig als versteckter erotischer Hinweis auf. Der aufplatzende Granatapfel, der sein rotes Fleisch und die Samenkörner zeigt, versinnbildlicht die weibliche Fruchtbarkeit.

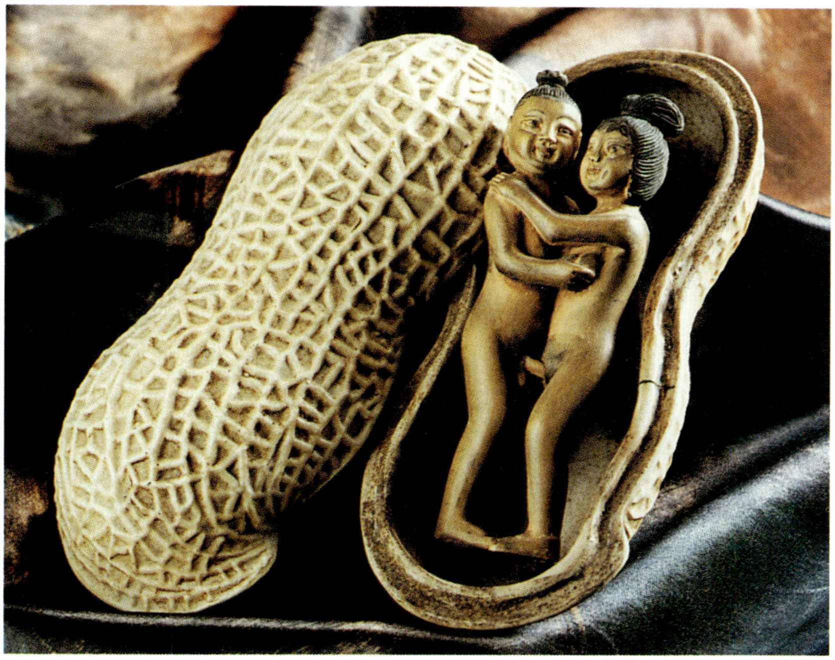

185 »Erdnuß«

China, Ende 19. Jh.
Porzellan. Innen ein aus Hartholz geschnittenes kopulierendes Pärchen.
L. ca. 4 cm
1.000,– bis 3.000,–

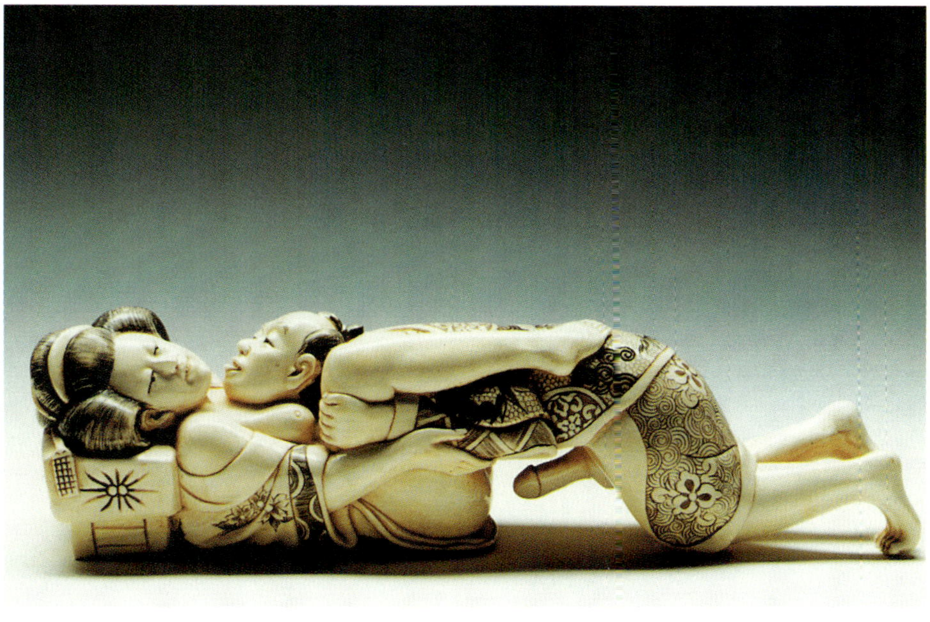

186 Elfenbeingruppe

»Japanisches Liebespaar«.
Wohl 20. Jh.
L. ca. 10 cm
1.000,– bis 2.000,–

Auch die Erdnuß aus Porzellan, die innen ein aus Hartholz geschnitztes Pärchen verbirgt, gilt als Symbol der Fruchtbarkeit, da sich diese Nuß im Erdreich kräftig vermehrt. Bei diesem Objekt ist vor allem bemerkenswert, mit welcher Kunstfertigkeit die Anmutung einer Erdnuß imitiert wird. Die hier gezeigten Objekte demonstrieren einen sehr volkstümlichen und sinnenfreudigen Umgang mit Sex und Erotik. Die Objekte mögen zwar nicht die ästhetischen Qualitäten verfeinerter Kunstgegenstände der Ming-Zeit besitzen. Dafür vermitteln sie etwas von der Unschuld einer Kultur, die die kosmische Devise verinnerlicht hat, daß die ordnungsgemäße Vereinigung von Yin und Yang alle Dinge regele. Daher dienten erotische Symbole und Darstellungen auch als Amulette, um Unglück und Krankheit abzuwehren.

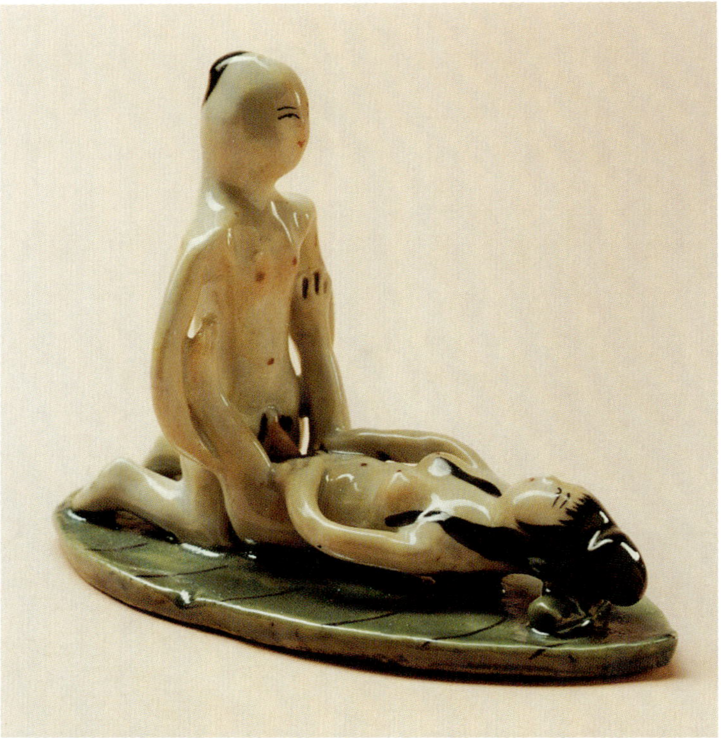

187 Porzellangruppe

China, 19./20. Jh.
»Kopulierendes Pärchen«.
H. ca. 7 cm
Liebhaberpreis

*

Je nach Alter differiert der Preis zwischen wenigen hundert und einigen tausend Mark.

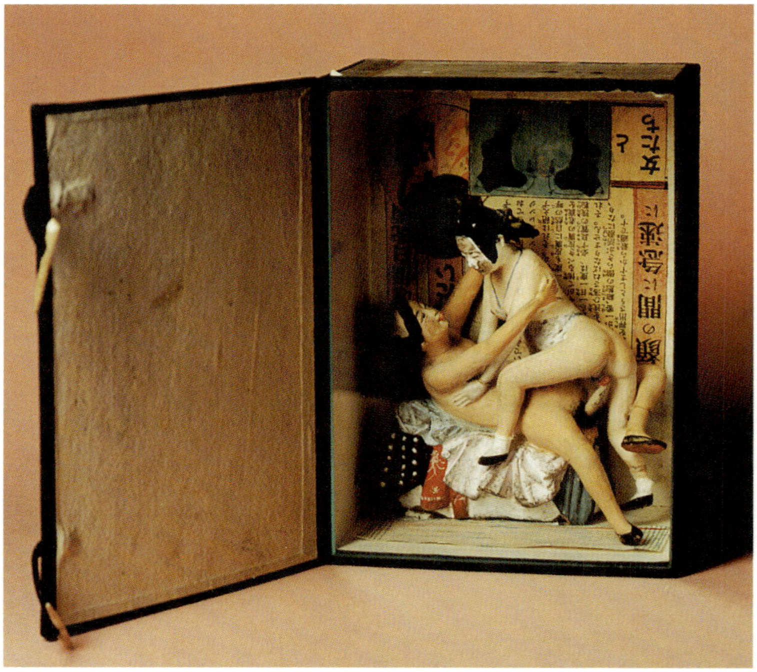

188 Kassetten-Schrein

»Lesbisches Paar, sich mit Hilfe eines umgebundenen Dildos vergnügend«.
China, Qing-Dynastie, um 1900.
Japanische Schriftzeichen.
H. 16 cm, B. 12 cm, T. 5 cm
Liebhaberpreis

In einer traditionell polygamen Gesellschaft wie der chinesischen wurde die lesbische Liebe als etwa Normales und keineswegs Verwerfliches betrachtet. Ganz im Gegenteil verstärkte die erotische Stimulation der Frau ihr Yin, was wiederum dem Manne zugute kommen konnte. Daher gibt es in der chinesischen Kunst zahlreiche Szenen, wo sich lesbische Paare – häufig mit Hilfe eines Dildos – vergnügen. Der unten abgebildete Schrein dürfte zwar in China entstanden, aber aufgrund seiner japanischen Schriftzeichen für den Export nach Japan gedacht gewesen sein (oder er wurde in Japan gefertigt und nach China exportiert).

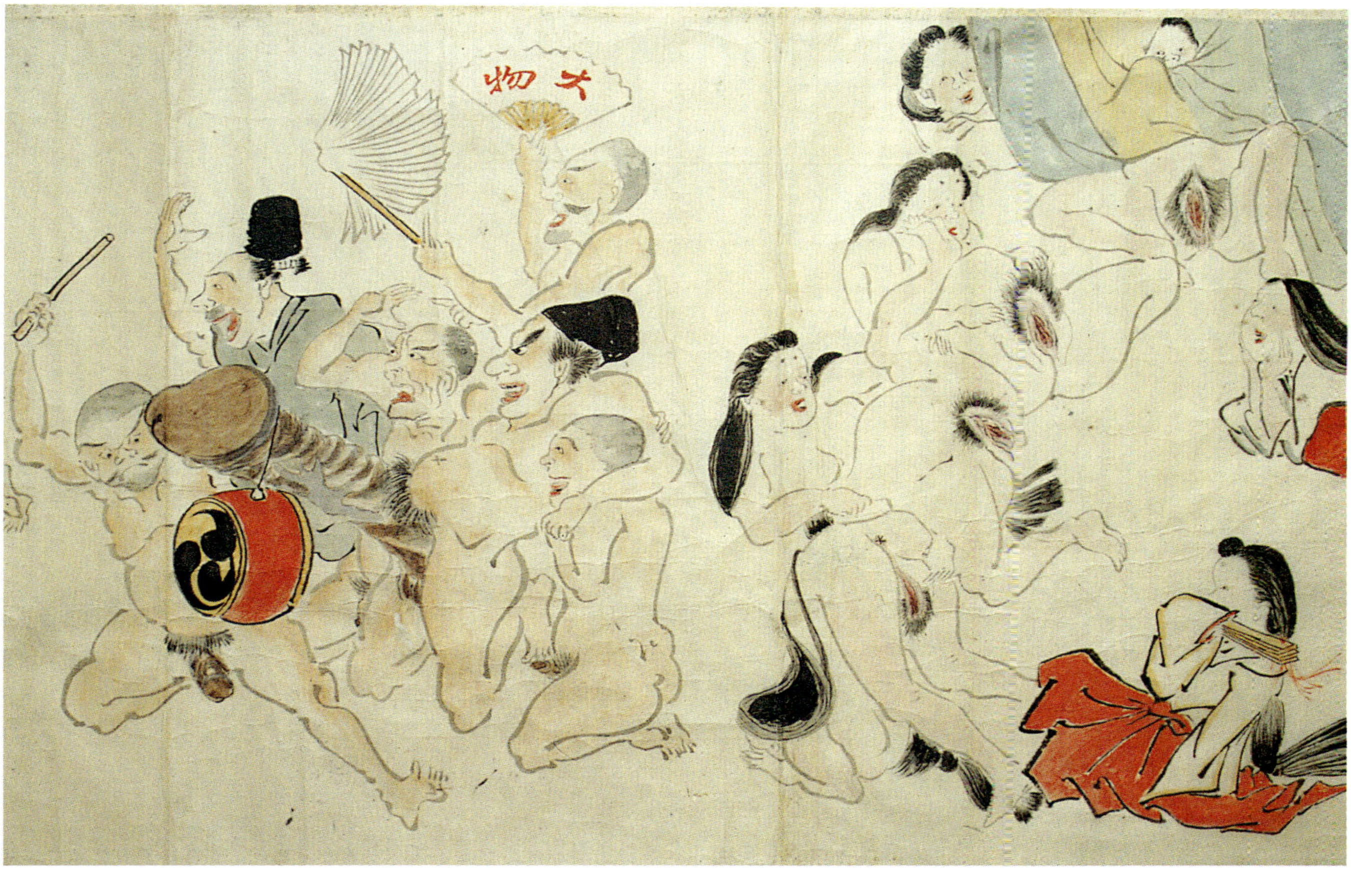

Die Abbildung dieser Seite zeigt einen Ausschnitt des »Phallischen Wettkampfs«. Dieser geht auf die wohl erste Shunga-Bilderrolle zurück, die namentlich in literarischen Quellen zitiert wird. Sie entstand bereits im 12. Jahrhundert, ist aber nur in Form zahlreicher Kopien erhalten. »Der phallische Wettkampf« (Yobutsu-kurabe) schildert einen vom Kaiser ausgerufenen Wettbewerb, bei dem die Männer des Reiches am Hofe ihre phallische Pracht präsentieren und vor dem Preisrichter nachmessen lassen sollen. Dieses Schauspiel wird heimlich von den Hofdamen verfolgt, die daraufhin nackt hervorstürmen und mit den Gewinnern ihre sexuellen Kräfte messen. Am Ende siegen die Hofdamen, und die völlig erschöpften Männer versuchen sich vor den unersättlichen Frauen in Sicherheit zu bringen. Trotz der orgiastischen Szenen mit überdimensionierten Phalli und Vaginas dominiert eindeutig das karikierende Element über das erotische.

Das hier abgebildete Detail stammt aus einer über acht Meter langen Rolle. Man rollt jeweils etwa eine Armlänge ab und auf der anderen Seite gleichzeitig auf. So läuft das ganze Geschehen wie in einem Film ab.

189 Bildrolle

»Phallischer Wettkampf«.
Japan. Edo-Zeit, Anfang 19. Jh., signiert.
Tuschmalerei mit leichten Farben auf Papier.
H. 41 cm, B. 870 cm
(Hier Ausschnitt abgebildet)
9.000,– bis 11.000,–

*

Diese sowohl erotische als auch witzige Shunga-Rolle ist eine ausgesprochen qualitätvolle Arbeit.

190 a – e Shunga-Rolle

Japan, Edo-Zeit, Tsukioka Settei
(1710–1786), signiert.
Tusche und Farben auf Seide.
H. 25,3 cm, L. 464 cm
Zus. 30.000,– bis 40.000,–

*

Frühe originale Shunga-Rollen sind sehr gesucht und werden entsprechend hoch bewertet.

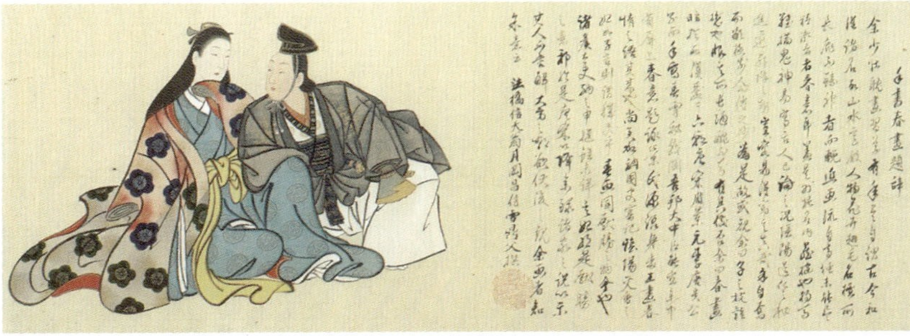

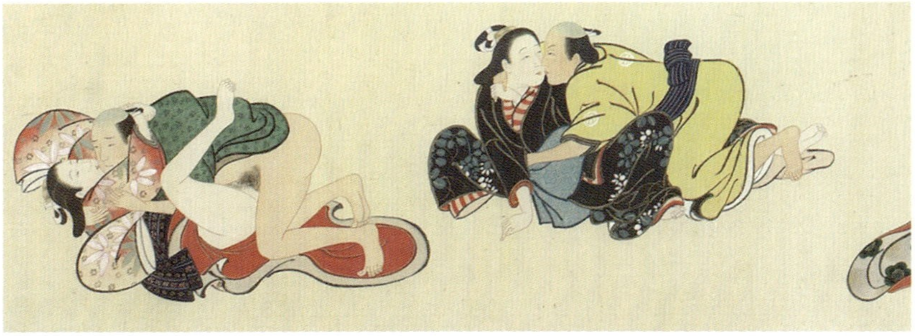

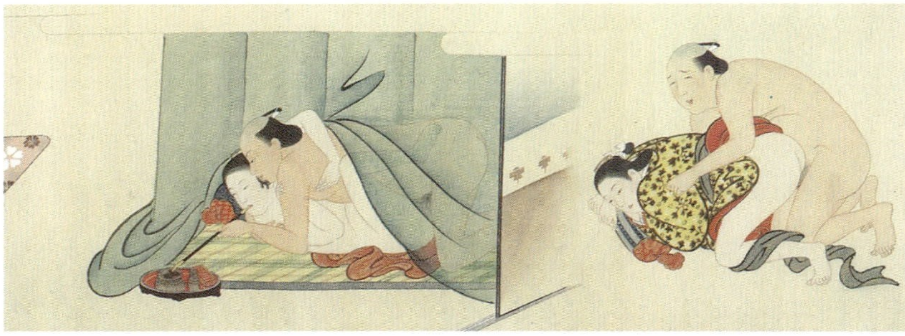

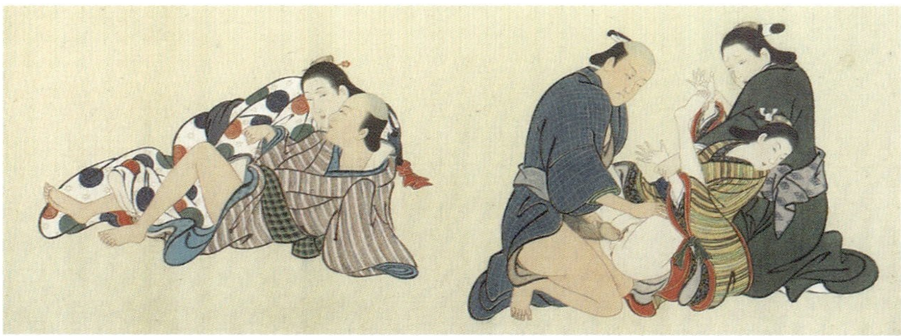

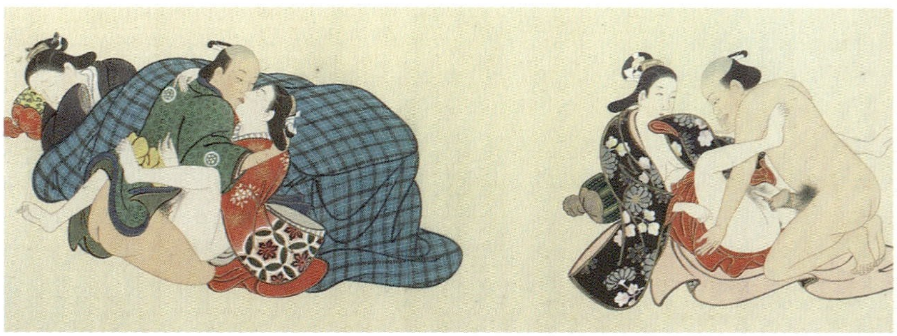

Zahlreiche chinesische und japanische Malereien entstanden als Bildrollen. Anders als die westliche Malerei sind diese Kunstwerke – auch wenn es sich nicht um erotische Darstellungen handelt – nicht als permanenter Wandschmuck gedacht. Bildrollen werden nur zu besonderen Gelegenheiten und zur intensiven Betrachtung hervorgeholt, entweder kurzzeitig an die Wand gehängt oder – bei Querrollen – sorgsam auf einem Tisch ausgebreitet und so ein- und ausgerollt, daß jeweils eine Darstellung betrachtet werden kann.

Im Gegensatz zur chinesischen erotischen Malerei mit ihren nackten Personen sind in Japan die Protagonisten während des Geschlechtsaktes meist bekleidet. Nicht aus Prüderie, sondern weil für die Japaner Nacktheit etwas Banales und eher Unerotisches ist. Dagegen schätzte man die sinnlichen Qualitäten kostbarer Stoffe und deren anmutigen Faltenwurf.

191 Shunga

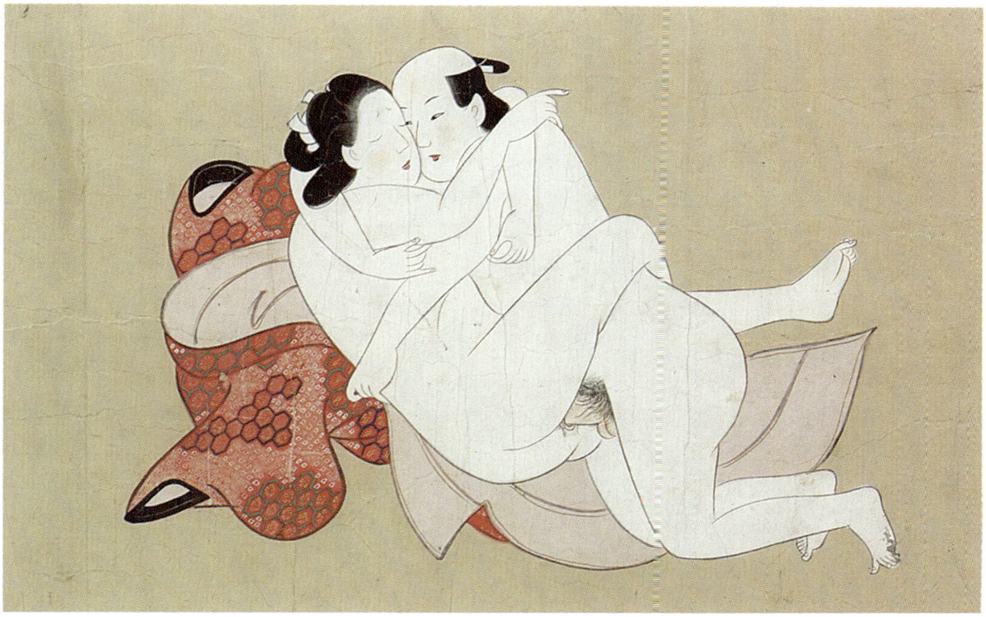

Japan, Edo-Zeit,
wohl 18. Jh.
Feine Malerei in Tusche,
Farben mit wenig Gold auf
Papier. Aufgezogen.
H. 29,5 cm, B. 44 cm
1.000,– bis 2.000,–

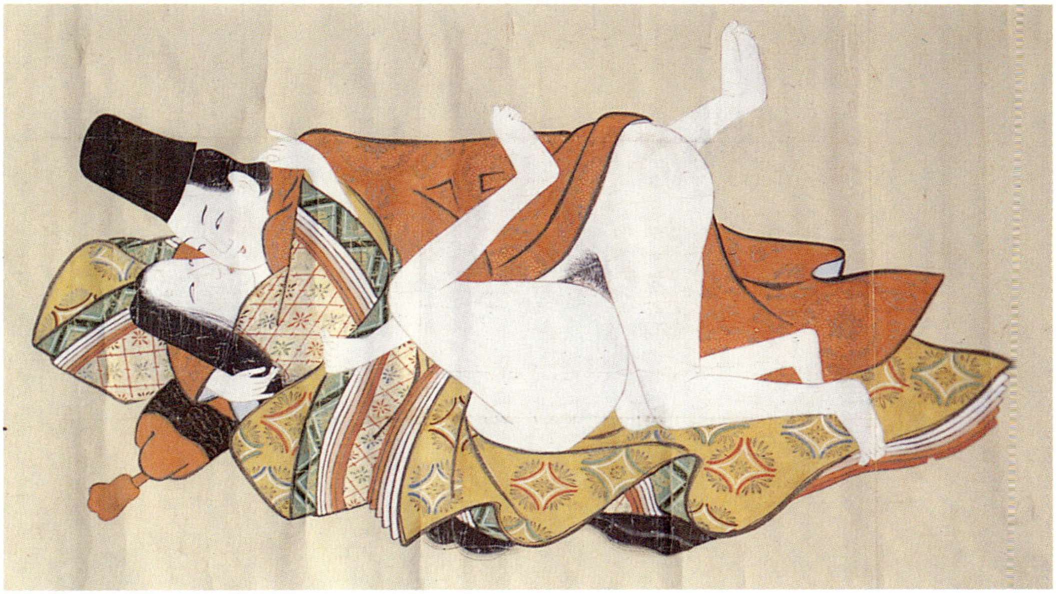

192 Kaiserliches Liebespaar

Japan, Edo-Zeit,
um 1800/20, im Stil
der Tosa-Schule.
Malerei in kräftigen
Farben auf Papier.
H. 40 cm, B. 100 cm
7.000,– bis 8.000,–

Typisch für Shunga ist, daß die Frauen beim Geschlechtsakt oft wie unbeteiligt wirken. Dieses Beherrschtheit nach außen hin ist Teil der japanischen Tradition. Nur manchmal sieht man, wie sich eine Hand verkrampft oder eine Frau ihre Erregung dadurch zu beherrschen sucht, daß sie in ein Baumwolltuch beißt. Das untere Shunga vom Anfang des 19. Jahrhunderts zeigt ein kaiserliches Liebespaar, das in prächtige Hofgewänder der Heian-Periode (794 – 1185) gekleidet ist.

Gemalt ist das Shunga im Stil der künstlerisch einflußreichen Tosa-Schule, die während der Muromachi-Zeit (1336 – 1573) die Hofmaler für den Kaiserhof in Kyôto stellte, und deren Stil jahrhundertelang nachgeahmt wurde.

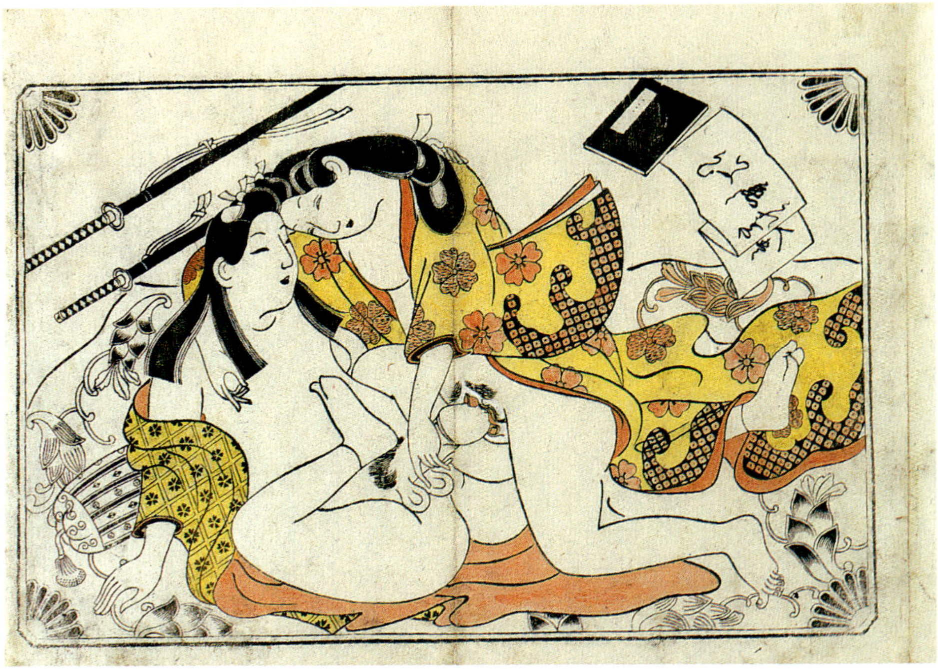

193 Shunga

Japan, Edo-Zeit, um 1685, Sugimura Jihei (tätig 1681–1697). Kolorierter Holzschnitt aus einem erotischen Album. H. ca. 26 cm, B. ca. 38 cm
18.000,– bis 22.000,–

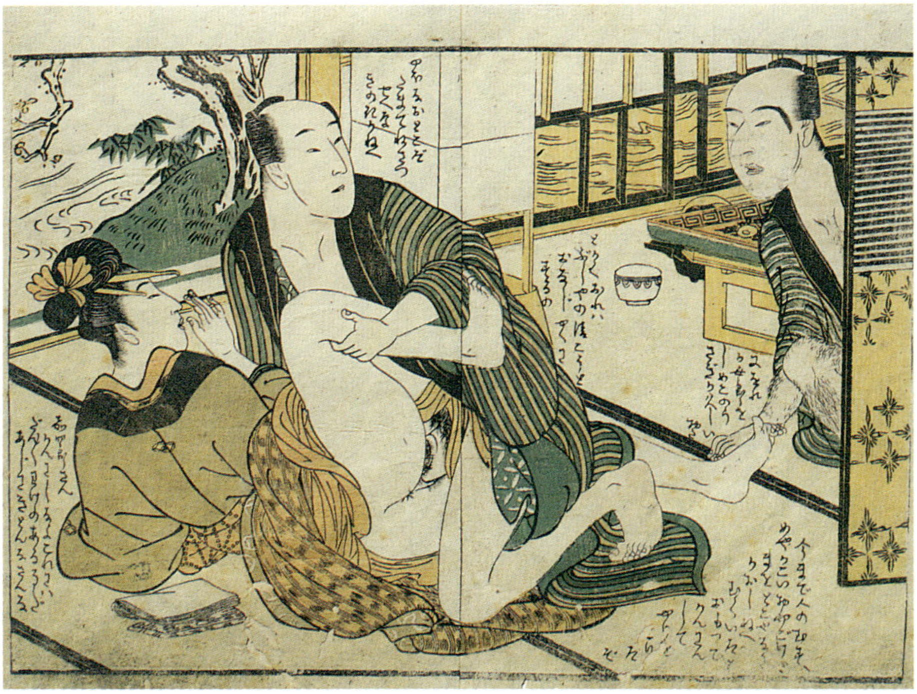

194 Shunga

Japan, Edo-Zeit, wohl Utagawa Toyokuni I (1769–1825). Farbholzschnitt. H. ca. 16 cm, B. ca. 22 cm
400,– bis 600,–

Fast alle bedeutenden Holzschnittmeister schufen auch erotische Darstellungen, die allerdings meist nicht signiert sind. Einer der frühesten war Sugimura Jihei, von dem hier ein sog. Schwarzdruck aus der Frühzeit des Holzschnitts abgebildet ist. Dieser wurde nachträglich von Hand koloriert, im Gegensatz zum eigentlichen Farbholzschnitt, der mittels mehrerer Farbplatten gedruckt wird.

Unten ist ein solcher Farbholzschnitt abgebildet, der wohl von Toyokuni I stammt. Neben seinen Porträts von Schauspielern des Kabuki-Theaters stellte er vor allem Bijin, schöne Frauen, dar.

195 Shunga

Japan, Edo-Zeit, wohl Utagawa Kuniyoshi (1798–1861).
Farbholzschnitt.
H. ca. 16 cm, B. ca. 22 cm
400,– bis 600,–

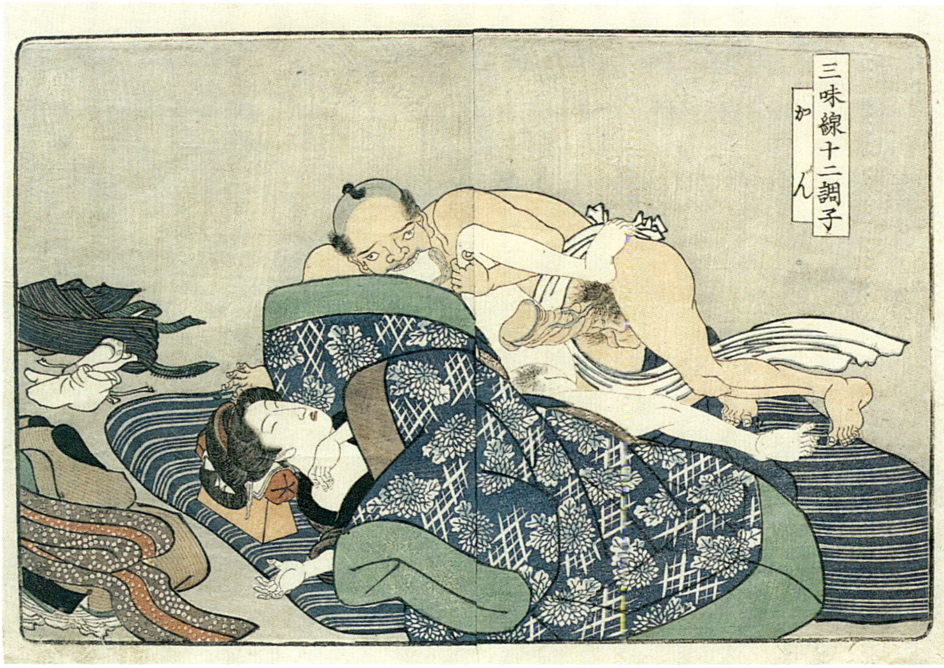

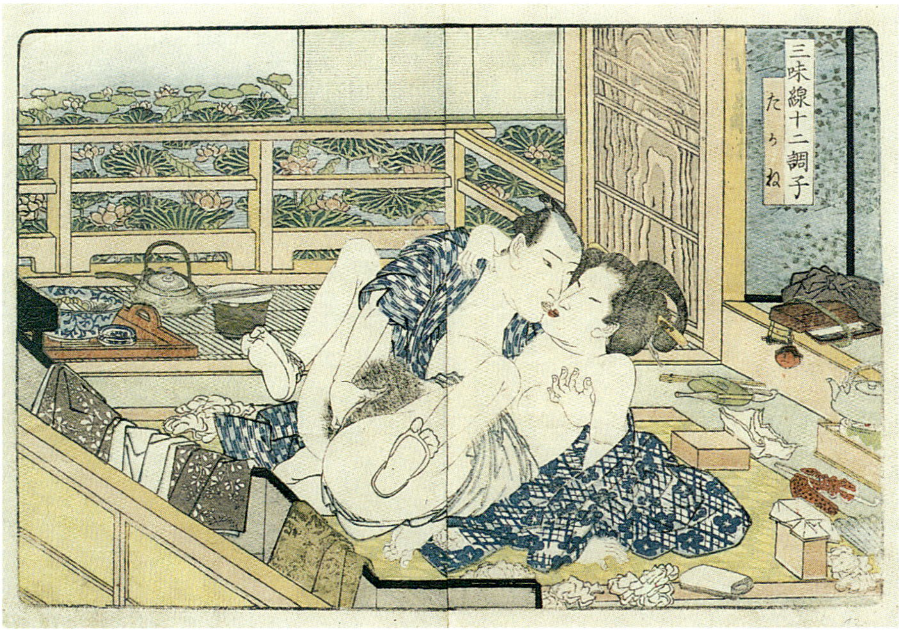

196 Shunga

Japan, Edo-Zeit,
wohl Utagawa Kuniyoshi
(1798–1861).
Farbholzschnitt.
H. ca 16 cm, B. ca. 22 cm
400,– bis 600,–

Kuniyoshi machte sich durch die Darstellung von Schlachtenszenen einen Namen. Diese Szenen sind meist technisch aufwendig, vielfigurig und detailliert ausgeführt, Charakteristiken, die auch die beiden hier abgebildeten erotischen Darstellungen auszeichnen.

Ein Merkmal weisen fast alle erotischen japanischen Holzschnitte auf: überdimensioniert wirkende Genitalien. Eine Erklärung für deren auf uns eher grotesk als erotisch wirkende Art der Darstellung könnte darin liegen, daß sie – sozusagen als Zentrum des Aktes – in den Mittelpunkt der Darstellung gerückt werden.

Und mit der gleichen Aufmerksamkeit, die Brokatstoffen und Faltenwürfen gewidmet wird, sind hier alle Hautfalten, Kräuselungen und Einkerbungen der Geschlechtsteile wiedergegeben.

197 a + b Zwei Shunga

»Fukujusô«,
»Die Adonis-Pflanze«.
Japan, Edo-Zeit, um 1820,
Katsushika Hokusai
(1760–1849).
Farbholzschnitt aus einem
zwölfteiligen Satz.
H. ca. 26 cm, B. ca. 38 cm
12er Satz über 100.000,–

*

Eine Rarität ersten Ranges.

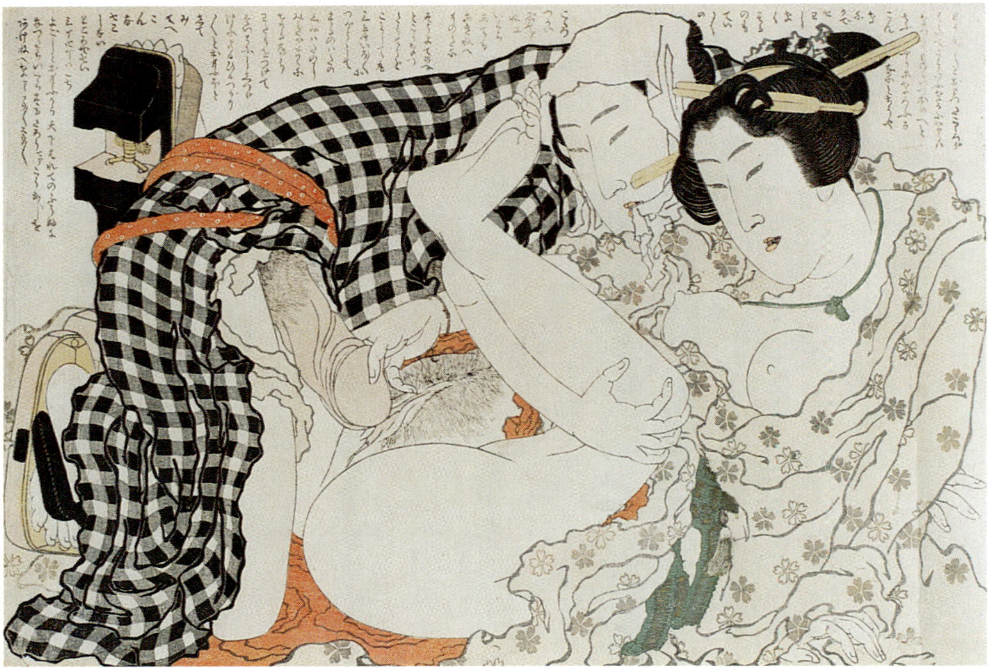

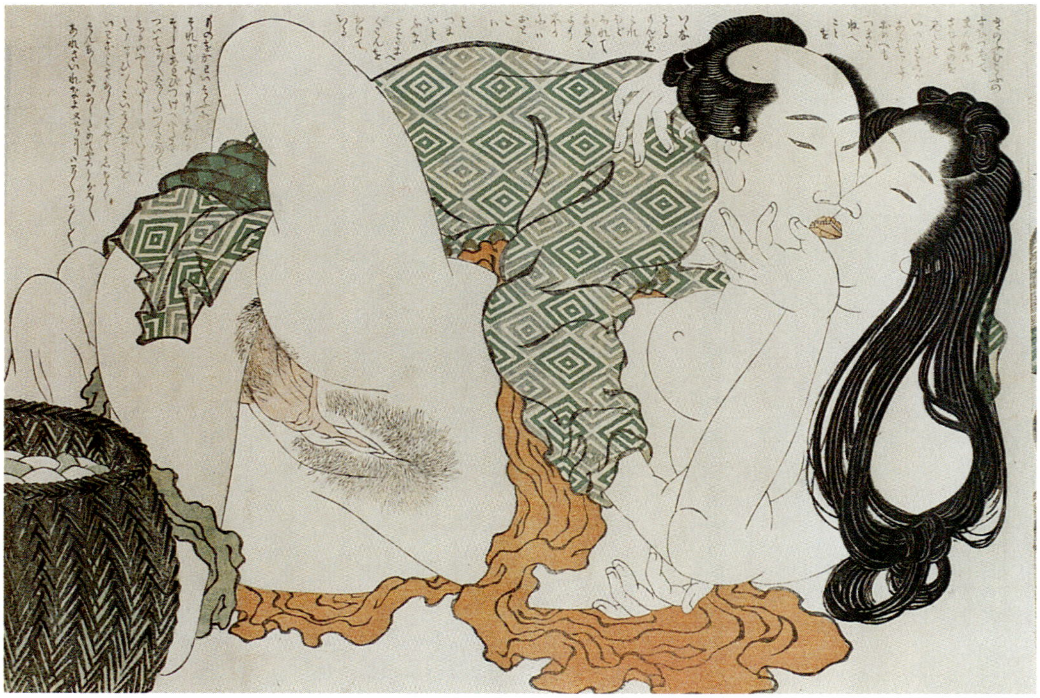

Aus einem Satz von zwölf Shunga Hokusais werden hier zwei Farbholzschnitte abgebildet. Die Holzschnitte Hokusais galten im Westen lange Zeit als Inbegriff japanischer Kunst. Am berühmtesten wurde seine zwischen 1823 und 1833 geschaffene Serie »36 Ansichten des Fuji«, die sich durch völlig eigenständige Bilderfindungen mit nie zuvor gesehenen kühnen Kompositionen und extremen Perspektiven auszeichnet. Dieselbe atemberaubende künstlerische Kraft und graphische Qualität zeichnet auch seine berühmte Shunga-Serie aus.

Besonders schön zu sehen ist, wie Figürliches und Ornamentales (etwa die Muster der Kimonos) zu einer teilweise nicht zu entwirrenden Einheit verschmelzen.

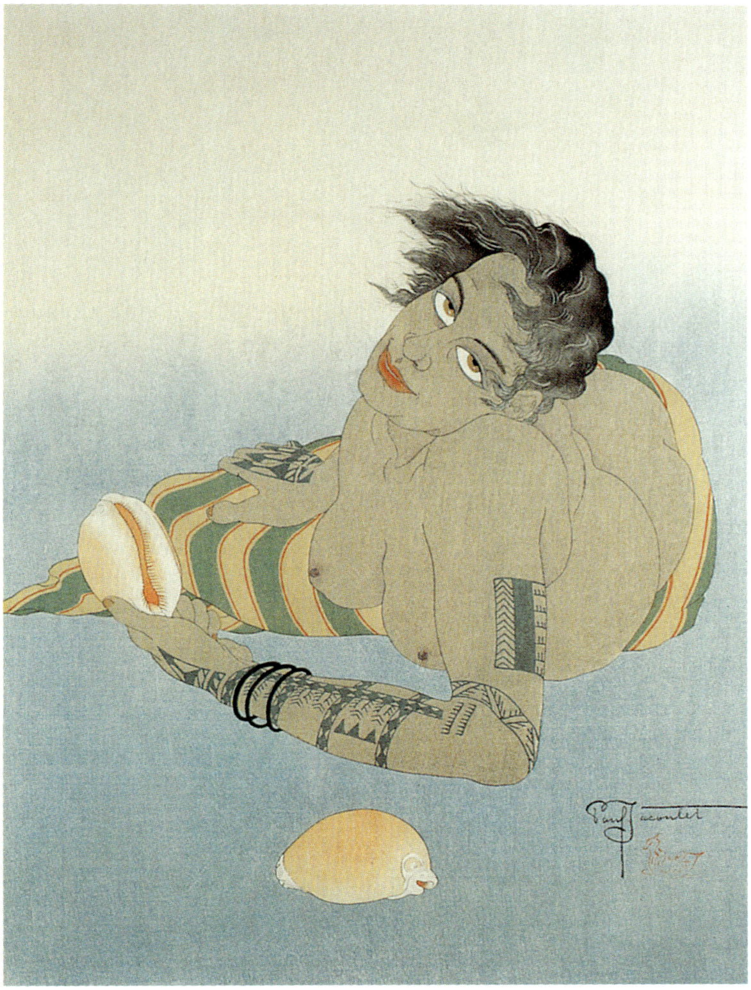

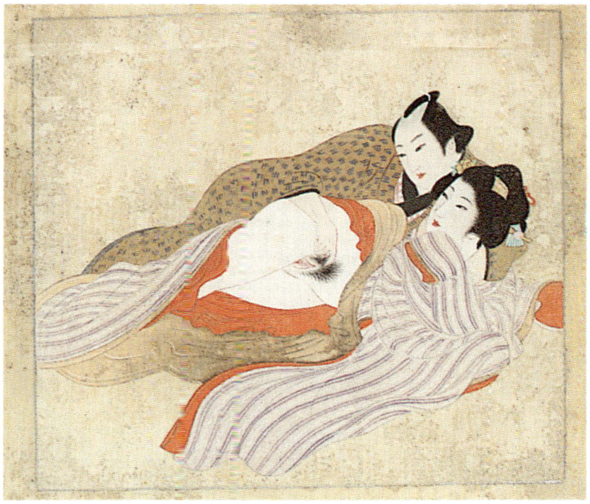

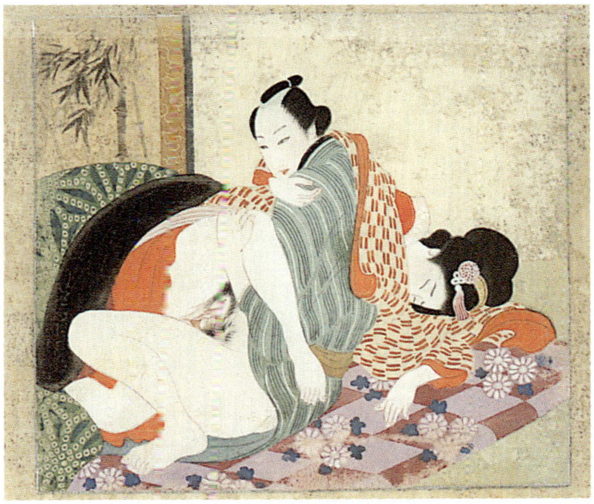

198 Shunga

»Femme tatonée de Falalap, ouest Carolines«.
Japan, vor 1935, Paul Jacoulet (Paris 1902–1960 Tokio).
Farbholzschnitt.
Verlegt: 1935, Siegel: Mandarinente
1. Auflage: 39/150.
Plattenschneider: Yamagishi, Signatur in Bleistift.
H. 48 cm, B. 37 cm
11.500,– bis 12.500,–

Ein beliebtes Sujet stellten in der japanischen Kunst die Ama genannten Muschel- oder Perlentaucherinnen dar. Um sie ranken sich erotische Phantasien wie angeblich intime Begegnungen mit Kraken und ähnliches. So ist auch die Muschel, welche die Taucherin dem Betrachter entgegenstreckt, durchaus eindeutig zweideutig – nämlich als Symbol für die weibliche Vagina – zu verstehen.

Der Holzschnitt links wurde von einem französischen Künstler in der Tradition japanischer Farbholzschnitte geschaffen. Im Gegensatz zur traditionellen ostasiatischen Kunst kommt hier eine gewisse Plastizität und Räumlichkeit der Gestaltung zum Ausdruck, die beispielsweise den beiden Shunga rechts fehlt.

199 a + b Zwei Shunga

Japan, späte Meiji/frühe Taishô-Zeit, um 1920.
Deckfarbenmalerei auf Seide.
Je H. 21 cm, B. 24 cm
Je 250,– bis 300,–

*

Im Vergleich zu Shunga aus dem 19. Jahrhundert und früher werden solche aus dem 20. Jahrhundert mäßig taxiert.

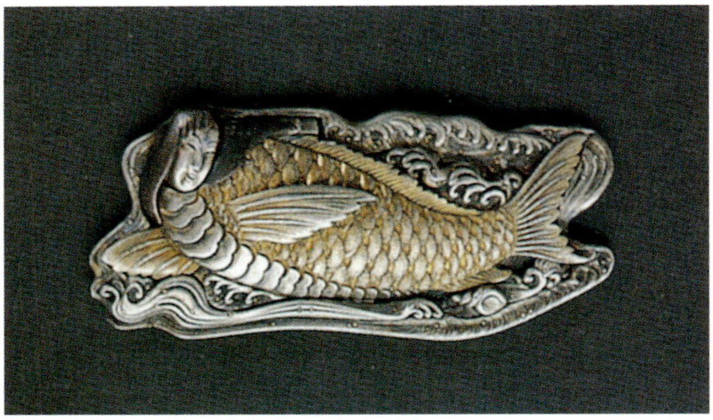

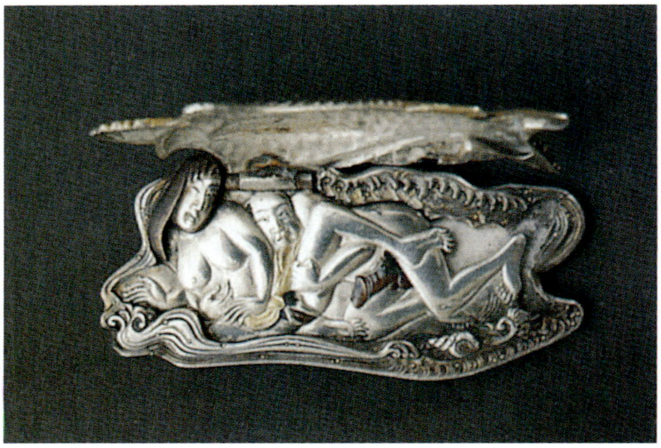

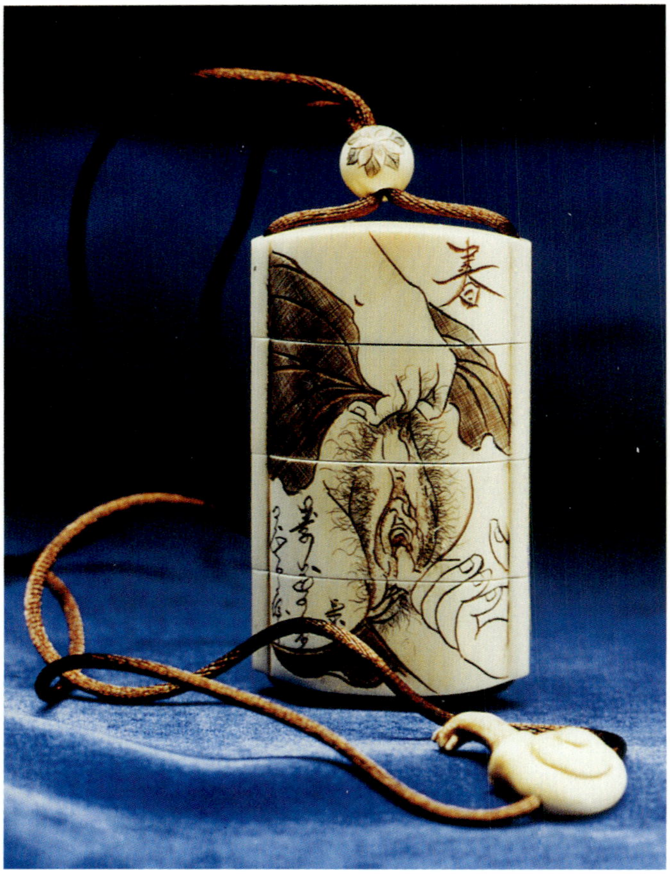

200 a + b Erotische Silberarbeit

Japan, Meiji-Zeit (1868–1912), auf der Basis in einer rechteckigen Reserve signiert.
Silber, Shakudô, Shibuichi und Gold.
L. 6,3 cm
4.000,– bis 5.000,–

Die erotische Silberarbeit links stammt aus der Meiji-Zeit (1868–1912), die in etwa mit unserer Gründerzeit zusammenfällt. Von außen eine scheinbar harmlose Silberdose in Form eines Fisches (wenn auch mit einem Frauenkopf), enthüllt sich beim Aufklappen ein Liebespaar beim Geschlechtsverkehr. Shakudô ist eine beim japanischen Kunsthandwerk häufig vorkommende Kupfer-Gold-Legierung, Shibuichi eine Kupfer-Silber-Legierung.

Da die japanischen Kimonos keine Taschen besitzen, dienten die sogenannten Inrô zum Mitführen kleiner Gegenstände. Die Ojime genannte kleine Kugel spannt die Seidenschnur, welche die meist mehrteiligen Inrô zusammenhält. Das wie eine Kleinplastik gestaltete Netsuke soll verhindern, daß die Seidenschnur des Inrô aus dem Gürtel rutscht.

201 Inrô

Japan, 19./20. Jh.
Elfenbein, mit erotischen Ritzzeichnungen.
H. ca. 8 cm
Liebhaberpreis

*

Ein derartiges Inrô aus dem 19. Jahrhundert kostet mehrere tausend Mark, ein neueres eher nur mehrere hundert Mark.

Infos

Literatur

Allgemein

Eva Gesine Baur
Meisterwerke der erotischen Kunst
Köln 1995
Flüssiger, sehr populär gehaltener Text.

Gerhard Femmel
Die Erotica und Priapea aus der Sammlung Goethes
Frankfurt/M 1990
Daß Goethe Erotica sammelte, ist seit langem ein offenes Geheimnis.

D. M. Klinger
Erotische Kunst in Europa
1. Bd.: Vom Mittelalter bis zur Gründerzeit
2. Bd.: Vom Jugendstil bis Art Déco
Bindlach 1986
Kompilation aus der vielbändigen Serie über erotische Kunst und Fotografie, Film, erschienen in Nürnberg ab ca. 1980.

Wolfram Körner
Die Frau als Nußknacker oder ... Erotisches im Alltag zwischen Kunst und Kitsch
Berlin 1992
Lesenswertes eines langjährigen Sammlers.

Phyllis und Eberhard Kronhausen
Erotische Kunst aus drei Jahrhunderten
München 1970

Phyllis und Eberhard Kronhausen
Erotische Kunst im 20. Jahrhundert
München 1970
Bildersammlung des berühmten Sammlerehepaars.

Edward Lucie-Smith
Race, Sex and Gender in Contemporary Art
New York 1994
Die Bedeutung der Erotik in der zeitgenössischen Kunst wird von dem namhaften Autor mit vielen, meist farbigen Abbildungen dargestellt. In englischer Sprache.

Günter Metken
Gustave Courbet.
Der Ursprung der Welt.
Ein Lust-Stück
München/New York 1997
Amüsantes Fallbeispiel eines der Inkunabeln der erotischen Kunst.

Elizabeth Nash/Richard Fox
The Pleasures of Love.
An Erotic Guide to the Senses
London 1995
Zitat: »Warning: This book contains explicit material.« Überwiegend farbig bebildert. In englischer Sprache.

Gilles Néret
Erotik in der Kunst des 20. Jahrhunderts
Köln 1993
Essayhafter Text zu zahlreichen Abbildungen.

Bradley Smith
Erotic Art of the Masters.
The 18th, 19th & 20th Centuries
La Jolla, o. J.
In englischer Sprache.

Gilles Néret
Erotica Universalis (Erotica Antiqua, Classica, Revolutionaria, Romantica, Artis Novae, Moderna)
Köln 1994
Bildkompilation.

Jessica Strang
Gebrauchsobjekt Frau.
Der weibliche Körper in Kunst und Kitsch
Köln 1984
Streng feministischer Blick aufs sexistische Corpus delicti.

Sittengeschichte

Gabriele Bartz/Alfred Karnein/Claudio Lange
Liebesfreuden im Mittelalter.
Kulturgeschichte der Erotik und Sexualität im Bildern und Dokumenten
Stuttgart/Zürich 1994
Opulente Ausgabe mit reichem Abbildungsmaterial.

Nina Epton
Amor und die Engländer
Hamburg 1964

Paul Frischauer
Sittengeschichte der Welt
3 Bde.
Zürich 1969
Standardwerk.

Eduard Fuchs
Illustrierte Sittengeschichte vom Mittelalter bis zur Gegenwart.
6 Bde.
München ab 1909
Taschenbuchausgabe
Frankfurt/M 1985
Dieses berühmte und opulent aufgemachte Standardwerk des »Sitten-Fuchs« (Hinweis in jedem Exemplar: »Privatdruck« und »Dieser Band darf nur an Gelehrte, Sammler und Bibliotheken abgegeben werden.«) erlebte mehrere Auflagen.

Linda Grant
Versext. Die sexuelle Revolution: Geschichte und Utopie
Hamburg 1994
Bemerkenswert sachkompetenter und nicht unkritischer Blick der Autorin vor allem auch auf die ideologischen Wirrungen der Frauenbewegung.

Sybille Krafft
Zucht und Unzucht.
Prostitution und Sittenpolizei im München der Jahrhundertwende
München 1996
Detaillierte Untersuchung in gut lesbare Form gebracht.

Armand Lanoux
Amour 1900.
Ein Pariser Kaleidoskop
Hamburg 1964
Literarisch-elegant geschrieben.

Herbert Lewandowski
Sittengeschichte der Pariserin
Stuttgart 1962
Umfangreiches Material gut lesbar präsentiert.

Rolf Tobias
Viktorianisches Lesebuch. Sexualität und Erotik in einem prüden Zeitalter
Bergisch Gladbach 1985

Octave Uzanne
Die Pariserin. Studien zur Geschichte der Frau, der Geschichte, der französischen Galanterie und der zeitgenössischen Sitten
Dresden 1929
Selbst ein Sammlerstück.

Richard Waldegg
Paris. Sittengeschichte einer Weltstadt. 2000 Jahre Pariser Sitten von der Römersiedlung Lutetia bis zum Ersten Weltkrieg
München 1962
Umfangreiches Material.

Asiatica

Dorit Marhenke/Ekkehard May
Shunga.
Erotic Art in Japan.
Erotische Kunst in Japan
Heidelberg 1995
Informativ und mit Farbholzschnitten schön bebildert. In englischer und deutscher Sprache.

Philip Rawson
Die erotische Kunst des Ostens
Hamburg 1969
Ausführliches, sehr informatives und seriöses Werk.

Yimen (Pseudonym)
Frühlingsträume.
Erotische Kunst in China.
Die Sammlung Bertholet
Amsterdam/Kuala Lumpur 1997
Schöner Bildband mit bislang unveröffentlichten Kunstwerken.

Yoshikazu Hayashi/Richard Lane
The Complete Ukiyo-e Shunga
Tokio 1995–1997.
Eine der ersten unzensierten Publikationen zu Shunga in Japan. Bisher sind 16 Bände erschienen. Jeder Band zeigt ein komplettes erotisches Buchwerk bzw. eine komplette Serie von japanischen erotischen Holzschnitten des 18. und 19. Jahrhunderts. Farbige Abbildungen von exzellenten Originalen. In japanischer und englischer Sprache.

Fotografie

Ferruccio Farina
Die verbotene Venus.
Erotische Postkarten 1895 – 1925
Stuttgart 1989
Bildband mit lesenswertem Einleitungstext.

Serge Nazarieff
Early Erotic Photography
Köln 1993
Bildband.

Michael Koetzle
1000 Nudes.
Uwe Scheid Collection
Köln 1994
Kleinformatiger Bildband.

Robert Lebeck
Potztausend, die Liebe.
80 alte Postkarten
Dortmund 1979
Kleinformatiger Bildband.

Erich Wulffen u. a.
Die Erotik in der Photographie.
Die geschichtliche Entwicklung der Aktphotographie und des erotischen Lichtbildes und seine Beziehungen zur psychopathia sexualis
Wien 1931
Sammlerstück mit vielen Abbildungen und kulturgeschichtlich interessanten Texten.

Graphik

Gernot Blum
Die Kunst des erotischen Exlibris
Wiesbaden 1986
Kleinformatiger Bildband.

Richard Braungart
Neue deutsche Akt-Exlibris
München 1924
Sammlerstück.

Ludwig von Brunn (Hrsg.)
Ars erotica.
Die erotische Buchillustration im Frankreich des 18. Jahrhunderts
3 Bde.
Dortmund 1981
Opulente Prachtausgabe.

Jacques Dubrilot (Nachwort)
Thérèse philosophe.
Erotische Kupferstiche
aus 5 berühmten Büchern
Dortmund 1982
Kleinformatiger Bildband mit lesenswertem Essay über die Frage, ob Denis Diderot der Autor des Buches sei.

Andreas und Angela Hopf
Erotische Exlibris
Dortmund 1981
Kleinformatiger Bildband.

Edwin Kurtz
Erotische Graphik von der Antike bis heute
Bonn 1966
Besprechung einzelner Zeichnungen und Graphiken nach künstlerischen Kriterien.

Peter Wagner
Lust & Liebe im Rokoko
Nördlingen 1986
Sehr kompetente und lesenswerte Abhandlungen der französischen und englischen Graphik und Buchillustration mit vielen Abbildungen.

Pin-up

Alberto Becattini
American Good Girl Art 1900–1950s.
In: Glamour International No. 17
Florenz 1991
Zwischending aus Album und Zeitschrift, reich bebildert. In englischer Sprache.

Alberto Becattini
Calendar Girls.
In: Glamour International No. 21
Florenz 1994
Zwischending aus Album und Zeitschrift, reich bebildert. In englischer Sprache.

Werner Bokelberg/
Michael Naumann
Vending Machine Cards.
Pin-up-Girls von gestern
Dortmund 1980
Kleinformatiger Abbildungsband.

Margot Dietrich/Detlef Hoffmann
Pikante Blätter.
Erotische Spielkarten von gestern und heute
Dortmund 1982
Kleinformatiger Abbildungsband.

Mark Gabor
The Pin-Up. A modest History
London 1973
Ausführliches Standardwerk mit vielen, meist schwarzweißen Abbildungen (überwiegend Fotografie).

Charles G. Martignette/
Louis K. Meisel
The Great American Pin-Up
Köln 1996
Opulenter Bildband mit sachkundiger Einführung und biographischen Skizzen.

Postkarten

Dieter Weidmann
Postkarten von der Ansichtskarte bis zur Künstlerkarte
München/Berlin 1996
In der Reihe der »Weltkunst Antiquitäten-Führer«.

Ausstellungskataloge

Michael Köhler/Gisela Barche
Das Aktfoto. Ansichten vom Körper im fotografischen Zeitalter
München 1985
Reich bebilderter Ausstellungskatalog des Münchner Stadtmuseums.

Bilderlust.
Erotische Fotografien aus der Sammlung Scheid
Heidelberg 1991
Bildband einer Wanderausstellung.

L'Amore.
Dalle Alympo all'Alcova
Turin 1992
In italienischer Sprache.

Der kalte Blick.
Erotische Kunst
17. bis 20. Jahrhundert
Kilchberg 1995
Ausstellungskatalog des Frankfurter Kunstvereins mit vielen Graphiksammelwerken der Sammlung Döpp.

Féminimasculin. Le sexe de l'art
Paris 1995
Ausstellung im Centre Pompidou. Überwiegend moderne bis zeitgenössische Kunst. In französischer Sprache.

Karl-Ludwig Leonhardt (Red.)
Museum für Erotische Kunst
München 1992
Katalog des Erotikmuseums in Hamburg.

Lexika

Bilderlexikon der Erotik
Bd. 2: Literatur und Kunst
Wien/Leipzig/Berlin 1928
Standardwerk. Gesuchtes Sammlerstück. Immer noch unentbehrlich!

Das moderne Lexikon der Erotik von A–Z
10 Bde.
München 1969
Ausführlich vor allem im Bereich der Literatur. Deutsche Übersetzung einer französischen Originalausgabe.

Ludwig Knoll/Gerhard Jaeckel
Lexikon der Erotik
2 Bde.
Hamburg 1978

Lykke Aresin
Lexikon der Erotik
München 1996

Allgemeine Sammlerinfos

WELTKUNST.
Aktuelle Zeitschrift für Kunst und Antiquitäten
Informiert über das Geschehen vor allem im deutschsprachigen, aber auch internationalen Kunst- und Auktionshandel. Aktuelle Ausstellungs-, Auktions- und Messetermine.

Antiquitäten-Zeitung
Informiert vor allem über das Auktionsgeschehen, über Preisentwicklungen und die Marktsituation. Aktuelle Veranstaltungstermine. Erscheint alle zwei Wochen.

Renate Möller/Dieter Weidmann
Kunst und Antiquitäten von A bis Z
München/Berlin 1996
In der Reihe der »Weltkunst Antiquitäten-Führer«. Mit allgemeinen Sammel- und Einkaufstips.

Kunstpreis-Jahrbuch
Das umfangreiche illustrierte Nachschlagewerk der Profis erscheint jährlich neu und enthält in drei Bänden über 20.000 Auktionsergebnisse deutscher und internationaler Auktionshäuser.

Günther Picker
Antiquitäten, Kunstgegenstände.
Alles über Recht, Steuer, Versicherung
Augsburg 1996

Weltkunst-Index

Wer sich für Abbildungen auch weniger bekannter Künstler (Maler, Bildhauer, Architekten und Kunsthandwerker) interessiert, dem sei der WELTKUNST-Abbildungsindex empfohlen.
Der 1997 in zweiter und erweiterter Auflage erschienene Index ermöglicht schnellen Zugriff auf ungefähr 120.000 Abbildungen nicht nur des redaktionellen Teils der Zeitschrift »Weltkunst«, sondern auch der Anzeigen.
Lieferbar auf Diskette oder in Buchform über:
Noũs Verlag
Thomas Leon Heck
Eichhalde 19
72074 Tübingen
Tel. + Fax 0 70 71/8 74 08

Museen

Momentan gibt es noch wenige Museen, die sich ausschließlich dem Thema Erotica widmen. Angesichts des großen Interesses werden jedoch in nächster Zeit sicherlich zusätzliche Erotik-Museen entstehen.

Erotik-Museum
Kantstraße/
Ecke Joachimstaler Straße
10623 Berlin
Das Museum im Besitz von Beate Uhse, zwischen Bahnhof Zoo und Ku'damm gelegen, bietet einen sehr interessanten und umfassenden Überblick zum Thema Erotica.

Erotic Art Museum
Bernhard-Nocht-Straße 69
20359 Hamburg
Über 1.800 Werke erotischer Kunst mitten auf St. Pauli.

Sachverständige

Hüten Sie sich vor selbsternannten Gutachtern und Experten! Und seien Sie sich über eines im klaren: Gutachten, Expertisen und Zertifikate gelten immer nur als persönliche Meinungsäußerung desjenigen, der diese Dokumente ausstellt. Juristisch gesehen besitzen sie keine Verbindlichkeit (siehe dazu auch S. 28).

Öffentlich bestellte und vereidigte Sachverständige

Wünschen Sie ein seriöses Gutachten, dann wenden Sie sich am besten an Ihre örtliche Industrie- und Handelskammer. Dort wird man Ihnen Namen und Adresse eines für Ihr Interessengebiet zuständigen Sachverständigen nennen.
Nach einem teuren Kauf kann es beispielsweise sinnvoll sein, sich noch im Laufe der sechsmonatigen Frist, während der der Verkäufer für die auf der Rechnung gemachten Angaben geradestehen muß (siehe S. 27), von der Korrektheit der Angaben zu überzeugen.

Einteilung der Sachverständigengebiete

Der Bereich »Kunst und Antiquitäten« gliedert sich in folgende 42 Bereiche:

1. Europäische Gemälde bis ca. 1550
2. Europäische Gemälde von 1550 bis 1800
3. Europäische Gemälde der Romantik und des Realismus (19. Jh.)
4. Europäische Gemälde des Impressionismus und der Klassischen Moderne (19./20. Jh.)
5. Europäische zeitgenössische Gemälde (20. Jh.)
6. Europäische Plastik bis 1550
7. Europäische Plastik von 1550 bis 1800
8. Europäische Plastik des 19. Jh.
9. Europäische zeitgenössische Plastik
10. Europäische Handzeichnungen bis 1550
11. Europäische Handzeichnungen von 1550 bis 1800
12. Europäische Handzeichnungen der Romantik und des Realismus (19. Jh.)

13. Europäische Handzeichnungen des Impressionismus und der Klassischen Moderne (19./20. Jh.)
14. Europäische zeitgenössische Handzeichnungen
15. Europäische Bücher und Druckgraphik bis 1900
16. Europäische Bücher und Druckgraphik des 20. Jh.
17. Europäische Gegenstände der Gold- und Silberschmiedekunst (außer Schmuck) bis 1900
18. Europäische Gegenstände der Gold- und Silberschmiedekunst (außer Schmuck) des ausgehenden 19. Jh. und des 20. Jh. (Historismus, Jugendstil, Art déco)

18a. Europäische Schmuckgegenstände bis 1900

19. Europäische Keramik bis 1850
20. Europäische Keramik von 1850 bis zur Gegenwart
21. Europäisches Glas bis 1850
22. Europäisches Glas von 1850 bis zur Gegenwart
23. Europäische Gegenstände aus edlen Metallen (außer Uhren, Waffen, Instrumente) bis 1850
24. Europäische Gegenstände aus unedlen Metallen (außer Uhren, Waffen, Instrumente) von 1850 bis zur Gegenwart
25. Europäische Uhren bis 1900
26. Europäische wissenschaftliche Instrumente bis 1900
27. Europäische Waffen bis 1900
28. Münzen und Medaillen einschließlich Antike und und außereuropäische Länder
29. Europäische Möbel bis 1850
30. Europäische Möbel ab 1850, 19./20. Jh. (Historismus, Jugendstil, Art déco)
31. Europäische Textilien bis 1930
32. Europäische Musikinstrumente
33. Ikonen
34. Europäische Volkskunst und Volkskunde
35. Antiken
36. Gegenstände der ostasiatischen Hochkulturen (China, Japan, Korea)
37. Gegenstände der südostasiatischen Hochkulturen
38. Gegenstände des nordamerikanischen Kulturkreises
39. Gegenstände der Völkerkunde (Südsee, Afrika, Nordamerika, Mittel- und Südamerika)
40. Europäische Ur- und Vorgeschichte
41. Jugendstil/Art déco

Stichwortregister

Die Zahlen verweisen auf die jeweilige Seite.
Kursiv gesetzte Seitenhinweise beziehen sich auf Seiten mit entsprechender Abbildung.
Es wird überwiegend nur auf Textstellen verwiesen, an denen sich wichtige Informationen zum jeweiligen Begriff finden.